U0134199

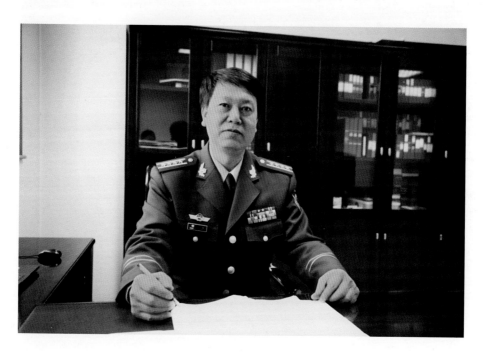

陕西省名中医黄斌强

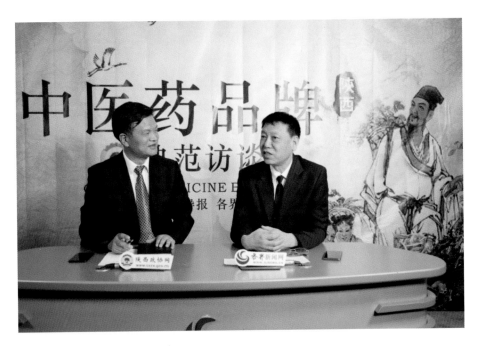

接受媒体采访

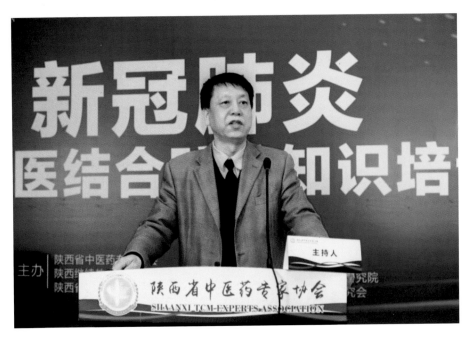

对学生进行"新冠肺炎知识培训"

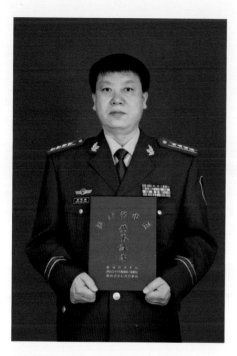

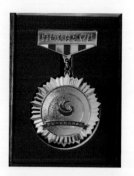

"陕西省首届杰出名中医"奖章

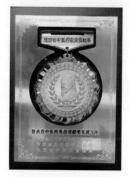

"陕西省名中医"颁奖留念

陕西省中医药突出贡献奖

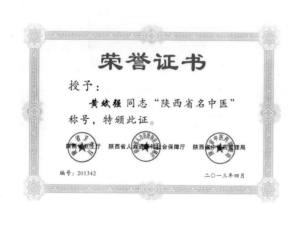

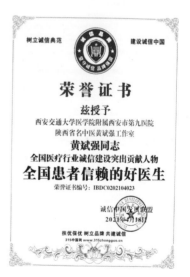

荣誉证书

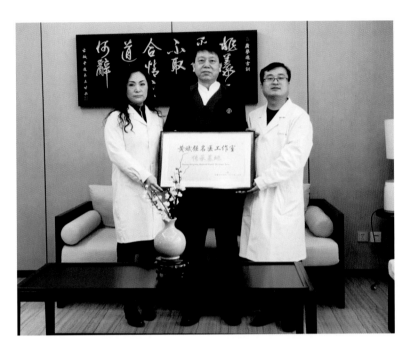

黄斌强名医工作室传承基地授牌

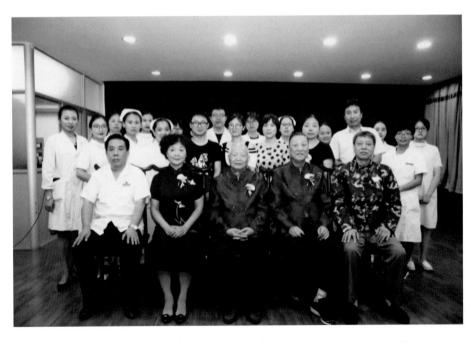

西安交大医学院附属西安市第九医院传承拜师合影

"十四五"时期国家重点出版物出版专项规划项目

陕西省名中医学术经验集

黄斌强名中医学术经验集

◎ 惠毅 许红 主编

陕西新华出版传媒集团

陕西科学技术出版社

Shaanxi Science and Technology Press

西安

图书在版编目（CIP）数据

黄斌强名中医学术经验集 / 惠毅，许红主编. — 西安：陕西科学技术出版社，2022.12
（陕西省名中医学术经验集）
ISBN 978 - 7 - 5369 - 8442 - 4

Ⅰ. ①黄…　Ⅱ. ①惠… ②许…　Ⅲ. ①中医临床 - 经验 - 中国 - 现代　Ⅳ. ①R249.7

中国版本图书馆 CIP 数据核字（2022）第 078284 号

陕西省名中医学术经验集·黄斌强名中医学术经验集
SHAANXISHENG MINGZHONGYI XUESHU JINGYANJI HUANGBINQIANG MINGZHONGYI XUESHU JINGYANJI
惠　毅　许　红　主编

责任编辑	马　莹　耿　奕
封面设计	朵云文化

出 版 者	陕西新华出版传媒集团　　陕西科学技术出版社
	西安市曲江新区登高路 1388 号 陕西新华出版传媒产业大厦 B 座
	电话 (029)81205187　传真 (029) 81205155　邮编 710061
	http://www. snstp. com
发 行 者	陕西新华出版传媒集团　　陕西科学技术出版社
	电话(029)81205180　81206809
印　　刷	中煤地西安地图制印有限公司
规　　格	787mm×1092mm　　16 开
印　　张	27.5　插页　4
字　　数	383 千字
版　　次	2022 年 12 月第 1 版
	2022 年 12 月第 1 次印刷
书　　号	ISBN 978 - 7 - 5369 - 8442 - 4
定　　价	118.00 元

序一

《陕西省名中医学术经验集》丛书几经绸缪，即将面世。这是陕西中医界的一桩盛事，也是全省中医药界的骄傲。

陕西是中医药的重要发祥地，素有"秦地无闲草""自古多名医"之美誉。传说中的神农氏和他的族人早先就生活在姜水（今陕西岐水）流域，关中的高天厚土养育了他们，孕育了医学，也推动了《神农本草经》的问世。春秋时期秦国著名医家医缓、医和先后入晋为晋国国君治病，反映了当时秦地医学较其他地区的明显优势。汉代的楼护、韩康，隋唐的孙思邈、王焘，宋代的石泰，明代的王履、武之望以及清代的小儿痘疹专家刘企向等，是陕西中医药的集大成者，为祖国中医药学的进步和发展做出了重要贡献。

中华人民共和国成立后，在毛主席"中国医药学是一个伟大的宝库，应当努力发掘，加以提高"精神的指引下，中医药学进入了日新月异的发展时代，不仅为人民群众提供了方便的中医药诊治途径，也更大幅提升了其理论和技术水平。近年来，习近平总书记对中医药发展做出一系列重要指示，强调"中医药是中华民族的瑰宝，一定要保护好、发掘好、发展好、传承好"，要"遵循中医药发展规律，传承精华，守正创新"。

我省中医药事业在省委省政府的坚强领导下迅速发展，服务体系不断健全、服务能力不断提高，为人民群众"看中医""用中药"提供了更多的途径。

相对于现代医学，中医是很讲究"名医"的，名医绝大多数是德艺双馨的，也是经验丰富的。在临床实践中，"经验"极其关键。在中医领域，几乎所有的经验都是临床积累，或是世代传承而来的。中医药学是必然要向前发展的，新的技术方法也是会不断融合进来的，但中医大约永远都不会离开"经验"。传承精华、守正创新，这是新时代中医药发展的核心与关键。

此前，陕西省中医药管理局曾先后出版过 6 辑《陕西省名老中医经验荟萃》，不仅医生需要，患者也很是欢迎，这些书籍为中医药传承发展起到了重大作用。为进一步挖掘、整理、继承名中医的学术经验，提高全省中医药学术水平，他们开展新一轮《陕西省名中医学术经验集》丛书的编纂工作，这其中既有郭诚杰、杨震等国医大师，又有姚树锦、仝俐功等一批陕西省名老中医，涉及中医内科、外科、针灸等多个专业，覆盖面广，专业水平高。希望通过《陕西省名中医学术经验集》丛书将名老中医的经验传承下去，并为年轻的中医人提高医术提供更多的机缘。更重要的是，通过这种代代相传的模式来不断延续中医的"经验"，必将为中医药学术理论的研究打开新的思路，使中医药学在发展中不断地提升，并造福于万万千千的群众。

《陕西省名中医学术经验集》丛书编委会

2022 年 6 月

序二

看到这部待梓的《黄斌强名中医学术经验集》时，我心里很不平静，甚至可以说感慨万千。斌强同志与我是大学同门师兄弟，虽在学校时班级不同，但由于志趣相投而彼此熟稔，后来在工作中也多有联系。迄今已数十年，我们不仅仍保持着当年同学间的真挚感情，我更为他数十年勤恳工作、好学奋进而取得的成绩感到高兴和骄傲。

斌强同志与一般中医单位的中医人不同，他在我省武警部队卫生部门工作，既要适应部队的特殊工作情况，又要发挥中医药特色与优势，他还长期担任省武警消防总队卫生处处长、医院院长等部队卫勤岗位职务。应该说，从客观条件看，斌强同志在学术氛围、专业队伍、发展机遇等方面，相对于在中医单位做中医工作的中医人来讲，都无客观优势可言。但是，斌强同志仍然从中脱颖而出，不仅在学术上多有造诣，受到各方好评而且形成了一定的特色，有独到的经验与方法。斌强同志先后在省部级刊物发表学术论文80余篇，主编与参编著作6部，其研究成果获得了全国武警部队科技进步二等奖、国家卫生部中日医学科技博览会"中华博毅杯奖"等。斌强同志不仅专业精，而且医德纯，如他所言，"一门心思为官兵"。但他认为"良好的医德是以精湛的医术为载体的"，"精术"才是"医德"的根本和基础，因此他数十年如一日，坚持勤奋学习，力求精专，并学以致用。虽已年届花甲，犹然壮心不已，著书立说，带生教学，治病救人，造福群众，潜心学问，勤勉不辍。

中医学是世界医学的瑰宝，作为中医人，有责任和义务传承中医学术，弘扬中医文化。近年来有些所谓"专家学者"对中医学肆意贬斥，甚至有意歪曲，造成了一定的负面影响，而本专业的学者在解说中医理论、宣传中医文化时，真正能做到通俗易懂、深入浅出的少，故而不易被群众理解。斌强同志在专业工作与科学研究之余，还能注重中医科普和中医文化的传播，确属难能可贵。

斌强同志是我省第二届名中医，多年来担任部队和地方高级职称的评委，并且担任多个国家和省上学术团体的重要职务，学风、人品受到普遍赞誉。《黄斌强名中医学术经验集》是对他从医数十年艰辛探索过程的如实记述和总结归纳，既叙述了他从百姓到军人、从卫生员到医院院长的经历，也结合临床经验和经典验案，较全面地展现了他的学术造诣，反映了他"以医治人，以义正己"的医德和"俭让谦和，治学严谨"的医风。我认为这部书既是一部融学术理论和临床实用为一体的中医临床参考书，也是一本通俗易懂、普及中医基础知识和日常健身保养的科普书。今书将付梓，借此略述一二感想，既是序，也借此表达对斌强同志数十年辛勤耕耘的敬佩。

陕西省人民政府参事，陕西省医学会会长，陕西省中医药研究院原院长，陕西省卫生厅原厅长，中国中医科学院博士后合作导师，陕西省名中医

刘少明

2022 年 8 月 28 日

序三

从医四十载,我深感医理幽奥,上工难臻。古人云"继往圣,开来学""非尽百家之美,不能成一人之奇;非取法至高之境,不能开独造之域"。其言甚是,令我感触颇深。

中医学是我国传统文化的瑰宝,是一代代先辈医家在长期临床实践中不断积累经验而形成的一门具有独特理论体系和诊疗特点的医学学科。中医学理论源于临床实践,经过"实践—认识—形成理论—再实践"不断循环的过程,得以完善和不断更新。诚如哲学理论所指出的那样:"理论源于实践,指导实践并受实践检验。"中医学具有自然科学、人文科学与社会科学的多重属性,同时还带有中国古代哲学思想的深刻印迹,因而可谓是一门以自然科学为主、多学科知识相互交融的医学科学。其独特的理论体系与独特的认知方法是密不可分的。实践证明,科学技术的突破与发展,往往得益于方法上的更新。纵观近现代西方医学的发展,可谓是医学研究方法不断革新发展的结果,而中医学成长与发展的关键因素也是如此。知识创新的方法有2种,一种是"知识递进和跃迁",一种是"知识融合和变换"。我应用后一种知识创新的方式,即创建一个中医宏观的思维和微观的思路与方法的范式,优势互补、劣势互避,统一临证思维框架,逐渐形成一种系统的、整体的、宏观与微观结合的思路模式,是我学习、实践、感悟中医的最大心愿;而掌握中医宏观与微观认识健康与疾病的思路与方法,理论联系实际,与时俱进,在中医药应用研究、交叉学科研究等方面取得更多原创性、引领性的突破,是我从医多年一直努力的指导思想。

能够成为一名中医,是我一生中最值得欣慰的事情。在漫长的学医、行医路上,虽历经曲折和磨难,但始终未曾放弃和懈怠。这本总结我学医、行医心得和体会的书凝结着我对古今医学的学习与评价,也凝结着我对中医临床及其管理工作的理解和感悟。热爱中医,不断钻研中医理论,悟其道、觅其法,方能将其传承和发展。发展中医,需融会贯通中西不同学科的优势并整合现代研究成果,以整体观念为方法论,以探索复杂性思维方式为先导,创建一种中医宏观思维和微观思路的方法范式,取长补短,而能统一临证思维框架,开创中医学自身的"精准诊治",使其从一门古老的学科逐步发展为严密整合的现代学科,使中医临床更具现代特色并更为规范化、标准化,是我孜孜追求并为之不断努力的目标,若能在辨证论治和整体观的个体化的医疗理念给精准医学提供思维上的启迪,为中医的精准化发展提供助力并抛砖引玉而激起微微涟漪,我将不胜欣慰。

遵照陕西省中医药管理局的要求,我不揣浅陋,并在学生及同道的共同努力下,将临床经验和从医心得,编成《黄斌强名中医学术经验集》一书,期望为祖国医学的传承、发展略尽绵薄之力。愿与老、中、青 3 代中医学者共勉。

本书由惠毅和许红两位同志担任主编。在编写过程中,她们首先构思、编写提纲,组织编写人员,并对许多章节亲自执笔编写,其次在统稿方面也做了大量工作。总之,在大家的积极努力下,本书得以顺利完成。在此,我对两位主编、副主编以及积极参与编写的同志,表示衷心感谢。

本书的编写还得到了刘少明教授的大力支持,他在百忙之中欣然赐序,予以鼓励,在此谨致诚挚的谢意。在此还要感谢陕西省消防总队首长和陕西省公安厅警务保障部领导麻安强,陕西省中医药研究院焦振廉、郑怀林研究员,商洛职业技术学院李兴民、李小龙等教授的关心与指导。同时感谢我的爱人崔建利老师,她毫无怨言的支持,让我能够心无旁骛,专注从医。

黄斌强

2022 年 8 月 18 日

前 言

儒家以"济世利天下"为人生的最高理想,张仲景在《伤寒论》中有云:"进则救世,退则救民。"古人云"不为良相,便为良医",这亦是陕西省名中医黄斌强老师行医以来一直秉承的理念,也是医者终其一生所追求的人生志向,黄斌强老师从医40余载,中医理论精深,临床经验丰硕,擅长内科、妇科等常见病及疑难杂病的诊治,传承并培养了多名中医学人才。我们很高兴这次能够整理黄斌强老师的学术观点和临床经验,并对做好此项工作充满信心。黄老师行医数载,反映他学术观点的相关资料(如医案、论文、医学著作等)相当丰富,涉及面很广,为了完成这一艰巨的整理工作,我们又约请了雒向宁、张阿妮、高少才同志作为副主编,同时还约请了不少同学参与此项工作。通过大家的努力,历时3年多,书稿基本完成,其间未免挂一漏十,然虽一鳞半爪,亦可窥黄老师学术思想之一斑。愿能予嘉惠后学,福泽杏林,我辈甚感欣慰。

本书内容分为成才之路、学术主张、临床经验、典型医案、师徒对话5个章节,总结了黄斌强老师对中医理论的探赜,对中医诊法秘要的概括,对中医六经、八纲、卫气营血、三焦辨证等理论的有机结合,对临证中常见病及疑难杂症的治法新解,对中医经方、时方的灵活运用。

本书第一章成才之路,由黄斌强老师亲自执笔,真实生动地再现了黄老师从医之路的艰辛历程。第二章学术主张、第三章临床经验、第四章典型医案、第五章师徒对话等内容由各位编者共同整理编写完成,综合反映了黄斌强老师的学术思想及临床经验。

受临床经验的局限和学术水平的限制,书中难免有不足之处,还请读者海涵与赐教,也欢迎同道师友批评指正,以期互相学习、交流经验,提高理论和临床水平。

惠毅 许红

2022 年 6 月 18 日

目　录

第一章　成才之路

第一节　耳濡目染　自幼崇拜岐黄术

每一个钟情于中医的人，大约都有自己的故事。我的人生已走过一个甲子轮回，生命及从医的路上充满了感慨、感激、感悟。想想这几十年起伏跌宕的岁月，回顾自己的从医经历，是中医药让我结识了良师益友。值得感谢的人和事很多，我最想说的一句话就是：此生有幸与中医药结缘并成为一名中医。

我与中医结缘，最初还是缘于对其诊治方法和疗效的好奇，这种情怀曾经指导着我的人生走向。就是在这种志趣和欲探究竟心理的驱使下学习，在认知过程中我逐渐地坚定了对中医文化的信念，在钟爱的同时，其成了我内心的一种坚定信仰。是古圣先贤和长辈恩师们的敬业奉献精神及祖国医学神圣而伟大的魅力，激励着我一步一步走到今天。虽然我才学平平，没有骄人的业绩，也没有夺目的光环，只是怀着对中医的忠诚与珍爱之心，用心坚守着中医的"道"与"术"，但初心无悔，走得踏实。至于2013年4月陕西省卫生厅、陕西省人力资源和社会保障厅、陕西省中医药管理局共同授予我"陕西省名中医"称谓，我有些诚惶诚恐，这份荣誉，虽说是组织、社会和广大患者对我医疗工作的认可和肯定，但对我而言，唯一的感受就是感恩和感知。我深深知道，此珍贵而神圣使命赋予的分量,但我更深知自己与此荣誉的距离还相差甚远,除了成就感,同时更能感受到责任和压力,而这些实际上也是一种鼓舞、扬鞭和激励。2021年4月18日我获得了中国3·15诚信建设联盟授予的"全国医疗行业诚信建设突出贡献人物奖""全国患者信赖的好医生","大医精诚"的医训在时时刻刻提醒着我,荣誉不仅是纪录过往,更重要的是督促未来,任何人在争取荣誉之时须自信,在获得荣誉之后须自律。我虽已退休,但一定不忘学习中医、执业中医必须恪守"大医精诚"的初心,"老牛亦解韶光贵,不待扬鞭自奋蹄"。

在学医道路上,我感悟最深的是:热爱中医,才能献身中医;修炼医德,才能当好中医;研习经典,才能理解中医;刻苦钻研,才能深入中医;医术娴熟,才能传承中医;融会贯通,才能发扬中医;躬行思敏,才能创新中医。

在从医过程中,方知路漫而修远,好在梦想依然,不忘初心,砥砺前行,方得始终。只有以勤补拙、圆木警枕,才能渐入佳境;只有保持不断探索和坚定、执着的信念,才能走得更好更远。热爱中医是我的人生选择,认真与坚守是我的人生遵循,所有经过的和面临的艰辛及苦难都可以看成是一种"修行"。

一直以来,我对中医有着深深的崇敬之意。自己和中医结缘的故事,与生长环境和客观条件及主观努力分不开,我从小就对中医药文化产生了较浓的兴趣,并且对其多多少少也建立了些感性认识,那时并没有更多的雄心壮志,只是觉得学医能治病救人、扶危解困,不仅自己方便,还能接济别人,关键时刻能救人于水火,是一件行善积德的好事。或许是中医药的文化基因已早早被植入心中,且对其有了亲近感和认同感,自然而然就对祖国医学富有自信心和自豪感,发自内心地感受到传承中医文化是一件非常具有自信心和自豪感的事情。正是缘于我从小生活在传统医学的氛围中,对祖国博大精深的传统文化颇有情结,尤其是对中医学情有独钟。所谓情结是指留在每个人内心深处、魂牵梦绕的那个心结,而我内心深处就有那么一个结——中医情结。

这还要从我小时候说起。我出生在乡村,父亲是名医生。从我记事起,每逢节假日父亲回家,方圆几十里慕名前来看病的乡亲就络绎不绝。记得那时候乡亲们称父亲为"洋医生"。我曾问何故?父亲说,20世纪50年代初,我们家乡的医疗条件还很落后,就医看病很不方便,而他是首位给我们那儿的患者打针注射、挂吊瓶输液的医生。所以,大家尊敬他、信任他,送他绰号"洋医生"。实际上在乡亲们的心目中,他学贯中西,的确是个"土洋结合"的贴心医生,凡病患上门求治,均来者不拒,有求必医,分文不取,且热情耐心。来来往往的病人多是忧心而来,欢喜而去,那时我虽幼小,但在心中觉得,做为人们解除疾苦的医生,是神圣的、受人尊重的职业!

父亲中西医兼通,而且始终秉承"药不在多、简便验廉"的用药理念,中药处方常常一味或两味药,最多也就12味左右,看似平淡,然而法度于其中,灵活运用于一心,虽然用药特点是轻灵精简,但总是合法有制。他认为纠正人体阴阳、虚实、寒热的偏颇,改善气血,使之"阴平阳秘",方为中医治疗的真谛。他常以平和中正之方,祛除疑难沉疴痼疾,由于坚持实践第一、疗效为上,故治病多有效验,病人较多,口碑甚好,颇受乡亲们的赞誉。

父亲常说:"医治疾病,不在药的贵贱,而在能否取效,正所谓四两之力,能拨千斤。怎样理解'四两拨千斤'呢?首先是顺势,病欲出,或向外,或向上,或向下,顺势而为;第二是正气稍亏,轻补;第三就是和法,正邪交争,不分胜负。凡此种种,病似重,四两可拨千斤。如重症感冒,正气已将邪气逼至体表,上焦如羽之药稍助正气,则一汗而解。"并说"百病之生源于不和,百病之治贵在调和,即中医之道是通变合和。中医的灵魂是整体观,精髓是辨证论治,基石是临床实践,生命是临床疗效,未来是继承与创新。"

对于这些教导,我当初并没有理解多少,直到后来真正成为医生,才悟出其中含义,其轻灵思想和调中思想在临床上有着十分重要的指导意义,如上述的"和法",为中医"八法"之一,最能体现中医的辨证论治特色。尽管疾病种类千变万化,而治疗大法归一。通过调和之法,全面调整脏腑功能,和解矛盾对立的双方,使之趋于平衡。一方面使人体气血阴阳虚则补之,另一方面又能使外感之六淫之气,内伤之痰、火、湿、食、郁等,病理因素均能得以消除。此可谓寓温、清、补、消于调和之中,以达到脏腑虚补实泻,治乱于平,调整人体阴阳失衡、五行的太过与不及,最终以恢复机体至"和"的状态。伤寒经方之所以垂范后世,就是因其施之临床,用之有效,而且历久弥新。观《伤寒论》始末,无不体现了"和"字,如在太阳之表,重点讲解营卫之和与不和;邪入阳明之里,注重胃之和与不和;邪居半表半里,则是少阳枢机之和与不和等。并言"未和""自和""和之"等,论病机有"荣气和者外不谐""卫气不共荣气和谐""卫气不和""胃气不和""里未和"等,论治法有"当和胃气,汗出表和故也",将"口中和,身凉和"者视为佳象。"阴阳自和者必自愈",表示机体组织的功能与物质尚能协调为用,便有自然痊愈的预见。所以,自愈即是自和的结果,治愈自然是调和的结果。纵观医学史,"和法"为历代医家所推崇,"和"的思辨,正是试图恢复机体的系统动态平衡,保持生理的理想状态。中医的最高境界,就是致中和。中医认为生理状态是"阴阳调和",发生疾病时"阴阳失和",诊断就是"察其不和",治疗则要"和其不和",寒者热之,热者寒之,以平为期,以合为重,通过有效的纠偏,使人体阴阳重新恢复平衡状态。中医阴阳中和的"中",就是指要做到不偏不倚,既不太过,也无不及。但"中"不要简单看成就是度量衡意义上的"中间""中心"等,而主要是适中、恰到好处的意思。

中医对"和"的理解和追求贯穿防病治病的始终。中医的健康观是以平为期,以和为贵,也即达到《内经》所谓的"平人"。"中正平和"是一种生命的动态平衡状态,这种平衡状态不是固定式的,而是"动态"的、"变易"的。我在当时学习理解时是通过《周易》的

"易"字来理解这种"动态平衡"的。生命因中正平和而产生、延续，这是中医最核心的价值观、思维方式。

总之，一切努力的最终归宿仍是人体阴阳平衡。这是世界万物存在的理想状态，通过各种方法达到这一理想状态就是"致中和"。天地就各得其所，万物便生长发育。中医学所阐明的"阴阳和合""阴平阳秘"生理机制正是儒家致中和思想的最佳体现。

自己在踏入岐黄之路、接受中医启门教育的过程中，才逐渐地认识到中医的内涵、中医的思维模式具有独特的中国传统文化印记，并处处充满了辩证法的光辉。中医的理论体系，本身就是哲学认识事物的基本规律。中医"和"的思辨与现代系统论有着异曲同工之妙，可以相互借鉴，交相辉映。中医的有些内容，在当初学习时比较茫然，但经长期实践后，就会大彻大悟。用心悟出来的便是真知。

中医的语言，大多属于为象思维，也就是虽然中药内部含有海量化学成分，但是中医不用成分和数据说话，而是用图像概括数据。中医的图像是时空化的、立体的、多维度的，比如寒热温凉，不只代表温度，还是东、西、南、北与春、夏、秋、冬等同类性质事物的代名词。中医医生使用中药，不是用化学成分作指导，也不是用定性、定量说明疗效，而是用中医理论的升降浮沉、君臣佐使、四气五味、寒热温凉的原理来指导临床，就可调整人体的不平衡。如在许多方中有浮小麦这味便宜而不起眼的药，用的是它的升浮之气，在临床实践中用得恰当常常效如桴鼓，这就源自中医的用药之道。因为用成分和数据难以表达清楚某些时空整体变化，所以中华文化选择用"象"去代表许多复杂的事情。不用数，而用象，这是中华文化大智慧的体现。

在我的童年时代，经常能看到被治愈的乡亲发自内心的纯朴的感激之情，幼小的我作为旁观者亦同样沉浸在那种愉悦的氛围中，与他人分享那种如同久旱逢甘霖的幸福，感受到那种平复如故的快乐。平素的诸多见闻每每震撼我的心灵，使我逐渐认识到救死扶伤的崇高和中医方药的神妙。与此同时，父亲平常的言传身教使我受益匪浅，"大医精诚"的治学理念也慢慢地在我稚嫩的心里扎下了厚实的根基，使我能不断感受到祖国医学的神奇和伟大。我逐渐喜欢上了这一行，并向往着将来也能够成为医术高明、受人敬重的医生。

我有幸从小就接触了一些典籍，逐渐对中医产生了兴趣和敬佩之情。在早年学习医古文时，我对药王孙思邈的《大医精诚》尤为喜爱，认为这是做好医生的标准，其对医学道德问题论述至精至深、至全至细，可谓是中医价值理念的精髓，做精诚大医的不二准绳。

当时我在父亲的讲解指导下，大致理解了其内容，并能熟练背诵全文，那时的理解虽然只是停留在文字表面，但仍为其精辟而感叹，至今仍历历在目。父亲给我讲授时曾反复强调："如果说中医药文化是我们医生共有的精神家园，那么，《大医精诚》则是这座精神家园的门户。每一位医生要想有所作为，都应当时刻谨记《大医精诚》的理念，先做一名有信仰的好医生，医生虽然也是普通人，但却因其职业的特殊性与普通人的生老病死息息相关，因此，医德是非常重要的，正因为医生恪守着至高无上的人生准则，才有了'白衣天使'的称谓。"

由此我领悟到了人生的最大资本是品行。"《大医精诚》论述的两个问题至关重要：第一是精，认为医道是'至精至微之事'，学医之人必须'博极医源，精勤不倦'；第二是诚，即是说作为一名治病救人的医者，必须要具备高尚的医学伦理修养、深厚的医学理论根基、高超的医疗技术。"父亲常常对我耳提面命，"所谓大医者，以解救人民于疾苦为大，既要'精'于高超的医术，又要'诚'于高尚的品德。要有'普救含灵之苦'的志向，博极医源、精勤不倦的操守和'纤毫勿失'的诊治"。他还说："行医之难，不在于治病，而在于认证识病。病证认对，病机找准，用药一般都不至于出格，除非你是一介庸医。名医能治好常医治不好的病，不见得用药有多独特，主要还是在识证认病方面能动脑筋，肯下功夫。这个功夫，就是孙思邈所提倡的用心——至意深心，全面——详察形候，仔细——纤毫勿失。西医体系的希波克拉底誓言与中医里所倡导的大医精诚理念不谋而合，都是为病人造福。"

我在青少年时代常聆听父亲讲述一些浅显的中医药文化和医学道理，也喜欢看父亲作画，同时欣赏他的书法和崇尚他的乐观主义精神，他说："一个人写的字往往能反映这个人的修养和境界，一手好字对中医来说其意义更加重要，这是对患者的尊重，也是对生命的敬畏。"父亲的书法隽秀洒脱、苍劲自如，画作苍润浑厚，笔法优美，格调独具特色，书与画交相辉映，表现出蓬勃的艺术魅力。闲暇时父亲常常随手在纸片上作画，他画的梅兰竹菊栩栩如生、雄鹰威武霸气、喜鹊等生灵颇具生活气息，尤其是以本草为主体，融入花鸟画的创作元素和手法的写意作品，画面灵动，在行业内外备受瞩目，有些写生画还常被父亲的同事装裱后挂在自己家里欣赏。尽管当时的物质生活并不富裕，但精神生活却非常丰富，中医药文化意趣盎然，与此同时，我也常在不经意中受到教益。

后来我从军成了军医，与父亲见面的机会少了，但凡有机会探亲、闲聊，还总是爱请教遇到的难题，曾数次使我茅塞顿开。父亲去世后，我只能在思念中寻找他老人家在我一生中烙印最深的东西。

我资质平平，对书法艺术虽从小热爱，但进步不大，除了写得快，在美的方面乏善可陈。然而，在不断熏陶和潜移默化中，我对书法艺术、人文哲理、祖国医学之间的关系和内涵有了较粗浅的认知。那时候，我是懵懂少年入杏林，虽不能深刻意识到中医是一门闪烁着传统之哲学激情和理性之光的科学，但却能朦胧感受到大医之道、天下为公、仁爱精神、无比高尚的医学情怀，略知中医学的内涵涉及哲学、社会科学和生命科学，关系民生福祉，从而与每个人息息相关，尤其对那些杏林贤达怀有无比崇敬之心。

父亲常说，一个好的中医治病时，就如同在观棋、在赏艺、在聆听智者就教于贤哲。一名医者所具备的人文精神、人文特质，既包括了爱国爱民的社会公德和《大医精诚》的医风医德，同时又兼备了修身齐家的传统美德和严谨认真的治学品格，以及琴棋书画的传统文化等。因为创建中医学术的理论体系而形成的"第一经典"，即中医学理论的开山之作，且被后世医家奉为圭臬的《黄帝内经》就受到古代社会科学、自然科学等多学科的渗透和影响。无论其固有的内涵和表达方式，还是其中的研究方法，都广泛涉及古代哲学、数学、天文、农学、历法、地理、气象、物候、社会学等众多学科。此外，《黄帝内经》中还有大量社会经济、生活方式、社会心理、地位变迁以及风土习俗等与疾病相关的记载，书中以人的健康和疾病为中心，结合了古代的多门学科，讲述天、地、人之间的关系，进而对生命的规律进行了探讨与分析，创立了"以人为本、崇尚自然、整体调治、防治并重"为特征的中医学理论体系。《内经》被誉为中医"临证之兵书"，因其完整保留了中国古代的文明和智慧，也正是如此，《黄帝内经》被称为中国"古代的百科全书"。可以说医学是小道，文化是大道，由大道通小道就非常容易通了，这就是我学习中医的嚆矢。

所以说最初我是在父亲的启蒙教育和点拨下悟道的，每当我学习解读《内经》时都怀着虔诚敬畏的心，似乎在与两千多年前中华大地的哲人做心灵的沟通和对话。潜移默化中，以及在《黄帝内经》的丰富意境中我领悟到了中医的魅力。在家庭熏陶和个人兴趣的引导下，我由衷地崇拜岐黄术，这些给我留下了永恒的"能源"，并不断激励着我侪为岐黄大业砥砺前行。

中医药发展至今天，已经不仅仅是一门医学，同时它蕴含认识人体、认识社会、认识自然的方法，已经形成一种文化，是中华优秀传统文化的重要组成部分，是人类智慧的结晶，是中华民族灿烂文明的瑰宝，是千百年来人类与疾病做斗争的经验和智慧的总结，其中蕴含的独特的思维方法是东方科学思维的典范。中医学是人类历史上最伟大的发明之一，也是具有最完整文化的哲学体系，它的理论对其他学科和人类生活具有十分重要的指导意义；在世界文明史和科技史上，更是创造了独一无二的伟大奇迹和独有的文化现象。所有这些都让我特别敬仰祖国传统医学，于是成为医生这个念头在我幼年时期就已经萌芽。至今我仍在践行先父交代的其毕生治学的理念与方法，"学问的增长、学术经验的丰富，主要靠学习、钻研、积累、探索这八个字"，并受用终生。我也一直把"以医治人，以义正己"作为座右铭，把诠释大医风范的内涵作为我一生的追求。

第二节　从事教育　业余不忘习医术

在我的童年和少年时代，常常见到父亲为患者解除疾苦而受到感谢的场景，于是从小就憧憬成为医生。不过，世事难料，1972年我被推选为民办教师。我一度以为我这辈子有可能就要奉献在三尺讲台上了。然而此后的人生历程并未这样发展。虽然任教仅两年时间，却给我人生奠定了良好的基础：一是自当为人师表，以身作则，力求做一个值得他人信赖的人；二是进一步充实了自己的各学科知识；三是对后来我的学医之路打下了较为扎实的文化基础。

我的中小学阶段，学制被缩短了，所学的知识非常有限。我还清楚地记得当时父亲给我辅导医古文和医学经典著作时，自己理解起来觉得很费劲，甚感医理深奥，悟道艰辛，在此过程中没少挨批评。即使这样，我还是得到了家乡人民和学校领导的认可。学校让我留校任教，可能还是看好我有可塑的基础条件。人的命运似乎于冥冥之中有某种机缘巧合，我很感激机遇的眷顾，后来才明白，这与我当时比较爱好书法、绘画，数次参展并获奖，以及在文艺和体育竞赛方面取得过名次有很大关系。说是教师，实则是边学边教，笨鸟先飞，驽马十驾，功在不舍，勤奋先学罢了。一路前行，凭着本分、踏实和刻苦，逼着自己刻不容缓地把小学到高中的课程一遍又一遍研读,做到烂熟于心,温故而知新。就如同松软的海绵被浸到水里一样,我如饥似渴地汲取着书海中的养分,急速充填着知识的匮乏和不足。

工作之余,我对医学的兴趣丝毫未减。那时候,经常有从省上、市里和县上派来的医生给基层的"赤脚医生"举办讲座,进行临床技术指导和培训,我就利用闲暇时间旁听,渐渐地,也成为了受益者。遇到琢磨不透的知识点,我还能请教医生父亲,不仅能得到他的答疑解惑,他还能手把手地教我注射及针灸的基本操作方法。有幸接触到了越来越多的中医文化后,我越发感觉中医文化的博大精深。如此循序渐进,久而久之,我从最初的不知甚解,逐渐能勉强读懂经典著作,后来则能将《黄帝内经》《伤寒论》《金匮要略》的许多经典章节熟练背诵。至今犹记当时父亲辅导时说的"《伤寒论·序》是一篇愤世嫉俗、劝化人心、警醒医家的序文,是医书中序文的上品,很有文化底蕴,融入了诗词的元素,不但朗朗上口,而且语言精练,便于记忆。"

因而,每当我诵读此篇时,都会用心领悟其字里行间的含义,很多时候都被文章的片段所感动,"怪当今居世之士,曾不留神医药,精究方术,上以疗君亲之疾,下以救贫贱之厄,中以保身长全,以养其生;但竞逐荣势,企踵权豪,孜孜汲汲,惟名利是务;崇饰其末,忽弃其本,华其外而悴其内"。这些针砭时弊、振聋发聩的议论,至今仍有深刻的现实意义。仲景拳拳赤子之心油然可见,并倡导我们要"勤求古训,博采众方",以达到"见病知源""尽愈诸病"的境地。每读之则感触至深。医圣张仲景在长沙太守为官期间,因为"感往昔之沦丧,伤横夭之莫救",而体恤民情,每逢农历初一、十五,他就在太守府衙大堂上专门为百姓看病,其精湛的医术、高尚的医德被后人高度赞扬。我深受启发,并以此为榜样,在工作之余刻苦学医,同时也尝试着用简单的治疗手段给周围的人治疗常见的、多发的疾病,患者每有获效,我便乐在其中。

可以说，激励我学习中医、热爱祖国医学的情结，在从小的耳濡目染中萌芽，生成于我担任乡村教师期间。

那时，我常常用针灸给本校师生治好肩周炎、感冒、胃脘痛、痛经等常见病证。记得当时治疗头痛就针刺合谷、列缺；高血压病就针刺曲池、太冲；妇女痛经就针刺三阴交和归来穴；恶心呕吐就针刺内关；治疗妇女更年期烦躁、烘热汗出，通常针灸关元、三阴交等穴；用针灸气海、照海等穴治疗老年人气虚便秘，用针灸太渊、太白，治疗脾气虚弱引起的疲劳、便溏、肿胀、咳嗽气短等，疾病就会很快缓解或痊愈。也时常用经方，如胃痛时用半夏泻心汤，失眠时用柴胡加龙骨牡蛎汤即能奏效，用黄土汤化裁，治疗各种出血，常获特殊疗效，感受殊深。还有如小孩急性扁桃体炎高热，我用牛黄解毒片通腑泄热，高热很快消退；有急性肾小球肾炎患者头面部水肿，我用发汗解表的方法治疗，水肿消退得快；小腹痛伴小便不利者，采一把新鲜萹蓄草，加水煮后服下，立即奏效等。用简单的一根银针、一把小草，不用花钱就能解决人们的常见病。其间还学会了肌肉注射、静脉注射、皮试等西医操作方法。每当因获效而得到病患的肯定和鼓励时，我便对自己越发充满信心，满满的成就感和欣慰感油然而生。久而久之，既方便了周围群众看病，又提高了自己的技能，同时还激发了我学习中医的热情。

现在回过头看，当时的我不到20岁，其实并不懂多少病理知识，就敢为乡民看病，胆子着实不小，真乃初生牛犊不怕虎。也就是当初的历练，为我以后学医奠定了坚实的基础。

在人类文明发展史上，各种医学不断产生又不断消亡，世界上本来有四大传统医学，随着社会的进步与发展，古希腊、古罗马、古印度的传统医学都渐渐式微了。唯独中国的中医药学，历经风雨不倒，不断发展完善，依然以其顽强的生命力，维护着广大人民群众的健康。究其原因，就是因为中医药学不仅具有相当完整的科学体系，更是无数的前辈，其中包括医生和病人用鲜血和生命换来的。

"神农氏尝百草,一日而遇七十毒"的传说就是对这一艰辛历程的最概括的描述,既说明了中医药知识取得的艰难和不易,更说明了中医药知识的可靠性和可信性,即使在西医占主导地位的当下,中医药依然以其显著疗效和独特魅力,在越来越多国家掀起了经久不息的"中医热",实践证明了其独特而肯定的疗效,使人们不得不信服。甚至在有些领域,中医药学远远走在了现代医学的前面。比如,对于顽固性腹泻,西医一直没有什么有效手段,直到近几年在国外兴起的用肠菌移植治疗法,才明显提升了疗效。而在几千年的中国医学典籍,如《黄帝内经》《肘后方》中,甚至更早时期即有记载"口服胎粪"等类似疗法,可见祖国医学的伟大与神奇。

我一直对中医药心存敬意,因为中医药是几千年历史长河沉淀下的精华,是众多先贤智慧的结晶。这些生长在悬崖峭壁上、荒烟蔓草间、沟谷小溪旁的枝蔓,在人类的健康受到威胁时,变身为传承着千年文化的草药,屡建奇功。一张小小的药方,那是生命的契约;一勺浓浓的药汤,充满着生命的眷顾。幽幽药香,绵长深厚,可以解除人间疾苦,故岐黄之术每每令我神往。

中医药的神奇,自天地间、风雨中,携着历史的厚重,带着祖先的呼唤,从远古飘来。这些来自不同疆域的中药,吸天地灵气,咀日月精华,不知要经历多少岁月、多少风霜的洗礼才有这样的灵性,一张处方以君臣佐使组合,来解除散落于生命之中的病痛。在这祛病良药背后,凝结着华夏先民们诸多与疾病作斗争的勇敢与智慧。中医药是民族的瑰宝,华夏的骄傲。

在工作之余,我常常对精读医学典籍兴趣浓厚,并被中医学的博大精深所吸引,我对古老医案医话充满了好奇,从此一发而不可收。尤其是在阅读《三国志·华佗传》时,被华佗精湛的医术所折服。在那个时候,华佗就具有很好的创新思维,开展了原始创新:一是自创"麻沸散",让病人饮其自创的"麻沸散",使其醉后无觉,再行刳割疗疾,后被尊为"外科鼻祖"。二是创立五禽戏。五禽戏是华佗观察虎、鹿、熊、猿、鸟5种禽兽的特征动作而创立的一套医疗体操，它使全身肌肉舒展，手脚轻便灵活，发汗除疾。文章通过一系列故事，称赞了华佗的多种诊疗方法，使人羡慕和敬仰。

在不断地研读医籍的过程中，我对祖国医学的认识逐渐清晰，初步认识到中医学的指导思想和哲学基础是天人合一、元气论和阴阳五行学说，基础理论是脏腑经络学说，诊疗特点是辨证论治。学习过程中对中医诊病的方法"四诊"，深感独特，尤以望诊与切脉最具特色，也最富于神秘感。《古今医统》言："望闻问切四字，诚为医之纲领。"中医诊断是四诊合参，《难经·六十一难》云："望而知之谓之神，闻而知之谓之圣，问而知之谓之工，切而知之谓之巧。"一位高明的医生通过望诊能够了解患者的体质、病位、病性以及可能的发病趋势，从而对未病者给出预防方案，对已病者给出治疗策略，这真乃智慧广博、奥妙无穷。据《史记·扁鹊仓公列传》载："至今天下言脉者，由扁鹊也。"由此，我知道了扁鹊是中医学切脉诊断方法的奠基者，影响了中医后世的发展。

我在学习古代医学史的过程中，了解到切脉的高手实在不胜枚举，如汉文帝年间的淳于意。在他的医案里，关于切脉的几则奇闻生动地阐述了中医学脉诊的玄妙之处。一次，一个人头痛，淳于意为他切脉之后说："你的病情十分险恶，无法言状。"出来之后，他对病人的弟弟说："你哥哥患的是疽病，不久将在肠胃之间发病，5天之后开始浮肿，8天之后吐脓而死。"后来一切都一一应验了。还有一次，一个人腹痛，淳于意切脉之后说："你是吃了不熟的狗、鸟或鱼肉，在腹内成疾，已经无法治疗，30日之内必死。"结果20余天那个人就病发而死了。另一则故事中写道：有一次，济北王请淳于意为他的侍女们切脉，其中有一位女子名叫竖，身体十分健壮，淳于意却说："这女子的脾脏有病，不能过分劳累，否则春天会吐血而死。"济北王不信。结果到了春天，竖在一次劳作之后，突然倒地，呕血而亡。又如在东汉和帝时郭玉也是一位受业于隐者的医师，有一次，汉和帝想试一试郭玉切脉的本领，就让一位手腕秀美如玉的男宠，与女人混杂在一起，躲在帷幕的后面，然后让他们依次伸出手腕，让郭玉切脉。诊完脉之后，郭玉说："左阴右阳，其中的脉搏有男女之别，好像有怪异的人混迹在里。我怀疑刚才切脉的不全是女子。"听到郭玉的分析，汉和帝大为叹服其脉法之精湛。高明的医生，真可谓是"三指号脉象，一双手回春"。中医切脉的玄妙，就好比现代的"遥感测量"技术，大地深处藏有何种宝物，一探便知。脉象的发明创造集人类智慧之大成，手指尖往寸关尺上轻轻一搭，便知晓何种脉象为何种病症，使人惊叹不已，十分神往。

药王孙思邈说"博极医源，精勤不倦"，强调习医之人需要重视中医的本质，孜孜不倦地学习中医基础知识。父亲经常恳切、耐心地教导我说："'医之始，本岐黄。'读经典、背经典、悟经典是中医临床的基本功。一定要认真学习《黄帝内经》等经典著作，精通中医基本理论，打好治病救人的基础。"他还教我诵读中医典籍的方法：初始低吟，即自吟自赏，吟读数十遍，出口成诵，形成自然记忆。所谓"书香涵泳，润泽心灵"，许多名篇大作及中医典籍就是我在此时开始诵读的，至今不少原文仍能朗然成诵，深感得力于当年的窗下功夫。而且习惯成自然，今虽六秩，其味不减，并乐在其中。

我自知天资并不聪明，更无过目不忘之本领，只能凭借实实在在的勤奋。正好自己有得天独厚的条件——家里有父亲的很多藏书，这些书是我学医阶段最好的"良师益友"。古代医家优良的品格，精湛的医术，对我无疑是无言的感召。名医秦伯未说过："贫莫贫于无才，贱莫贱于无志，缺此不可为良医。"只有立志成才、精益求精，才能成为苍生大医。因认可生命价值的昂贵，是中医"立高尚志，成济世才"的动力源泉，所以当我确立了志向，内心就宁静如水，并能随遇而安，我尽可能博览群书，精勤不倦。"知之不如好之，好之不如乐之"，我对学习中医怀着崇敬之心和热爱之情，并逐渐从中汲取精华，丰富理论知识。青少年时代的记忆一辈子都忘不了，从《四言药性》《汤头歌诀》到《黄帝内经》《频湖脉学》《儒门事亲》《丹溪心法》《医方捷径》等中医药入门书,不仅阅读,有些章节直到熟练背诵为止,乐此不疲。以清初名医程国彭"思贵专一,不容浅尝者问津;学贵沉潜,不容浮躁者涉猎"的专注精神鞭策自己,对中医经典理论逐步进行理解。《劝学》载:"故不积跬步,无以至千里;不积小流,无以成江海。"中医的入门学习就是积累的过程,因而循序渐进、坚持不断、勤奋习之便成为了我的常规。"书读百遍,其义自现",我时常被书中许多朗朗上口的经典篇章所吸引和感动,闲时来细细品味和琢磨,自己虽然资质平庸,却也受益匪浅,从而,我更明白了"医乃仁书,良相同功。立志当坚,宅心宜厚"的道理。

中医药文化源远流长,其浩如烟海的经典,彰显着中国传统思想文化的魅力,从中我用不断变化的眼光观察事物,学会了用辨证的方法去看待和处理问题,我的人生境界和道德情操也得到不断提升。见善如不及,以先进为榜样,以楷模为标杆,扫除杂念,三省吾身;见不善如探汤,常怀敬畏之心,不因为蝇头小利而鼠目寸光,不因为一时荣耀而急功近利。高山仰止,景行行止,虽不能至,然心向往之。祖国的传统文化激励我不断追求高尚无私的道德情趣,中医的文化理念更使我义无反顾地不断追寻欲为良医的梦想。

第三节　军旅生涯　圆梦进入医学府

我于1974年12月应征入伍,在部队,我当过饲养员、电话员、卫生员。在参军的第二年,我有幸进入陕西省中医药教育的摇篮——陕西中医学院(现陕西中医药大学)深造,成了中医学子,一下子实现了自己梦寐以求的夙愿。此时,我很珍惜来之不易的学习机会,带着使命,背负着希望,怀揣着对中华优秀文化,尤其是对中医药文化的憧憬与追求,在陕西中医药高等学府里,如饥似渴地翱翔在知识的海洋中,我全面系统地接受了中医专业理论学习和临床技能培训,大学教育是一种文化的浸润,是潜移默化的影响过程,主要增强了学习的能力,尤其是对思维能力、学习方法的锻炼,为以后的从医之路奠定了良好的基础。

大学毕业后,我开始在部队基层从事医务工作,自己当时怀着以实际行动回报组织培养和领导及战友的信任之情。在临床上,我为官兵服务虽然经验尚缺,但积极主动,热情较高,我以勤补拙,不遑自处而使得大家还比较认可,事缘人际不仅仅局限于工作中的同事,上司、下属,一起的共事经历也形成了良好的人脉关系,加之既往被尚好的文学作品影响过,常喜欢给一些报纸杂志投点小稿件,大家时不时地会在报刊一角发现我的名字。因此工作不久,部队领导找我谈话,准备提拔我做文职官员,但前提是要改行,脱离医疗岗位。从政这条路是大多数人梦寐以求的,我也常羡慕从政者的轻松和风光。但当这一选择真正摆在眼前的时候,我却犹豫了很长时间,尤其是要放弃医学临床,我怎么也接受不了。本着对中医的热爱,我最终还是婉言谢绝了领导的好意。至今回想起来,我对于当初的选择,仍然无怨无悔。对于医学,尤其是中医,因为钟爱,所以选择,因为热爱,所以坚守,成了我永远不变的情结。

在部队工作 2 年后,我深感以往所学的知识远不能满足临床的需要,觉得自己的本领虽然已经登上了厅堂,但尚未进入内室,正所谓"学到用时方恨少"。就如唐代药王孙思邈所说:"世有愚者,读方三年,便谓天下无病可治;及治病三年,乃知天下无方可用。"实感学医绝不是读书,临证几年就能学成的。

于是就根据当时工作需要,我提出申请并经组织批准,在 1981年进入陕西省中医药研究院附属医院进修大内科,执着地踏上了继续深造学习的艰辛之路,义无反顾地放弃了别人比较羡慕的行政管理岗位选择机会。我基本上还算经得起诱惑、守得住清贫、耐得住寂寞,能够静下心来投入到学习中去,从此我对临床常见病有了更多的学习实践机会。一年虽短，收获颇丰，尤其在心血管和热病组学习期间，我有幸得到了姜良铎博士等诸多名医的耳提面授，各位老师的临床讲授渗透着真知灼见，理论与临床经验水乳交融，为我打开了中医学的大门，教学老师妙语点拨，每每使我豁然开朗，在此，我边学习、边临床、边感悟一些通常零零散散的东西，然后将其进行整理，使之得到升华。尤其是对当时的"出血热"等传染病的防治及急诊抢救等，我感悟体会益多，积累了比较丰富的理论知识和临床经验。翌年，我又被中医药研究院高级研修班录取，主要研习经典著作及各家学说等，我从全新的高度对中医经典有了理解，更进一步奠定了较扎实的理论基础。

1984 年年底我完成学业回到部队，在武警陕西省总队咸阳市支队卫生队任军医。由于我一直以来甘于寂寞，善于沉潜，经 1 年多的勤恳敬业工作，很快得到了广大官兵的认可，并被组织任命为卫生队队长。在基层，我满腔热情地将既往所学服务于广大官兵。当时，基层主要以西医、西药为主，但我擅长并喜欢用中药及针灸预防及治疗常见病。尤其是针灸，在基层连队里，不需要复杂设备，可信手拈来，对有些疾患疗效很好，如胃肠痉挛、感冒头痛、痹证疼痛、痛经等疾患常常能马上得到缓解，甚至针到病除，深受官兵们欢迎。不久，西医院校毕业的军医们也受到影响，逐渐爱上了中医药，并学习运用中医中药，我也就成了我们卫生队里的"西学中"辅导员之一。我经常热心地辅导全队医务人员学习中医中药的基础理论，手把手地指导实践技能。

学好中医药，必须树立持之以恒的坚强信念，需要有一种品德，叫坚贞；还需要一种智慧，叫悟性；更需要一种精神，叫奋斗。对初学中医的我们来说，最缺的是坚定的信念，最难的是不懈的坚持。记得在大一时有 2 门主修课，一门是正常人体解剖，另一门是中医基础理论。这 2 门课形成了鲜明的对照和区别，前者知识点所见所得，全部具象；后者知识点看不见、摸不着，全部抽象。于是，同学们就中医的科学性展开讨论，认为中医在一定程度上靠日积月累，靠厚积薄发和触类旁通的感悟，讲求悟性，没有西医的通透性和直观性。在技术应用上不通过技术中介来实现，而要靠医者临床实践经验的积累。这其中常常不乏质疑中医之声，甚至有退缩畏学者。但我从不缺少信念，因为自己曾在医院和父亲的诊室里看过太多鲜活生动的诊疗病例事实，体会过太多的感谢和感动。父亲用推拿手法治好数位患者的腰痛，经数分钟内让患者疼痛缓解而能站立并尚可行走的情景历历在目，中医的魅力使我坚定了学习探索中医药临床实践的信心。如果说童年时中医便在我的心里扎下了根，那么随着不断学习和认识，中医便成为了开在我心上的花。我也从不缺少坚守，因为自我记事起，父亲就奔波在出诊、会诊、抢救病人，开会讨论病案，给基层卫生人员培训、讲课等的路上。他每天从早到晚忙碌着，一坚守就是几十年。我能深切感受到一名医者在繁忙工作中收获的满足和快乐。

学好中医药，还要认真理解中医内涵，方能坚定秉承中医的信念，克服其过程中很多学习和理解的障碍。中医受到中国传统文化和传统哲学的影响熏陶，是几千年来历代医家们在理论、临床、经验上的集体综合，主要是通过充分发挥感官的作用及长期细致观察来"司外揣内"，运用"取象比类"的方法来分析推理各种生理病理现象，运用体验的形式来了解方药的功效。在这一多次反复的过程中，感知的经验随之产生，对这些经验以气一元论、阴阳五行学说等为工具加以整理、构建，就逐步形成了系统的理论体系。因此，中医学是长期实践的产物，是经验积累的结晶。中医学的自然性、整体性，严密性以及技术性，决定了中医学的经验性。本真深邃的医理仅靠其数理是不够的，还要不断探赜其中的哲理。

对临床经验较强的依附性，使中医学犹如一门中华民族的生活艺术，其内容显得十分丰富多彩。历朝历代的中医名家，各有自己的学说和经验，有的用药峻重，有的处方平正，有的以用温热药见长,有的则以善用寒凉药取胜。众多的流派及名医,又给中医学平添了几分魅力,使得祖国医学更加璀璨,有其独特的理论体系。由于中西医根植于各自不同的文化传统,形成了不同的医学文化基因,因而中西医文化基因差异很大,在医学观点、思维方式、诊断技术和治疗方法上各自的优势、特长都有不同,主要表现为以下几个方面:

在认识人体时,中医和西医是 2 种不同的认知方法。中医学充分发挥个人感知的能力,通过细致观察,用心感悟,系统归纳及在一定方法指导下的分析、推理,进而得出相应的认知结论;西医实体求原,强调更多的是实体解剖、动物实验和临床观察。西医有数据,中医有经验。西医通过大样本的流行病学调查以及反复的动物实验数据,而中医是通过几千年人体的亲身尝试得出的经验。动物实验有动物实验的严谨,临床经验也有临床经验的可贵。就其经验的重要性而言,是绝对不容小视的。要不 1800 多年前的《伤寒论》《金匮要略》,怎么至今还是中医院校的教材?几千年的古方,如大家服用的桂枝茯苓胶囊、小柴胡冲剂、三黄片等,都是东汉时候就用得很多的方子!

就思维方法而言,中医倾向于取类比象,强调宏观思维,同时注重直觉思考和归纳意象思维,常有顿悟般的天才发现(如经络理论),是解决生命整体内部的矛盾,关注疾病现象;西医偏重微观,注重实验数据而形成的判断思维,以自然科学手段为技术保障。

在诊断方式上,正如《内经·灵枢》曰:"故远者,司外揣内;近者,司内揣外。"意思是说,高明的人可以通过事物的外部表征,看透事物本质。我想,这也应该是一个医生的最高追求。中医就像有经验的人选西瓜,看一看、摸一摸、拍一拍,同时听一听,就能找到好西瓜,这是"黑箱思维"。通过望、闻、问、切四诊模式,即可判断病情,并在长期的实践中已经积累了丰富的而在不打开人体"黑箱"的前提下控制人体的经验,所以说中医是一门伟大的艺术,它有通天的手眼,可以"司外揣内",通过四诊就可以窥透人体内部的疾病;而西医如像上述挑西瓜则是直接切开西瓜以判断优劣,这是"白箱思维",需要具体的医疗工具来进行诊断,在过程中难免有创伤性,也极易造成医患关系紧张等问题。因而,可以说西医是一门科学,中医是一门哲学;西医是一门技术,中医是一门艺术;西医虽然很强大,但中医更加伟大!

在治疗方法上,中医取源于传统哲学思维,强调"和谐",重视调理情志;西医则运用科学技术,广泛采用对抗的治疗方法。

在理论构成上,中医学的发展有着数千年的历史,其认知模式的形成受到中国古代哲学思想的深刻影响,以"阴阳五行"的自然哲学为基础,强调"天人相应",注重"形神一体","五脏相关"的整体思维,善于应用意象思维,在长期经验积累的基础上发展形成了一套完整的医学体系。重视辨证论治和个体差异性,关注"得病的人";而西医则强调局部微观,在诊断上倾向研究"人得的病"。中医学与西医学理论的不同源于在认识和对待世界的态度方法上有很大不同。

在哲学认识论上,中国人主张天人合一,道法自然;西方人坚持主客对立,控制万物。因此,中国人擅长用气化学说来解释生生不息的生命过程,注重事物的自然整体层面,而西方人则偏重用各种形态的实体来说明万物的形体构成,以分解还原为认识的起始点。在不同的世界观和方法论的指导下,中医学把握的是人之生命过程的自然整体关系规律,西医学认识的是关于人体物质构成方面的规律。中医学以无形的气化理论解释生命,西医学则以有形的物质构造为生命活动的依据。西医看到的是清晰的局部,而中医看到的是模糊的整体。中医药发展创新,要吸纳现代最新成果,既用望远镜看到宏观的整体,又用放大镜看到清晰的局部,从模糊的整体中找到清晰的局部,瞄准目标人群,把中医药的功效发挥到最大。

在价值观方面,中医追求至善,西医提倡求真。中医学是奠基在丰富的中华传统文化的基础之上，以人体健康为中心，把人与自然作为一个统一整体，把人的生物—心理—社会属性作为一个统一整体，来阐释生命过程、生理活动、疾病病因病理，诊治、养生规律，并以辨证论治作为诊治疾病主要方法的、中国特有的一门传统医学科学。

在时空观方面，中医关注生命的时间特征，西医关注人体的空间特征。中医药学是一门富含文化元素的科学，中医文化是传统文化中涉及生命、疾病、健康等内容的文化体系，只有充分认识中医的人文属性，体验、理解、欣赏中医药的道与术，才能真正接受中医药学。

在我看来，只有在清楚地辨别中医与西医的差异后，并坚持其科学性，才能真正理解中医的优势所在，消解对中医的认识误区，从而热爱中医并投身中医，不断创新发展中医。中西医学都是科学，西医从结构层面去解读人体的生命功能，结构实体有形可见，容易被人接受。中医从能量方面认识人体的功能，能量是无形的，看不见摸不着，不易被人接受，这就是为什么学中医时贵在于"悟"。因为知识分为意念性和记忆性，而中医属于意念性知识。这种"意念"实质就是"悟"，而且需要建立在熟读经典和丰富的临床实践之上。我认为"悟"要有针对性，通常带着问题去"悟"，即不可忽略以问题为导向，才容易搞清楚弄明白。中西医从不同角度出发，沿着不同道路，都能走进科学的殿堂。中医药人只有坚定中医药文化自信，才能聚精会神，平心静气地搞好中医药的传承和创新。我觉得，中医药文化自信，就是中医药生活化、百姓化，看中医吃中药，讲中医故事，传中医至上；就是中医药文化自觉，学习传承中医药知识，传播中医药健康理念，推进中医药大众化、科普化。

只有中医学是全世界唯一传承千年，没有中断，保存完整的，且至今仍是鲜活实用的古老文化，并成为全世界文明史、科学史上的一个伟大奇迹，一种特有的文化现象。中医药文化以其独特的魅力影响着人类医学的发展方向,是传播中国声音、振奋中国精神、提升软实力的重要载体。中医学是我们中华民族博大精深的文化财富,是中华文化的基因,是中华文化的根与魂。它追溯于战国晋唐,成长于唐宋明清,不断发展完善于近现代,更展望于未来。它不但属于中国,而且还正在走向世界,为人类造福。

大学阶段是博览群书,采众家所长,取长补短的时期。陕西中医药大学、中医药研究院众多名家的指导,很快拓展了我的思维和视野,让我学会了如何思考。走在行医道路的起点,首先我懂得了学医的真谛——一个医生的伟大,不仅仅是拥有丰富的医学知识,同时更重要的是成就智慧、完善人格。医生这一职业的特殊性决定了我们在品格和道德上的责任更大,容不得丝毫的虚伪、浮躁、草率和马虎。正如孔子《论语·为政》云"知之为知之,不知为不知,是知也",这种坦然和诚实,是每个医生应具备的不可或缺的品德。而我一直认为最诚实的人即是最聪明的人。在工作中,我也经常思索如何做人、做事、做学问。我的座右铭是:做人要知足,做事要知不足,做学问要不知足。对于基础理论的学习,主要是坚持独立思考,唯用是举,尤其是不断修炼促进中医思维。"纸上得来终觉浅,绝知此事要躬行",陆游的千古名句道出了如何去学习和怎样去领会其精神实质。在深入学习的过程中,我不断地收获和品味先贤精深奥妙的绚丽华章,体验其璀璨神圣的无限魅力。

清代文学家王国维曾提出一个著名的读书理论,即"读书三境界":昨夜西风凋碧树,独上高楼,望尽天涯路,此第一境也。衣带渐宽终不悔,为伊消得人憔悴,此第二境也。众里寻他千百度,蓦然回首,那人却在灯火阑珊处,此第三境也。学习中医药的过程也莫不如此。"初能望文生义",明确中医学习的目标与方向,登高望远、执着追求,"对号入座"是初学者常见的辨证论治套路,这是"见山是山"的第一境界;"进能变通运用",通过刻苦的中医知识学习与博览群书,格物致知,经过反复琢磨调整思路,原来书本的东西不能照搬,这个阶段的否定实际上也是一种进步和上升的必经过程,这就是我们常说的"见山不是山"的第二境界,即行医 3 年,谓天下无方可用;"终能深入浅出",通过反复不断地学习,而达到融会贯通、知行合一的境界,疾病在变化,治法也要随之而变化。只有掌握了疾病的发生发展规律,治疗才会更有把握。这时,由辨证的"对号入座"转变为"圆机活法",疗效也会随之提高。这时回归书本,发现我们自己摸索的东西,大多数时候没有古人的思路严谨周全,基本的方子一定要用好才会少走弯路,这就是"见山还是山"的第三境界。但这时,已经不是"选"方,而是在"用"方了,如此就是学习中医须经历的 3 个境界。

由于自己对中医怀有坚定的信仰而初心不改,经数年寒窗苦读,比较系统地了解了什么是中医,使得稚嫩逐渐褪尽,在知识、能力和素养方面都有了显著的提高,在不断进步的过程中丰益了逐梦、圆梦的翅膀。

回顾自己阅读医籍和研习古今中医学术流派的过程,可概括为 2 个字,就是"精"与"通"。"精"首先是体现在选书要精,要有所选择,有所侧重,去粗取精,去伪存真;再者是读书要精思善悟,学而不思则罔,思考后方能有所体悟。"通"亦有 2 层含意:一是强调阅览应广,博学方可助精思;二是强调读古人之书以综合领会意思为准,务求全面通透,用精取宏,不可停留在文字表面做只言片语的理解,断章取义尤不可取。"精读"与"通览"相结合,可谓两翼齐飞,读书乃以此二字为绳墨,切忌胶柱鼓瑟,或浅学少思,否则易生流弊,难以真正学有所得。

我认为,中医学是中华文明史、科技史上的一棵常青树,其不但成就了历史的辉煌,而且还跨越了 2000 余年的时空,以其绵绵不断的传承,至今仍然保持着强大的生命力和十分鲜活的实用价值,深深连接着"地气",扎根于人民群众的生活之中,为老百姓的健康提供着实实在在的服务。正是依靠着这千年不断地传承性和鲜活的实用性,中医学成为中华文明史、科技史上的一棵常青树。

回首中医路,我认识了无数老师、朋友,得到了很多帮助,千言万语汇成一句话:我很幸运成为中医!学医路漫漫,幽幽山谷流长,披风静谧而待,虽前路艰难,但我并不孤独。尤其是中医博大精深,无数名医大家如高山耸立,自己唯一能做的就是怀着敬仰之情,通过不断的学习钻研,丰富自己、提升自己,一步一个脚印向"高山"靠拢。

第四节 勤学躬行 一门心思为官兵

我完成学业回部队后,又重新在军营这个大熔炉里经历了思维与实践的交融与历练,使得独立思考和解决问题的能力不断提高。我觉得在大学和部队自己得到最宝贵的就是心灵的启迪,自己明白了立身之本在于做人;卓越之道在于好学;笃信"医者仁术",欲为良医,必先重德。全心全意为官兵服务,是永远不变的坚守。

初到临床,面临的首要问题就是医患之间的沟通技能。我在这一过程中有过许多的教训,也曾遇到过较多不愉快的事情,这种感觉真是五味杂陈。事后自己常反思,还是觉得多是缺乏沟通技能所致。了解病人的需求是成功的第一步,只有有效的沟通才能充分了解病人的病情及复杂的内心世界。医患之间的沟通往往不同于一般的人际沟通,病人就诊时,特别渴望医务人员的关爱和体贴,因而对医务人员的语言、表情、动作姿态、行为方式等更为关注,更加敏感。这就要求我们医务人员必须掌握沟通技能,以心换心、以情换情,学会站在病患的立场上思考和处理问题。和蔼可亲的形象和看似简单的文明用语能给予对方愉悦的感受,解除患者心中的顾虑,拉近人与人之间的距离,当人与人之间建立了良好的交流通道时,治疗疾病就容易进行,正是"良言一句三冬暖,恶语伤人六月寒"。

恰到好处的话语让人如沐春风,冷言冷语对患者如同雪上加霜。因此,搭建医患沟通的桥梁,增进医患互信,显得尤为重要。在诊疗过程中,如果医生多说一些暖心的话或行为举止间表达出一些关怀,会让患者备感温暖。除了语言沟通外,学会安慰亦不失为"一剂良药"。安慰,是一种人性的传递,是在平等基础上的感情表达。安慰也是医学的一种责任,它饱含着医学的人文关怀,绝不能敷衍了事,否则会随时存在医患纠纷隐患。那么,如何才能很快地掌握沟通技巧而处理好医患关系呢?关键一是不仅要能言善语,而且要培养自己的同情心,再就是要从思想境界和精神品质上升华,平素不断锤炼自己,勤学躬行修养自己。

医生与患者沟通看似简单,实则体现了医生的责任心。在医疗服务中,当医务人员注视着患者时,眼神会向病人传递同情和关爱,有时一个微笑、一个眼神,爱意就被传达,沟通得以完成。古人云:"天行有道,人行有德。"一个人的工作能力很大程度上是由他的精神品质和思想境界决定的。

一名医生能赢得别人的信任,那么他最起码是一个善良的人。所谓"不以恶小而为之,不以善小而不为"。心地善良不仅是做人的原则,而且是从医的基石。善良就是"仁",体现的是中医仁者爱人、生命至上的伦理思想和救死扶伤、济世救人的服务宗旨。素昧平生,赠人玫瑰,此乃小善;身为医务工作者,发大慈恻隐之心,誓愿普救含灵之苦,此乃中善;而祖国和人民需要之时,赴汤蹈火,舍生取义,是谓大善。"爱人者,人恒爱之"。善良的人才能赢得别人的尊敬和爱戴。其实,善良比聪明更难。聪明是一种天赋,而善良却是一种选择。善良和关爱随时都能在医疗中体现,比如在冬季大冷天没开暖气,脱袖子本来就很冷,此时说一句:"别着急。"相信患者也会积极配合,顺利完成抽血检查。再比如,有些检查需要空腹,如果医务人员多交代一句,患者就会少跑腿。要成为良医,首先要成为正能量的传递者,让人与人之间多一点温情和关爱。

有了仁爱之心,才能真正地善待他人。加强医患之间的沟通,既能提高患者对疾病诊疗过程及其风险的认识,减少医患之间由于信息不对称而产生的矛盾和纠纷,同时又能增强医务人员的责任意识和法律意识,提高医疗服务质量。

在我看来,人贵有小、中、大善的品格,而品格又贵在坚守。真心做到并长期坚守并非易事,但要做一名部队官兵爱戴的军医必须具备这样的品格。我们常讲大事、难事显担当,责任就意味着担当,这不仅体现在大事上,也体现在小事上。担当就是当你有能力时,要决心做大事;能力不及时,要快乐做小事;当你有权力时,要多做点好事;权力不足时,要多做点实事。正因为如此,我常从小事、实事做起。平素把官兵的疾苦放在心上,爱岗敬业,做到细微服务,尤其是对患病的战士,我经常送医送药到床前。牢固树立"对待患者热心,回答问题耐心,诊疗工作细心,病号困难关心"的理念,长此以往,坚持不懈。在工作中,从每一个环节、细节入手,学会把握良好的沟通技巧,来不断增强沟通效果,打造和谐的医疗人文环境,通过重现医患交流情景,让自己换位体会、换位思考,设身处地体验患者的不便,理解患者的期盼,从而不断提高自身的人文素养水平和医患沟通技巧,深入理解和努力践行"专业扎实,底蕴厚实,作风朴实,为人诚实"的做人基准。诗人泰戈尔说过:"天空中没有翅膀的痕迹,但我已经飞过。"卫勤事业,可谓丰碑无语,但行胜于言。如此,我的学习、工作很快得到了官兵的肯定和认可,自己的干劲也更足了。

医道贵在仁心,仁心以术而体现。若要满足病人的需求,就必须要对医术精益求精。我常以不能救人于疾患厄难之中而怨恨自己乏术,正如司马迁《史记·扁鹊传》说"人之病,病疾多,医之病,病道少"。张仲景勤求古训,博采众方,为的也是不断丰富诊疗理论与实践经验。疾病是复杂的,医学的探索没有止境,其根本宗旨在于济世救人。所以,良好的医德是以精湛的医术为载体的。"精术"

才是"医德"的根本和基础,精湛和娴熟的技术也是医德内涵的重要组成部分。因此,我在临床始终秉承着我从医的原则:一是坚持学习不懈怠;二是要求必须精而专;三是学以致用善总结。

为使自己能够独当一面而胜任本职,一方面我做到勤于学,躬于行,敏于思,常站在敬畏生命的角度,树立严谨的治学精神;另一方面我将患者视为亲人悉心照料,设身处地地急病人之所急,想病人之所想。在平时临床诊治中,我常以《史记》记载的"神农尝百草,不惜以身试药"这份情怀来探索临床疗效和医疗方法。我一直认为能得到病人认可,即最好的收获。尽管如此,一晃数十年,临床上依然常常有束手无策之时,当然也有成功带来喜悦之时,这些都是激励我提高业务技能的动力。

每当疗效平平,我便对国医大师陈可冀老师的激励名言"学到知羞处,方知艺不精"感受颇深。为不断提高中医理论和临床思辨能力,首先我坚持在工作的同时不断充电,汲取经典精华而善于灵活运用,师其法而不泥其方;其次,我虚心向业务能力较强的同道请教,力求工作不失误、少遗憾;最后,我抓住学术交流这个平台来不断更新和提高业务技能。每次学术活动,无论本单位或省、市及全国的学术团体组织,我都积极参加,无论是自己主讲或是聆听他人的专题讲座,我都虚心认真,直到把疑点、难点弄清弄懂,彻底搞明白为止。因而,在临床中,凡是同事们遇到疑难病症、沉疴痼疾,都乐意与我分享和探讨,这一过程也促使我不断提高学习能力,不断更新知识结构,也能及时掌握最新专科专病在国内外的发展动向。一路虽然比较辛苦,但却自感充实。每当闻及经自己治疗的患者疗效显著或康复的消息时,我都十分欣慰,所有的辛苦与疲劳就荡然无存了,也正是因为这份信念带给我的力量,让我充满了无比的自信,使我不会为社会的浮躁、功利所左右,反而激励我不断钻研、不断求索,并乐此不疲,静静成长。

在长期的医疗实践中,我经常与全国各地本部队医院的专家学者交流探讨，潜移默化地养成了比较严谨的学风和谦逊认真的工作作风。如平素在会诊、病案讨论及伤残评审等事项中，经常会遇到有争议的问题，自己在讨论中，能深入研究病案，敢于发表意见，说服力比较强，从而常能赢得大家的认可和领导的肯定。多年来我一直担任全国公安消防部队伤残评委，近年来还被指定总负责审查和技术把关。

此外，我还曾多次被借调到总部搞专题调研，如参与本部队国家强制性标准《中国消防员健康标准》的调研与拟定等，被公安部聘为消防、边防、警卫部队卫生专业高级职称评委，被评选为中华医学会灾难医学分会全国公安消防部队医疗救援学术协作组委员会委员，陕西省青年中医药工作者联合会第三届理事、副会长，陕西省中医药专家委员会委员，被聘为《中华医药杂志》《中华疑难病杂志》《陕西中医药研究杂志》编委，还被聘为陕西省卫生专业高级职称评委，陕西省中医药学会常务理事，陕西省中医药专家协会肿瘤专家分会常务委员，陕西省科技史学会医学史专业委员会委员、副秘书长，陕西省杏林中医药抗衰老研究所副所长，陕西西京研究院研究员，安徽省华佗医药研究院首席专家和终身教授，美国世界传统医药科技大学客座教授，被陕西省国医研究委员会评选为副会长，被陕西省养生协会聘请为理事会专家顾问、陕西省养生协会中医专家委员会副主任，被长安中医学派秘书处授予长安中医学派"黄斌强学者称号"等殊荣。在工作中，还曾多次受到各级组织的表彰。2013年4月，被陕西省卫生厅、陕西省人力资源和社会保障厅、陕西省中医药管理局共同授予"陕西省名中医"荣誉称号，2018年12月被陕西政协各界导报社、陕西省品牌发展促进中心、各界新闻网评选为陕西省首届中医药品牌典范"陕西杰出名中医"。2021年4月18日还获得了中国3·15诚信建设联盟授予的"西安交通大学医学院附属西安市第九医院陕西省名中医黄斌强工作室，黄斌强同志全国医疗行业诚信建设突出贡献人物，全国患者信赖的好医生"荣誉，并颁发了荣誉证书,还被其聘为心脑血管、内分泌等疑难杂症医疗保健专家,同年被陕西省中医药专家协会聘为智库委员。这是多么温暖而珍贵的勉励,是一种神圣使命的赋予,更是对我 40 多年来辛勤耕耘在杏林沃土的莫大肯定和激励,在十分珍惜这份荣誉的同时,我更能感受到责任和压力,因此,更须恪守大医精诚的初心,并且一定恫瘝在抱。

多年来的学习和工作,使自己深刻体悟到:无论自己是普通一兵还是走上领导工作岗位,如果要在某个团队里干好工作,不管能力大与小,首先应具备谦逊认真的品格,方能有亲和力,在有争论和分歧时,才更有利于沟通、更易达成共识;其次,要具有严谨求实的学风才能得到大家的认可;再就是要能形成团队凝聚力,能充分调动每个人的主观能动性,如此就能出色地完成组织交给的各项任务,并能展示集体强有力的战斗力。

第五节　医法自愈　药中肯綮应桴鼓

部队是一个充满青春活力的战斗团体,也是一个革命大学校,是一个精神世界十分充实、思想文化极其活跃的热血阵营,是一支多元化的、气血方刚的军旅团队。然而,只有深入体验观察,才能真正了解;只有融入其中,才有真实收获。否则就只是看表面现象、做表面文章,在卫勤保障岗位上更是如此。

我刚进入临床不久时,深入生活不够,在门诊机械地诊治,常常发现相当一部分患者疗效不理想。后经仔细观察,才有所发现和醒悟,方知既往"头痛医头,脚痛医脚"之所以未能奏效,是没有把自己融入其中、未看到问题的实质。如我曾应诊过一位高年资士官,患顽固性失眠以致影响正常工作。其性格内向,但业务技能娴熟且书法有一定造诣,他每日苦恼的是患功能性阳痿而夫妻生活不和谐,给家庭蒙上了阴影。他自感阳痿病难以启齿，因而从不向外人提及，思想上有种封建观念，怕人笑话，以至讳疾忌医，致使焦虑抑郁而严重失眠。开始其在临床以失眠就诊，而以不寐治疗无效。类似这样的患者，若不深入了解其致病因素，就很难治愈。后来，我因与他切磋书法而找到共同话题，相互间拉近了距离，进而心贴心地交流，彼此成了最知心的朋友。此时，就是连亲人都不愿告诉的隐私，他也愿意告诉作为医生的我，原来他结婚后3年，而妻子未孕，失眠原本就是由他自己的功能性阳痿而致心理困惑和障碍引起。正如希波克拉底说："知道一个什么样的人，有时候比知道他是什么病更重要。"在我看来，对于这样的慢性病，既要知道他是什么样的人，也要知道他得的是什么病。这样就心里有底了。当时我就对其修正治疗方案，有的放矢地根据其症状采用解郁安神、益气养阴之法，再加以心理疏导，增强患者的信心，仅3个月即闻得其妻子怀孕，患者的失眠从此亦痊愈了，他时常紧锁的眉头也舒展了，全家喜出望外。这种富有人情味的医疗服务，使自己也收获了一份浓浓的喜悦。真乃药中肯綮，桴鼓相应。此案例告诉我，与患者"交心"的治疗才是真正的治疗，"善为医者，行欲方而智欲圆，心欲小而胆欲大"，也就是治疗疑难病的"医患相得法"。

分析该"不寐"患者，之所以在前期治疗未能奏效，在于当时只着眼于外在表象，没有深层次去了解患者的内心世界，没有从"治病必求于本"的本源探究，因而前期罔效。祖国医学认为"上医医心，中医医人，下医医病"，这则案例使我明白了，了解患病了的人比看人的病更重要。看病首要是看人，因为人是一个具有社会属性以及心理行为特征的高级的有机体，是一个统一的整体，牵一发而动全身，运用辨证论治的主体思想，才能透过现象看到本质，治病求本而药到病除。中医学的整体观和系统论，就是体现为从整体认识部分，认为人体各部分由整体分化产生，强调整体确定部分，重视从人的整体功能来把握健康和疾病的发生发展。因此，中医认为疾病的发生,是人的整体功能失调在局部的反映,所以注重调整体、治局部、促平衡,立足于对人的整体调整,采取多环节、多层次、多靶点的干预方式,使人的整体功能达到平衡与和谐的状态。同时遵从《黄帝内经》中所说的治病"必先治神",也就是说人生病后既要生理性治疗,更要心理安抚。尤其针对心因性疾病,有时竟不用一方一药,就能达到调养心神、祛病疗疾之目的。所谓"病得奇怪,好得也奇怪",都是"心"药见了效。因此,许多知名中医学家都遵循了"善医者,先医其心,而后医其身,其次则医其病"的古训。中医治病的药不仅在药架上、药匣中,还在医者的睿智中与体察入微的心理关怀层面。

由于人有心理和社会属性,因此人在疾病过程中涉及的因素极为复杂,必须综合考虑,全面分析。仅从某种疾病出发,是难以取得满意疗效的。实际上,医学与哲学和人文密不可分,美国医生特鲁多的墓碑上有一句名言——"有时是治愈,常常是帮助,总是去安慰。"美国纽约东北部的撒拉纳克湖畔的这段名言越过时空,至今仍熠熠闪光。这句名言明确了医学是饱含人文精神的科学,抽去医学的人文性,就抛弃了医学的本质属性。作为医生,"去治愈"需要丰富的科学知识和实践积累,但医学不能治愈一切疾病,不能治愈每一个病人。大多时候医生对病人的疾病康复的帮助,不仅仅针对症状治疗,更多的是要看到隐藏在疾病后深层次的原因。在这一点上,中医学在长期的实践中已经积累了丰富的在不打开人体"黑箱"的前提下控制人体的经验,其对疾病诊疗有一套完整的诊疗体系,那就是整体观念和辨证论治,从整体上系统把握人体健康,重视患病的人,而不仅是人的病。在治疗上,以辨证论治为特点的个体化诊疗,重视个体差异和疾病的动态演变。我们在局部看到的现象,尽管是科学的,但只有整合到整体中得出的结果才真实,才叫祖国医学的整体观念和辨证论治体系。若是医生只看到病人表现出来的症状或体征,很难了解到疾病的"病根",治疗就会偏离方向,很可能会发生类似"手术很成功,病人死亡了"的悲剧。医生治病,既是治疗躯体的痛苦不适,同时也是一个心理抚慰过程。在疗效评价上,中医强调患者的自我感受和日常生活质量,而西医比较强调疾病病理指标的升降。所以,中医的治疗充分体现着以人为本的理念。中医学的整体性也是中医的魅力之处,这个整体性,就是与自然、社会紧密联系的"人"。

中国自古就有"道法自然,医法自愈"的说法。高桥皓正在《现代医学概论》中也说"治疗学的第一原则是自然治愈力的利用"。我们不能忽略人内在的抗病能力。有的时候,疾病的痊愈不是药物的作用,而是自愈的,顺应了这种天赋的能力,因势利导往往能事半功倍。我们不能忽略人是有心理行为特征的,而心理行为往往参与治病的过程,进而影响病情的发展,中医很重视这个问题,尤其见于明代医家李中梓的《不失人情论》。在临床常见到许多心理因素所致的各种疾病,除药物外,心理疏导可以帮患者树立信念。正如美国纽约历史上的第一位黑人州长罗杰·罗尔斯在就职演说中所说:"信念有时一文不值,它有时甚至是一个善意的欺骗,然而你一旦坚信坚持下来,它就会迅速升值。"行为心理学告诉我们,当你有了一种信念或心态后,你把它付诸行动,就更能加强并助长这种信念或心态。积极的心理态度是人获得健康、幸福和成功的最重要的因素之一。

临床经验告知自己,医生一旦看到病人身上的疾病,就会步入一种"迷惑医学"的状态,感觉自己用药方法是正确的,可为何会无效呢?殊不知病人需要的不仅仅是临床症状的消除,而更重要的是心灵上的安慰,哪怕是医生简单的一句话如"注意保持乐观情绪""有氧运动""戒烟酒"等,都会给患者带来更多安慰。所以,要做一名合格的医生,就必须把治疗重点放在病患是"生了病的人"上面,从整体上动态把握、维护和提升人的健康状态和自我修复的能力。学个工匠容易,学个医生较难,因为医生要调整的是运动中的三大圈子:人与自然的圈子(风寒暑湿燥火),人和社会的圈子(喜怒忧思悲恐惊），人自身的圈子（心肝脾肺肾）。要是把这 3 个运动着的大圈子调和谐了，那真得有点本事。

我至今仍记忆犹新的一个案例是，用简单小妙方治疗 5 岁小男孩咳嗽。一名男孩子咳嗽两个多月，一直不好，曾在医院门诊治疗，吃了好多西药，甚至消炎药，皆不见效，由于嫌中药味苦难饮不乐意接受，在无奈之下抱着试试看的想法来求治，我看过孩子的舌苔和指纹后即让其用陈皮和山楂泡水喝。过了 1 周，患者家长高兴地来说："你的药方太神了！我孩子的咳嗽现在彻底好了，而且萎黄的面色和白腻的舌苔逐渐趋于正常了。"此事虽小却对我启发较大，不起眼且是很便宜的普通中药，只要临床辨证切准病机且用之恰当，虽是单方、小方亦常获良效，真是"平淡之极，乃为神奇"。中医临床医学之优势和特色，最根本的就是简、便、廉、验。因病、因人而用药，方不在大小，量不在轻重，以中病为宜。只要处方精要，药力专一，药味虽少，剂量虽轻，却能取精而用宏，平淡之处见奇功。正如《素问·至真要大论》所言："治病有缓急，用方有大小。"对疾病的治疗当以适度为宜，配伍精当，精辟实用，用药少而精，以平淡取胜，力求多一味不必，少一味不可。

小方治大病，贵在法度。医圣张仲景《伤寒杂病论》中的方剂药味都不多，多数是小方，但均是良药良方，疗效奇佳，故能流传于后世，而被称为经方。至今大家仍提倡经方，是因为经方给人的其实是一种思想方法，是一个学术规范。经方虽小，却闪耀着医学科学的光芒，在人类文明的宇宙中划出了一道道明亮的弧光。如汉代医圣张仲景，他依据药物的气、味、性、用的特点，使其充分发挥效能，或取其气，或取其味，或取其性，或取其用，或合而用之相互作用，而且其小方配伍方式丰富，提出了"七情配伍、气味配伍、阴阳配伍"的配方观念。实践证明，七情配伍有相须为用以增强原有药物的功效，相使为用以提高主药的功效，相畏或相杀为用，以降低药物毒副作用。气味配伍中有辛甘相配，使补中有散，而不致呆滞；辛苦相配能除寒热,开通气机;酸甘相配,使下而不伤正,补而不助邪;甘苦相配,使其阴液而得以恢复,筋脉得以濡养。阴阳配伍有寒热并用以达到去性取用之功,防止药物之格拒;升降相因调整脏腑的升降失调;散与收的结合使之不易伤正,并且不留邪;走与守的结合以增强药力;润燥相随以不伤阴、不助湿;表里兼顾以兼顾表里;刚柔相济以互相调节,如此法度以便疗效独特而显著。在经典著作里如此配伍的小方比比皆是,如《伤寒论》中所载干姜附子汤,是个小方,也是个经方,还是个疗效显著的奇方,树立了运用小方的典范,可谓四两拨千斤。小方治大病,用药轻灵,贵在法度,不但诊病要合法度,而且用药配伍与药量的调剂更应注重法度。

在药物配伍方面,张仲景的方中就有许多经典配伍,桂枝甘草,治动悸;桂枝甘草茯苓,治眩悸;桂枝甘草龙骨牡蛎,则治惊悸;桂枝甘草人参麦冬阿胶,治虚悸。同样治悸,配伍不同,则所治之悸也不同等等。

在药物剂量方面,经典方剂量很有讲究,柴胡大量(125g)治往来寒热,剂量小治胸肋苦满。再如黄连大量而除烦,方如黄连阿胶汤,量至62.5g;而小量除痞,方如半夏泻心汤,量为15.6g。大黄量大(62.5~93.8g)治腹痛便秘,其人如狂,配枳实、厚朴、芒硝,方如大承气汤;小量(15.6~31.3g)治身热、发黄、心下痞、吐血、衄血,配黄连、黄芩、山栀、黄檗,方如泻心汤、茵陈蒿汤;中量(46.9~62.5g)治疗少腹急结、经水不利等。难怪中医不传之秘密在于剂量。

真乃"用药之妙,如将用兵。兵不在多,独选其能,药不贵繁,惟取其效"。又好比是音乐数字简谱,看似简单的只有1~7个数字音符,却能根据需要而创作出好多动人的乐曲。中医的组方遣药,更是如此,方同量异,作用也不同。比如桂枝汤为调和营卫的主方,倍用白芍加饴糖则为小建中汤;方剂中小承气汤组方与厚朴三物汤组方均为大黄、枳实、厚朴组成,这两个处方中的药味相同,药的剂量若有调剂变化,其功能、主治、方名也随之改变。厚朴三物汤治疗的病机是气机阻滞痞满,故厚朴为君药,小承气汤的方证是阳明经里热结实,意在荡积攻实,故大黄为君药,中医神奇就在于用药配伍巧妙与剂量大小精当。

在方证的识别方面,通常在临床上是比较难的,主要是客观指征,虽然说可以看得见、可以摸得着、可以拿到各人面前来分辨,但需要有较扎实的基本功和丰富的经验,需要有较宽泛的知识,需要大量的可供参考的资料,还需要医生的体力、脑力和耐力,因为求真难。尤其经方之路,入门容易入室难,登山容易冲顶难!若每每能炉火纯青,出神入化,简单精当,巧妙廉价,方便快捷,方可具"上工"称谓,而使得药中肯綮,效如桴鼓。

四两拨千斤,奇效在轻灵,用小方治大病,传承了中医药理论精髓,彰显了中医药优势,贵在法度而体现了在治疗中遣方用药的严谨之道和辨证论治的原则,也充分体现了治病必求于本的要旨。在临床上根据需要灵活应用小方,往往是解决临床难题的重要路径,值得重视和发扬。那么,如何做到学古而不泥古,古方活用呢?首先,夯实基础、熟谙古方是活用之关键,这不仅要求我们熟记古方的用药、原方剂量、煎煮方法等,更要理解原方所蕴含的组方原理,掌握方剂的配伍规律及其配伍变化,熟悉其功用、主治以及临床运用,才能灵活而用方。其次,辨证论治是中医学的精髓,若古方不辨证,就是病变而方不变,使方不合证,也就是无的放矢,乱用古方。因此,要辨析病机,方证合拍,随机应变。再次,就是在中医辨证论治理论的指导下,复方合方地使用,也是活用古方之良策。依古人之法,据前人之方,合理创新,更是活用古方的思路与方法。

本人经过较长时间的历练和不断努力,使自己运用祖国医学治疗常见病时常有特色。从临床实践情况看,我们面临的病人所患的较多是疑难杂症,病机较为复杂,往往虚实、寒热、阴阳交错,所以治疗不能墨守成规。我常常采用寒热并用、润燥同用、升降合施、补泻互寓、敛散并投、动静结合等方法,灵活变通,遵照国医大师裘沛然老师的主张"从有笔墨处求法度,取无文字间悟真谛"。同时赞同张元素"古方今病不相能也,时易则事异"之观点,一直以治愈患者为目的。对于许多疑难杂证、屡起沉疴,常常能依据不同患者的各种需求满足其心愿并收到良好的效果。随着医术的逐渐长进和工作能力的不断提高,我渐渐地也赢得了官兵和地方患者的信赖。我很珍惜每一个实践机会,我的中医本领,老师及书本教我一半,病人教我一半,因此我非常感谢每一位病人。

第六节　虚心求索　精思善悟而创新

生命是一个复杂体,其中的奥秘探究是永无止境的,医学的目的是治愈疾病,全心全意为病患服务,维护人类生命健康。但是不论是中医还是西医都不能包治百病,目前有许多疾病只能缓解,甚至有些疾病还没有确切的治疗方法和有效的药物。当中医和西医都不可能单独治愈和改善某些疾病症状的时候,作为医者,我们必须抱着现实的态度,合作的精神,取长补短,多学科协同或联合而创新来解决临床实际难题。

现代医学发展的一个明显特征是学科间的相互交叉、渗透与综合。随着自然科学的不断发展和中西文化的进一步交流,加之世界医学模式从生物医学模式向生物——心理——社会整体医学模式转变,中医与西医的结合已成必然。这种必然,体现在中医与西医在各自发展中的互学所长与互补所短上,体现在医学发展的特征是整体综合地认识疾病、诊断疾病、防治疾病上,体现在理论上的互补与整合、临床的协作与汇通上。兼容并蓄,各取所长,这也许就是中医走向现代化,西医走向整体化,中西医结合走向统一化的发展趋势。

吴阶平院士说:"医生要把知识变成能力,重要的是要提高临床思辨能力,要学习辨证法。"在长期的临床实践中,我深切体会到中医与西医学科的不同优势与缺陷。方法论上,中医的整体、宏观、动态与西医的局部、微观、具体和静止可互补;中医的辨证讲究相对值,西医的诊断要求绝对值;中医长于治疗,西医长于诊断;中医用主动疗法多,西医则偏向被动疗法;中医讲究中庸,西医追求极限;中医治疗注重个体化,而西医擅长标准化治疗;西医单兵作战,中医多法联合;西医只重治疗,中医防、治、养相结合。中西医各自的优势与缺陷显而易见,所以应该通过吸纳对方的优点和扬弃缺陷得以互补互避。因此,中医临床的宏观辨证论治思路,应该是取众家之长,避众家之短而为我所用。历史的经验证明,再辉煌的科学,一旦固步自封,停止创新,就要失去昔日的光彩。从这个意义来说,创新是中医药进步的灵魂,创新是中医药事业兴旺发达的不竭动力。

在中医药宝库中,蕴藏着许多成方验方,其独特的治疗效果已得到人们的普遍认可,尤其是针对许多疑难杂症作用不凡。但随着中医药临床应用研究的不断深入,人们发现传统中医药在新的技术条件下,采用新的方法和手段,其作用效果会有进一步提高与延伸。也就是说,赋予传统中医药高技术含量后,它的应用水平迈上了新台阶,青蒿素的开发应用就是例证。因此,加快中医药现代化,应着眼于在原创思维指导下,以临床实践为基础,积极应用现代科学技术,使中医药的开发应用不断取得新进展。

在此思路指导下,自己就始终坚持着"尊古而不泥古,古守而不固化"的原则,经常琢磨中医如何走出经验医学的瓶颈,将中医对病人治疗有效的个案,经过现代循证医学的研究模式,转化为对具有该疾病的群体部分有效、具有共性的方案。为此,我将中西医结合作为诊疗上的突破口,运用中医药治疗一些慢性病、功能病,以及保健调理为主要研究课题,经过不断探索与实践,长期进行临床研究而取得了长足的进展。如我在武警总队医院参与的"跌打止痛液"课题(排名第2),主要针对武警官兵、内卫、消防、边防、警卫等部队各自任务的特殊性而所致的职业性损伤、骨关节性疾病的预防和治疗,采用了武警陕西省总队医院中医科张联惠老师经长期临床经验总结的纯中药跌打止痛液喷雾剂(国药准字号),疗效满意。在研制过程中,我们也发现,采用现代科学技术,如磁学、电学、光学、声学及电子技术,对治疗软组织损伤有事半功倍的效果。在此基础上,我们研制出了"多功能保健治疗器",并获国家实用新型专利,专利号:ZL 93207852·4(排名第1)。该仪器使得祖国医药学与现代科技有机结合,有效治疗风、寒、湿、热"痹证",操作简单,疗效显著。这些研究成果,充分体现了祖国医药学与现代科技服务平台有效的对接,展现出了理想成效。

中医学是经验医学,经验只有受到时代科学雨露的润泽才能焕发出学术生机。医药古典与现代科学技术相融合,使中医宝典焕发青春,就更能打造中医药的新高地。创新,让中医药绽放新的光彩。尽管祖国医学与现代医学存在着理论体系的不同,但研究的客体对象是一致的。虽说目前微观实验技术与中医宏观整体理论有明显区别,但只要实验设计合理,总能说明部分问题。

我在任武警消防总队医院院长期间,带领部属运用多学科方法,从发生学角度对中医理论体系进行系统阐释,研究中医传统思想文化在中医理论构建与发展中的作用,阐明中医理论的文化根源、哲学思想、思维特点、逻辑方式等,提示中医理论体系融合多学科知识为一体的学术本质。为此,我们积极开展多种微量检测与创伤的实验研究,并逐步建立整体实验方法,从宏观层次入手,以适应理论形式的特点,尤其注重研究方法的选择和对象的确立。如"唐宁消毒膏"课题组(自己为该课题组负责人),与大家一起利用现代科学纳米技术,针对烧烫伤及感染性创伤开发研制"唐宁消毒膏"([2002]陕西"卫消准字"第1043号),疗效十分理想,临床使用流通到全国各地,得到了部队领导和官兵以及群众的一致好评。

针对心脑血管系统及内分泌系统疾病,我通过中西医结合,积极大胆探索,如在省中医药管理局的2项"中标"课题"红山通脉胶囊研制"(为课题负责人)和"针刺治疗糖尿病的细胞—血清学研究"(排名第2),以严谨的治学态度,反复实验探索,从不气馁,从实验室到临床的每个环节,认真收集资料,核对数据,直至取得较理想的结果。这种多年来养成的一丝不苟的工作作风,保证了科研的顺利完成。

实践证明,充分利用现代医学和科学理论、方法、手段等,强调中西医并重、共同发展,就是要走一条守正而创新的路子。中医学发展须守正创新,知常明变者赢,守正而创新者进。也就是"传承不泥古、创新不离宗"的核心要义所在,中医学的历史就是一部守正而创新的发展史。

多年以来,我从理论上总结,从临床实践中积累,从学术交流中提高,密切联系实际并结合部队特点,在卫勤保障岗位上不断努力探索,紧紧把握中医学发展的"一个突出""三个结合",即中医特色要突出,基础与临床紧密结合、理论与技能紧密结合、传统与现代紧密结合。坚持中医原创思维,充分学习利用现代科学手段和多学科联合攻关的方法,力争在中医药理论思路与方法学、标准规范体系等方面有所突破,为进一步推动中医药科技进步和疗效提高尽自己微薄之力。科研成果曾获武警部队科技进步二等奖,国家卫生部中日医学科技博览会"中华博毅杯奖",95"火炬杯"新技术成果,新产品交易博览会金奖等,获国家实用新型专利1项(专利号ZL93207852.4),荣立个人三等功1次。发表学术论文82篇,主编与参编著作9部。

在核心期刊发表的论文及主要代表著作简略如下:

(1)灾难医学方面:《减灾医学探讨》刊于《陕西消防杂志》2004年第6期;《突发性灾难事故中多发性创伤现场急救探讨》刊于《陕西消防杂志》2003年第11期;《火场抢救与自我防护》刊于《消防导刊》2002年第2期;《西部开发与减灾医学》《灾难心理障碍特点与

救护》刊于《陕西消防杂志》2001 年第 5 期;《略谈火灾的危害与急救》刊于《陕西中医药研究》2001 年第 1 期;《西部开发与减灾医学》刊于《国际华佗医药》2000 年第 10 期等。

(2)内分泌方面:《胰岛素泵短期强化治疗新诊断 2 型糖尿病机理研究》刊于《陕西医学》2011 年 7 月,《TNF – α. IL – 6 在不同高脂饮食大鼠胰岛素低抗中的作用》刊于《陕西医学》2010 年第 11 期,《胰岛素泵联合二甲双胍治疗 2 型糖尿病 35 例》刊于《第四军医大学学报》2009 年第 8 期,《中等强度训练对大鼠摄食相关激素的调控作用》刊于《陕西医学》2009 年第 8 期,《高原官兵血清转氨酶异常分析》刊于《第四军医大学学报》2008 年第 8 期,《胃肠激素肽对肥胖的作用及其对运动的反应》刊于《第四军医大学学报》2008 年第 12 期,《糖尿病血糖波动的探讨》刊于《中华医药》2007 年 12 月,《糖尿病的危险因素及防治探讨》刊于《中华医药》2004 年 11 月,《口服降糖药物的应用与探析》刊于《中华医药》2002 年第 8 期等。

(3)骨伤外科方面:《我国武警消防官兵导致疲劳性骨膜炎的发病情况分析》刊于《第四军医大学学报》2008 年第 12 期,《蜂胶烧伤消炎膏治疗烧伤 120 例》刊于《陕西中医》2008 年第 8 期,《B 超在椎旁及腰大肌脓肿的应用价值探讨》刊于《中华医药》2007 年第 8 期,《消防训练中下肢疲劳性损伤 120 例分析》刊于《中华医药》2007 年第 9 期,《严重烧伤并发低血糖昏迷的治疗体会》刊于《中华医药》2006 年第 1 期,《老年腰腿痛的诊断和治疗选择》刊于《中华医药》2005 年第 11 期,《军事训练伤及常见病的预防探讨》刊于《中华医药》2005 年第 5 期,《跌打止痛液治疗软组织损伤临床研究》刊于《武警医学》1994 年第 5 期,《跌打止痛液药理作用再研究》刊于《陕西中医》1995 年第 2 期,《烧伤湿润膏治疗足癣 32 例疗效观察》刊于《医学信息杂志》1994 年第 3 期等。

(4)内科方面:《备急千金要方在急诊临床中的应用研究》刊于《中华医药》2014 年第 7 期,《急性硫酸二甲酯中毒 26 例临床分析》

刊于《第四军医大学学报》2006 年第 11 期,《舒肝降脂汤治疗脂肪肝 30 例》刊于《陕西中医》2006 年第 10 期,《增强黏膜屏障功能药物治疗消化性溃疡》刊于《新医药》2005 年第 10 期,《增强防御因子治疗消化性溃疡》刊于《中华医药》2004 年第 11 期,《脑积水临床研究与治疗》刊于《中华医药》2004 年第 9 期,《张联惠主任医师学术经验述要》刊于《陕西中医药研究》2003 年第 3 期,《著名医史学家赵石麟研究员医学史志学术思想述要》刊于《中华医药》2003 年第 11 期,《八味生姜煎妙用》刊于《孙思邈研究》2001 年第 1 期,《试论＜金匮要略＞对神志病的八种治法》刊于《武警医学院学报》1996 年第 9 期,《急诊临床中犀角地黄汤水牛角替代犀角的探讨》刊于《中华医药文化研究》1999 年第 5 期等,《衰老的病因病机研究及防治初探》刊于《医药信息》1995 年第 2 期,《"益火培土汤"治疗脾肾阳虚症的药理作用研究》刊于《医药信息杂志》1995 年第 5 期,《祖国医学与抗衰防老》刊于《陕西中医药研究》1995 年第 6 期等。

（5）儿科方面:《儿童意外中毒的相关因素分析及护理》刊于《中华医药》2008 年第 6 期,《非病理性生长发育迟缓儿童青少年适宜运动干预的研究》刊于《中华医药》2008 年第 4 期等。

（6）五官科方面:《犀角地黄汤在五官科急诊中的应用》刊于《陕西中医》1998 年第 8 期等。

（7）在针灸方面:《＜外台秘要＞在灸疗方法上的贡献》刊于《陕西中医》1996 年第 12 期等。

（8）基础研究方面:《SD 大鼠胎盘对氧化物屏障作用的实验研究》刊于《中华医药》2006 年第 9 期,《千金方生僻方药的代替应用研究》刊于《国际华佗医药杂志》1998 年第 8 期等。

（9）妇科方面:《张崇孝教授治疗多束卵巢综合征引起的不孕症经验》刊于《陕西省第三届名老中医学术经验交流大会论文集》2019 年 11 月,《张崇孝教授对妇女不孕症理法方药思路探析》刊于《陕西省第四届名老中医学术经验交流大会论文集》2020 年 12 月。

主要代表著作9部：主编与参编①《消防员训练性伤病的预防与急救处理》2013年7月由人民体育出版社出版发行，②《消防部队卫生员教材》2012年6月由云南科学技术出版社出版发行，③《英汉医学缩略语词典》2005年7月由安徽科学技术出版社出版发行，④《陕西现代杰出创新医家研究》1999年9月由陕西科学技术出版社出版发行，⑤《120首千金方研究》1997年9月由陕西科学技术出版社出版发行，⑥《中国今日医学》1997年2月由四川科学技术出版社出版发行，⑦2022年出版了《中华古今皮科名方四百首》等3部图书。

作为生活在当代的中医人，有幸有缘深入承载着五千年文明史的传统文化，分享有千百年历史的中医学的丰硕成果，感受名医大师穿越时空的不朽功业，见证中医药为世界医学的发展、为世界人民的健康所做出的巨大贡献，身为中医药人，自己由衷地心存感恩、心存敬畏。故怀有承前启后之心，践履创新发展之志，为中医药的振兴发展力图注入新的内涵、创造新的境界。

近几年，与中医相关的科研中，最高峰者，当属屠呦呦团队的研究成果。2015年屠呦呦获诺贝尔奖，是值得所有中国人为之自豪的事情，它证明了中国科学家艰苦卓绝的努力，获得了全世界的肯定，更证明了古老的中医药学对全世界卫生事业的贡献。青蒿素的研究时间前后达46年，咬定"青蒿"不放松，正是有了执着的科研精神，才能登上高峰。中医科研和临床，容不得半点浮躁和懈怠。中医药的发展需要传承，更需要创新。传承不能因循守旧，守着古籍闭门造车；创新不能离经叛道，背离中医原创思维。唯有坚持传承创新的辨证统一，系统传承中医药的理论知识和宝贵经验，在传承基础上创新发展，方能以"古人之规矩，开自己之生面"。吾辈若能真正沉静下来，根据中医发展规律，发展自我，让中医"花香四溢、瓜果满枝"，从而将越来越多的中医理论及实践的特色和成果展现给世界，才能自信地走向世界，也才能真正得到世界的认可。

中医药人事业崇高，使命光荣，责任重大。中医药人唯有沉得下去、担得起来，在学习中探索，在实践中体悟，在职业生涯中不断知行感悟，力争做得出色，方不负崇高。

第七节　融汇新知　发皇古义致新用

　　继承与发展是中医工作两大永恒的主题。承上启下更是一代代中医人的职责。中医学是建立在临床实践基础上的经验医学，中医要依靠中医后学晚辈们的大胆创新和勤于探索，才能取得辉煌和突破。中医作为一门自然科学，规范化、标准化应是其发展水平的反映，更是其科学程度的标志。然而不容否认的是，中医恰恰就在规范化、标准化方面发展缓慢。历代分散的个案辨治经验，只有归纳出规律，才能由经验上升至理论，从而指导临床，此即"取之于临床，用之于临床"的真谛，只有达到质的飞跃，才算是一门学科的进步。因此，归纳寻觅，探寻规律，形成一种大家普遍认可的范式，是我研习、践行、感悟中医一生的追求。

　　在临床实践中，我思考最多的是如何找出规律，将中医治疗经验上升到常规治疗层面，便于更多的人去把握和领悟。为此，我常用中西汇通的方法。例如单纯用西医治疗疗效相对较慢的抑郁症（即中医的郁证），如果结合中医药辨证治疗，可缩短单纯用西药治疗的疗程，并减少西药的不良反应，疗效稳定且复发率低，从而达到了将中医的治疗经验上升到常规治疗层面的目的。

　　尽管中医和西医理论体系不同，但在临床上应各取所长，这有利于临床医学的发展。辨证论治是中医临床实践的基本原则，随着现代医学检测手段的日益发展，临证中会发现一些无"证"可辨之病，如许多乙肝"大三阳"的病人，根本无任何症状及体征，仅是在体检时发现肝功异常才进一步作相应的检查而确诊；或者一些患者同证不同病，如重症泌尿系感染、肾结石、肾结核、肾癌等，均可见腰痛、血尿等症状,仅仅辨析症状往往会有失偏颇。应结合现代检查手法,辨证辨病并重,在中医理论的指导下,利用现代设备为辅助手段,这样中医"四诊"的定性、定位、定量可以更加准确客观,在临床上才能做出更确切的诊断,进而制订更合理的治疗方案。

中西医的结合,一定程度上丰富和完善了中医学的"四诊",特别是"望诊",往往因为医生的主观认识可出现不同的偏差,有了西医的辅助诊断,对"证"的认识也更客观、更全面。辨证和辨病相结合,一方面可以为诊断病情提供客观信息,提高中医辨证的准确率;另一方面还可以作为中医施治疗效评估的工具。

古往今来,中医学的理论并不是一直停留在几千年前的基础上亘古不变,而是在继承传统理论的基础上不断创新,比如清代叶天士卫气营血辨证理论的提出,更是补充完善了中医辨证论治体系的不足,而中西结合的理念,也是在清末民国时期由著名的医家张锡纯首先提出的。这说明中医是在兼收并蓄中不断发展的,只有中西融汇,才能促进中医跨越式发展。

尽量不误诊、少误诊,是我行医中的底线和最基本的要求。为此,在我看来,除坚持终生学习外,只有中西医知识全面、熟知全科,才能达到以上目标。

中医辨证与西医诊病是中医临床优势互补、劣势互避的自然选择。如果中医缺乏利用现代科学技术来拓展思想的思维,就会停滞不前。最早西医诊病,也是用肉眼去看、把耳朵贴在肚子上听,最后发展成听诊器,一直到当今一些声光电技术,如利用 MRI、X 线、B 超乃至 PET - CT 等一系列物理技术来进行诊疗活动,这不是西医专有的,而是其他学科的东西,西医只是拿过来用了。那么,中医发展也应该体现传统思维与现代科技相结合,在诊断治疗上逐步现代化,决不应因抱守经典与传统而墨守成规。我在临床上给患者解释病情时,常根据病种、病因、病位特征,用西医也用中医。因为用西医普及程度更高,大部分老百姓容易理解,也都已习惯,而用中医比较抽象,理解较难。虽然在思维过程中,病证结合是西医的"病"和中医的"证"之间的结合,但最后治疗疾病的时候,我仍以中医药为主。

另外,现代这些检查设备也为中医增加了一个诊断途径和判断治疗效果的手段,应该借鉴参考运用。我曾接诊一位 30 岁男性肝癌患者,在单位体检时无意发现 AFP 异常增高。但是经过多方检查并未发现癌症包块,也没有出现异常感觉。最后在某省级医院经过肝脏造影并增强 CT 才发现肝脏有 2 个小的肿瘤,常规 CT 检查并不能检查出来。确诊后患者一直在我处服用中药,服药 6 个月后复查包块消失,但是患者还在坚持继续用药,不过用量减少,至今 3 年一切正常。目前 AFP 检查指数一直保持在 20ng/mL 以下,患者也正常工作。可以想象,如果该患者一开始没有经过这些设备的检查诊断,等到肿瘤发展增大后出现明显症状再来治疗,可能效果不佳,预后也不会这么好。可以说中医与现代的诊疗设备的结合相得益彰,现代设备可以更好地为中医服务。

病证结合是用中医理论认识现代疾病,实现西医辨病与中医辨证治疗的有机结合。病证结合以病统证,可提高中医辨证的确定性,弥补单纯中医辨证缺乏标准化、规范化、客观化和不确定性的不足,使治疗更具针对性,避免只注重症状的改善和功能状态的调整而忽视对疾病病理改变的针对性治疗。因此,不断应用西医学理化检查和影像学技术,扩大和拓展医者的诊断视野,认识和分析观察到的新内容、新现象,是中医辨证施治、方证对应的一个重要方面。

如冠心病,中医学将其归属于"胸痹心痛"范畴,《金匮要略·胸痹心痛短气病》指出其病因病机为"阳微阴弦",由胸阳极虚、阴寒痹阻、胸阳不振而致。20 世纪 60 ~ 70 年代以前,临床治疗多采用宣痹通阳法或芳香温通法治疗。冠心病的基本病理改变是冠状动脉粥样硬化(AS)狭窄、痉挛、血栓形成,与血管内膜增生、AS 斑块形成、血小板黏附聚集、血栓形成等密切相关,和中医血脉凝涩不通十分相似。60 ~ 70 年代以后,陈可冀院士等倡导"血瘀"为冠心病的主要病机。在此基础上,针对冠心病基本病理变化,方证对应,主张以活血化瘀类中药为主进行治疗,显著提高了临床疗效。活血化瘀类方药目前已成为中医治疗冠心病心绞痛最为常用的方药。

再生障碍性贫血,归属于中医学"虚劳""血证"的范畴。20世纪70年代以前,根据脾主生血的认识,多采用健脾养血法,方选归脾汤或当归补血汤加减治疗。70年代以后,因本病基本病理改变为骨髓造血功能减低或衰竭,有学者将中医肾主骨生髓的认识和西医的病理改变有机结合,尝试以补肾填精为主治疗,使疗效获得较大提高。

现代CT检查技术,可对脑出血做出明确诊断,有学者根据"离经之血"便是"瘀血"的认识,突破脑出血忌用活血化瘀的禁忌,用活血化瘀类方药治疗,在解除血肿对周围组织的压迫反应,缓解或消除血肿周围的脑组织水肿,改善脑神经组织的缺血、缺氧及坏死等方面,显示有优于以往凉血止血类方药的效果。

大家在病证结合诊疗方面有比较多的共识,但是科学技术进步永远不会停留在绝对层面上,今天基因组学、分子医学、代谢组学技术等的进步,精准医学的发展,中西医结合病证结合诊疗观点还应进而概括有分子分型,因为临床已经证明,基因分子靶点明确,的确可以改变以前未能治疗的一些难治性疾病。我们应竭尽所能地发展中西医优势互补的结合医学,运用中医理论认识现代科学技术方法所观察到的病理生理改变,探讨疾病辨治规律,辨证指导下的方证对应治疗较单纯辨证论治更有针对性及可重复性。

运用西医的诊断手段确定病名,了解疾病的病位、病情,判断疾病的缓急轻重,再用中医药进行恰当的辨证治疗,如此一来,试探性的治疗用药就减少了,更多的是准确用药,直达病所,也客观地为患者节省了人力、物力和财力,收到了良好的效果。当然,对于现代设备,我们可以合理利用,但不能依赖,在我们治疗的时候,还依然体现中医特色,采用祖国医学的理法方药或者针灸推拿按摩治疗方案等,仍然不失为真正的中医。正如屠呦呦教授荣获生理学或医学诺贝尔奖后明确指出:"中医药是宝库,但拿来就用还不够。""如果死守着老祖宗的宝贝,固步自封,中药只能是一筐草,无法变成一块宝。"屠呦呦的成功是挫折和艰难的代名词,她的这些话,很有启迪意义。就是说,再好的东西加工不好就不会成为艺术品,再好的工作做不好同样失去价值。

中西医结合是一种多学科、多方法、多思路、多途径、多层次结合的课题,我们必须在客观地分析、比较两种医学体系的不同优势和不足的基础上取长补短。临床上最佳的结合点,就是能提高疗效的最佳突破口。屠呦呦教授获得的殊荣,是中国科学技术界、中医药学界的一个划时代的重大事件,引发了人们对我国绵延数千年的中医药宝藏的再认识,尤其重要的是启发我们应用现代科学技术研究和挖掘它,发展它,在继承中发展,在发展中创新。这一事件进一步促进了中西医结合,推动了医学科学创新的全球化、跨文化结合。

在我任职武警陕西省消防总队卫训队队长 5 年、教导员 3 年期间,曾同时兼任教员,担任《解剖学》和《内科学》等部分章节授课任务。在授课时常将中医的相关内容贯穿其中,让学生感受到中医的魅力,使大家更进一步了解中医,欣赏中医,认同中医,喜欢中医,让同学们更容易接受中医的理论知识,更能体会到中医文化的博大精深,树立热爱中医药事业的信念,从而应用、推广和普及中医,既是中医爱好者、受益者,也是中医的传播者。

如何以更多元化、更通俗易懂的方式让中医药文化真正入脑入心,从"知"到"行",指导实践,是我不懈探索的命题。我常紧密结合临床典型验案,尤其是一些西医治疗不理想的顽固性疾患,如支气管哮喘、风湿病、头痛、痛经、闭经等病案,这充分彰显出祖国医学的神奇、源远与伟大。如我在临床曾诊治一位当兵多年的女性患者,痛经非常严重,经常痛到晕厥、呕吐,被送到医院打哌替啶,后来趁着回家探亲找到我,处方以香附 12g,元胡 15g,川楝子 10g,乳香

12g,木香6g,丹参30g 6 味药而疗效显著,吃了几个疗程的中药后,她的顽固性痛经症状竟逐渐消失了。这位女兵欣喜地说:"现在我已经完全好了,中医药真神奇! 每次来月经不再恐惧那种疼痛了。"如此患者在临床上不胜枚举,推崇经方、验方、名方,所开处方少则五六味,多则八九味就解决问题。如调经用四物汤、八味逍遥散、清经散、两地汤、宣郁痛经汤等每次临证,大多可以收效。带下病常用健脾祛湿,临证用异功散加扁豆、炒山药、炒薏苡仁、车前子。或以完带汤、易黄汤以及千金止带丸等方加减治疗常能奏效。

曾治愈一例少女带下量多不止,用焦术35g,炒山药30g,车前子15g,3 剂而愈。我通常就是用"八法"里的"和法",以纠正人体气血、阴阳、寒热、虚实的偏颇,使之恢复动态平衡。在疾病诊疗方面,中医与西医分别抓住了不同重点,西医看重病灶,中医辨别证候,中医的证候群与西医的病灶分别反映疾病的侧面,证候包容病灶,而不是病灶决定了证候的表现。中医理论指导下的辨证论治,正是紧紧抓住复杂微观变化的整体综合状态,而且通过反复实践的摸索概括,以中医理论贯穿起来的中药、针灸、按摩、拔罐、饮食、气功,都可以为帮助病人由疾病向健康转化服务,是理、法、方、药一气贯通的整体医学。它往往能够解决西医所解决不了的复杂问题,取得意想不到的临床疗效。

上述提到的病案虽说是临床中的个案,但它向我们揭示了中医药治疗疑难病症的巨大潜力。源远流长的中医实践史就是由许多个案组成的,不断地总结个案便可以反映出规律和特色,亲身经历过的人都会被中医的神奇疗效深深地折服。中医是一个完整的体系,它可以治疗急性病,也可以治疗慢性病。中医的个性化诊断在很大程度上是更加严谨明确的诊断方法,即中医对各器官的动态关系和器官整体状况的辨别,是现今西医正在使用的机械检测法无法替代的。随着健康观念变化和医学模式转变,中医药日益显示出独特优势,《灵枢·九针十二原》"言不可治者,未得其术也",当为中医工作者之座右铭,以期时时激励我们在传承和发扬中医药的道路上奋发而努力!

中医学有 5000 年的文明历史,创造了博大精深的中医文化,以其深邃的哲学思想为人类健康繁衍做出了不可磨灭的贡献,被誉为"打开中华文明宝库的钥匙"。中医的传承是对中医固有理论及内涵的沿袭,集中体现在中医的核心观念与思维模式上。核心观念包括阴阳、五行、精气学说,思维模式即"抽象思维"。现代系统论也认为:整体性、关联性、等级结构性、动态平衡性等是所有系统的共同基本特征,人体内存在许多对立关系,而这些对立关系之间都存在着相互依存,相互制约,并在一定条件下相互转化的关系。"和"的思想辨证,正是恢复机体的系统动态平衡,保持生理的理想状态。这不仅仅是因为我偏爱中医药,一旦有机会就中西医相互对比来进行探讨,而是实践确实证明了中医科学的核心价值。其价值就在于最大程度上尊重了人的整体生理机能,全面体现"以人为本"的科学理念,追求人与自然、人与社会、人体自我的和谐统一,重视人体自主健康能力的开发、调动和培育,促进生命过程的自我实现、自我完善和自我发展。中医诊治疾病,不是简单地进行病因对抗和病理干预,而是帮助机体创造一个适应环境改变和发挥自身抗病能力的条件,使机体有更多恢复再生的机会和更强维持生命的能力,从而获得更为持久稳定的疗效,最终实现"阴平阳秘,精神乃治"。

中医学的某些理论与自然科学的前沿相通,具有现代控制论、信息论、系统论、模糊论等雏形。其边缘科学的渗透,有利于中医学术的发展,有利于实现对中医固有学术体系的改造与完善。如系统论即能充分反映事物的整体特性,又能充分反映组成整体的各层次,各部分的特性及其相互联系和影响。中医的阴阳五行学说、藏象学说、辨证论治、药物方剂等,无不蕴藏着丰富的系统论思想,为使把中医传统的整体观上升到现代系统论层面而便于理解并掌握,我数次在学术交流及承担部队卫勤干部培训授课任务时,密切联系实际,结合切身经历的中医临床验案,深入浅出,经常倡导其观点,使学员思路开阔而对祖国医学产生较浓厚的兴趣,正如德国教育家第斯多惠所说:"教学的艺术不在于传授的本领,而在于激励、唤醒和鼓舞。"因此,教学气氛活跃,效果显著,受到领导的充分肯定和广大学员的一致好评。

在中医的传承发展创新方面,一旦自己有机会在部队卫勤教学时,就会自然而然地谈及中医,在临床上遇到的很多问题,也都会习惯性地想通过中医操作来解决,内心深处存在中医情结。我想把我们的国粹中医发扬光大,我想做好一个中医文化的传承者和传播者,让越来越多的人热爱中医药、体验中医药、受惠于中医药;让中医实实在在为人们提供更好的医疗服务。整理经验,传承学术,提携后学,为更多青年才俊脱颖而出、施展才华架梯搭桥,让中医药在历史长河之中历久弥新,造福百姓。

多年来的临床医疗、教学、实践和自己学习工作经历,使我对中医的教育继承和发展体会有3点:一是要坚持原创,继承发扬。学者对古书研读欲用心领会,细品其味,尤其对经典,掌握基础为要,在浩如烟海的中医著作里应择善而读,充分理解中医的真谛,在前人经验的基础上,提高能力,开拓思维;二是要结合临床,整理研究。将所学基础知识应用于临床实践,在广泛临证的基础上,注入新的观点和认识,并加以系统总结整理,形成自己的学术特点;三是要根据需求,创新提高。充分吸取和借鉴现代科学知识和方法手段,在中医基础理论指导下,尊古而不泥古,发扬而不离宗,融汇百家而创新发展中医药理论与实践,根据专业明确方向,选定课题,把解决临床防治需求和提高临床疗效作为导向,把病患多样化、多层次的中医药服务需求作为出发点和落脚点,根据需要制订具有前瞻性、可持续性、可操作性的科技创新规划,系统性地找到传统医学的科学证据,以中医的优势和特色来解决常见病、疑难病等问题,为中医药走向世界提供科学支撑。随着"健康中国"建设的大力推进,中医必将为中华民族的伟大复兴书写上浓墨重彩的一笔。

第八节　臻于至善　每遇求诊至亲虑

滥竽杏林四十年,光阴漫长却也短暂,我从中感悟深切、感慨良多。行医路上有喜乐、有愧疚、有成就,亦有不少遗憾。难治病疗效平平者甚多,指下回春者也不少。为病人解除病痛,病人高兴,我也跟着高兴;当病人被病魔折磨我却束手无策时,又深感同情和愧疚。有起死回生带给我的喜悦;有拉不住患者流失之生命时的沮丧;也有无故被责难时流下的心酸泪水。压力、辛劳伴着委屈练就了我坚毅平和、豁达乐观,同时我也收获挥洒泪水、辛勤努力的喜悦,体会着人生百态。我常常与患者同悲同忧、同喜同乐,在某种程度上可以说是患难与共,愉悦共享。

我从医最初的几年里,大多在部队基层卫生队、卫生所、门诊部工作。那时年轻,思想单纯,精力充沛,手脚勤快,加之比较谦逊好学,平素除完成自己分内工作外,经常会主动帮同事干活,因此,人缘普遍较好。在基层第一线,涉及卫生防病的同时又要面对院前救护,还有常见病防治及急危病人的紧急救治,要在积极发挥中医优势的基础上,系统全面地学习西医诊断和救治方法。几年下来,对内科各专业的急危重症及疑难病症,运用中西医两法治疗,得心应手,常获效验。随后到了医院,对诊疗疾病的范围和治疗方法又提升到一定的广度和深度。逐渐地,对大内科疾病的诊治就有了较娴熟的专业技能和实践经验。近几年来,着重研究哮喘、风湿病、冠心病、胃肠病、内分泌系统和妇科病及糖尿病等的中西医治疗,对哮喘、冠心病、妇科病、糖尿病等的这类证候鉴别和辨病治疗有自己的思路,对哮喘、内分泌系统疾病、妇科病中医治疗有自己独特的思考方法,研究水平具有一定的深度,对病因的认识有自己的见解,临床重视湿、痰、瘀、毒致病和后天之本脾胃的扶持。尤其是在2019年5月20日,我被陕西省中医药学会指定为陕西中医药大学生殖及妇科专家、张崇孝教授学术经验继承人,并在中医药大学校长、部队首长及武警医院、空军医院、陕西省人民医院、益群国医馆领导等专家教授的见证下举行了拜师仪式并为我颁发了证书。目前,在中医妇科医学世家张崇孝恩师的指导下,我潜心于疑难病症的研究,不断在古今医籍中探讨用原创性理论思维,来解决疑难病症的临床疗效问题,经过多年努力,积淀了不少治疗疑难病症的临床经验,形成了自己的学术思想和医疗风格。

在我担任部队卫训队队长、卫训队教导员、总队机关卫生所所长、总队计生办副主任、总队卫生处处长、总队医院院长等职的30多年里,改变的既是行政职务,也是对自己的衡量标准,但始终未变的依然还是做一个好医生的念想和践行以人为本的原则。做官是有任期的,但做医生是终身的,组织需要我做什么我就去做,但是医生是我最不能舍弃的职业。医生的职业神圣而高尚,因此,自己除了在领导岗位上不断学习研究管理这门艺术外,愿意下功夫并颇有兴趣地认真钻研专业技术。我常用古人之语"熟读王叔和,不如临证多"来鞭策自己,我总认为病人是最好的老师、临床是最好的课堂,无论事务繁忙,临床工作从不脱离。因此,我每参加疑难病症会诊时从心里就有了几分底气。

医院在经营上是围着病人转,怎样才能得到众多患者与员工的信赖,提升医疗服务的质量,在员工管理中体现"人性化"而充分调动其工作积极性,切实提高服务水平,真正体现出"以病人为中心"的管理理念,是我经常学习研究的重点。让我深有感触的是,无论是职业化还是专业化管理,首先要重视贡献,要知道一个组织是怎么回事,知道处长、院长在不同的位置应发挥什么样的作用。事实上,优秀的专家如果具有较高的品质,同时具备卓越的管理能力,又心甘情愿地为大家服务,愿意加倍努力学习并把精力放在医院管理上，同样可以做职业化管理的院长。我认为军队实际上是最早体现管理的组织，就如现在华为公司的董事长任正非就是军人出身，因为他能深刻理解组织管理的含义，所以才能充分显示非凡的才能，进而使华为集团成为这个行业的领头军。职业只是社会分工细化的产物，职业化提升专业化，专业化促使职业化。如果在一个行业有一定历练和经验积累，再结合相关专业知识培训学习和个人感悟，就能达到岗位的要求，进而真正做到职业化管理的角色，并能提升管理这门艺术的含金量。

在部队卫勤保障岗位上时，我天天与患者打交道，时时遇到的是为他们治病解难的问题，有些是微不足道的小事，可这些小事依旧需要我们用心去做，尽心尽力才能做好。简单的事重复做，就能成为专家；重复的事用心做，就是赢家。"医患相得，其病乃治"。一件小事，一个话语，或者患者期望值过高等因素，都有可能诱发许多麻烦事。大多来医院看病的患者心情欠佳，甚至有急躁情绪，医护人员若缺乏修养和耐心，很有可能就发生医患之间的不悦甚至矛盾。我曾经不少次遇到类似的问题，尤其年轻时，心性略浮，发生了许多让人啼笑皆非的小插曲。回头看，都是自己没有调整好心态，工作方法不当之故。

在平素工作中，我知道医患沟通是多么的重要，但是即便道理明白，做起来往往就打了折扣。尤其工作繁忙、病人多、心情急躁时，就不愿意多说话。长期的工作实践和经验使我明白，必要的沟通真是一句都不能少啊！例如我在门诊部为一位中年女性患者诊断为拇指腱鞘炎，并建议她打封闭针治疗。患者打完针后走出治疗室面带疑虑来见我，手里捏着"曲安奈德"的小瓶，放在眼前看了又看，然后小声嘟囔道："怎么药都没有抽完呢？"顿时，我回过神来，都怪我没有提前解释清楚。"曲安奈德"的规格为 40mg，说明书上小范围局部封闭治疗可用 10mg。我开药时没有讲清楚这种药的用法用量，病人怎能不起疑虑？她会以为医生马虎大意或敷衍了事、不负责任,没有把她的药全用上,对治疗效果有影响。

我明白过来,立即解释道:"对不起,刚才没有给你说清楚,曲安奈德是一种皮质激素成分的药物,剂量大了,容易产生不良作用。说明书上说,肌肉注射可用40mg,关节腔部位5mg,手指部位一次用量是10mg,就能完全达到治疗作用。现在给你注射后,药品没有完全用完,的确有些浪费。"我把说明书拿给患者,她一边听我解释一边看着说明书,脸上才慢慢露出了笑容,满意地离开了。

此时,我才长长松了一口气。是啊,之前为患者进行封闭治疗时,我都要仔细解释治疗方法、药物的用量、副作用等,因为今天较忙而疏忽大意,所以遇到了这样尴尬的情况。

作为门诊医生,每天要面对很多患者,从时间角度考虑,仔细解释也不现实,但是如果换位思考一下就能理解,在做一些检查和治疗前,患者肯定希望医生多给自己解释一下。医生的解释,可以消除患者的疑惑,赢得患者的理解和信任,这样他们也会更好地配合治疗。一切影响患者生命和生活质量的检查及治疗措施都要尊重患者的意见,要在患者知情的前提下谨慎地开展,同时还要引导患者理性地看待治疗方案和承担必要的经济费用,避免过度检查和过度治疗。相信基于这种理念,我们能很好地应付医疗实践,并在患者的理解和支持下做好医疗工作。

从现实情况看,即便是医学专家,对疾病的治疗也不会完美无缺。经验也是相对的,行医几十年的老专家也不会"包打天下",他们会谨慎、认真地对待每一位求诊的患者,用技术和人格的魅力为患者送去健康和希望。尊重每一位患者,是我从老师身上学到的最重要的行医准则,是一名医生礼待患者最重要的表现。医者礼者,尊重患者、礼待患者,始终不忘记我们医的是人,以人为本,构建和谐医患关系,是我行医路上最重要的并将长久的行为准则。虽说医生的职业是平凡的,平凡如一片绿叶,却是生命的绿色,生命有医生呵护才会更精彩。平凡的岗位中,也许我们给予别人的是微不足道,但对于接受他的人来说,可能是刻骨铭心的。

专业的特殊性,让我们戒骄戒躁,病人很着急,医生不能急。最重要的一点是要时刻做好迎接"高强度、高难度、高风险"工作的思想准备。病人觉得患儿病情不重,但医生要慎重,病患无小事,待之要全力以赴。这不是因为怕事,而是坚持职业操守,护佑生命,敬畏生命的表现,救死扶伤是天职、是使命,也是荣誉,更是责任与担当。

医学之父希波克拉底说过:"医生有三宝,语音、药物和手术刀。"语言是医生的第一件宝物,医生给病人语言上的关怀、抚慰和解释,应成为一种自觉的行为,也是他每天开出的第一张处方。因此,医生必须有一颗关爱病人之心,讲究语言艺术,善于主动沟通,这样才能消除矛盾,促进医患和谐。当然,有效的沟通交流,还需要我们做医生的花时间费心思地琢磨,多一些耐心和细心。

作为与生命打交道的医生,患者以生命相托,因而医者的责任重于泰山。医生不仅要有担当,更要视患者如亲人,对就诊者必须高度负责,用满腔热情和精湛的医疗技术帮助病人。在临床工作中面对医学的局限性和未知性等问题,难免会有不足,因而医生还必须树立法律意识,养成良好的法制观念。只有这样才能在学习中了解自我,在了解自我中提升专业知识和服务水平,最终形成遵守行业规章制度的习惯,用法律头脑武装自己,以达到明志、明德、明理、明术、明法、明业,以这"六明"的要求而服务病患,并且更有利于提升管理水平。

于是,我在2002年报考了陕西师范大学法学方向在职研究生,于2004年7月毕业,从此,在管理方面运用法律法规就得心应手,认识问题和解决问题的能力也有了明显提高,从而使各种矛盾大化小、小化了,烦琐的事务大都变得轻而易举了,工作的推动力有了明显增强。随着经验的积累,逐渐养成了习惯,习惯形成了自然,使得工作无论轻重缓急都有条不紊地推进。再加之后来,我注意在每天上班前首先调整自己,总结出办事基本原则是:能办的事马上办,困难的事想法办,今天的事今天办,复杂的事梳理办,重要的事立即办,限时的事计时办,麻烦的事计划办,琐碎的事抽空办。在工作生活中多看别人的长处,多帮他人的难处,多记别人的好处,力争做到"心底无私天地宽,勤政奉公万事先"。久而久之,自己的心境也慢慢发生了变化。在临床上将祖国医学的情志调理融入疾病诊治,以实现"于病视神",用浓浓的人文关怀使患者身心共愈。从而在更大程度上尊重了病人的权益等要求,更重要的是强化了医学人文思想。

从此,就从内心能逐渐地把控医患矛盾,发自内心地能对患者微笑服务,规范使用文明用语,并针对性地开展相关业务、礼仪培训修养,把医疗服务惠百姓,守望健康与爱同行的行动落实在具体工作中。通过耐心的服务和饱满的热情,搭建起医患之间沟通交流的平台,让患者在就医过程中体验温馨和关爱,常使一些"老大难"问题轻松化解,以前为所欲为做事的情况也就成了历史,这样每天都是心平气和地出现在工作岗位上,用心做事、诚心做人,微笑面对每位患者,复杂的事情简单化,简单的事情坚持做。正因为良好习惯的形成,给我带来了更多的快乐,学习、工作、生活逐步驶入了良性循环的轨迹并持续发展。

我之所以能长此以往地这样做,是因为我始终相信一句话:"心存善念,必有善行,善念善行,天必佑之。"每当患者在自己精心治疗下康复而得到其信赖和十分依恋的目光,或看到患者和家属感激的眼神,不用什么语言,我觉得再辛苦都值了,同时亦顿感为精神上的最大褒奖,在患者的一次次康复中感到欣慰,也时常在病人感激的眼神中收获幸福和动力。有付出就有回报,我认为,明显的疗效和大家的肯定是对自己最大的回报。

回忆自己从医及工作的往事,我深深感悟到:如果说我在部队军旅几十年生涯中有点作为的话,那全得益于首长和老师的感召影响和悉心点拨,基层这块磨刀石的磨砺。

自己作为一名从业40余年的医者,一直从事着要用心去奉献、要用爱去温暖的职业,而中医这个职业"悬壶济世,拯民解难"的美名就已流传了千年余。"济世解难",即蕴涵着一种奉献精神,又是一种崇高的医德追求。尊重和敬畏生命应该成为我们中医人行医的基本原则,用善待患者,语言温和,态度恭谨来要求,用简、便、廉、验的技术优势取信于官兵、社会和民众。治愈是理想和最佳目标;帮助无处不在,是必须做好的本分;安慰鼓励要求贯穿整个医疗过程。三者相互关联,相辅相成,这就是我们医生工作的全部,自己对此常思、常想、常说、常做,并且坚持"以人为本,生命至上"的生命价值观,用心去秉持"仁爱、厚德、传承"的服务理念,把人的生命放在至高无上的地位,把救死扶伤作为医生的崇高职责,躬身前行,谦虚好学,敬业守则,不敢有一丝懈怠和渎职,作为一名军人,受组织教育培养多年,神圣的使命使我在紧急关头"挽狂澜于既倒,扶困危于仁寿",让我在从医的路上一直锲而不舍,不懈努力,鞠躬尽瘁,无怨无悔!

我时常把"未出土时先有节,待至凌云心更虚"作为自己的座右铭之一,生活中十分推崇《道德经》,老子倡导慈、俭、谦下,上善若水,利万物而不争。深刻体悟天地清静无为,对事物无为而无所不为,生育滋长万物而不图报。选择了医生这个非常特殊的职业就意味着选择了奉献,医生以治病救人为天职,非淳厚善良之人不可为。晋代医学家杨泉在《物理论》中也说"非廉洁淳良不可信也",就是讲为医者必备的道德节操。中医从古到今一直强调要有仁心、做仁人、行仁术,也就是要做到德艺双馨,同时也应为人谦和、虚怀若谷。只有谦虚谨慎之人,才能不断进取,成为良医。因此,我在行医的路上不断追求仁和,也就是高尚做人,低调做事,心存善念,善行善举。悬壶济世,是我的理想;普救含灵,是我的追求。我国唐代著名医学家孙思邈"人命至重,有贵千金,一方济之,德逾于此"这段千古传诵的名言曾激励了我半个多世纪,往后的日子里,依然是我生命不息、奋斗不止的原动力。

第二章 学术主张

第一节 注重津血同源理论效验于临床

黄老师谙熟中医经典,治学严谨求实,临床经验颇丰,临床突出辨证论治,思路广泛,而不囿于常规,临床从"主病主方"立论,"辨体—辨病—辨证"相结合,审证求因,充分体现中医特色。用药灵活,理法方药环环相扣,组方遣药细腻熨帖,常寥寥数味便收效显宏,即使遇到疑难危重病证,也常能拔刺雪污,临床疗效显著。

在理论上,常医家之宗,尊经方之祖,阐发医理多溯源《内经》《本经》,临床辨证多引《伤寒杂病论》《临证指南医案》,注重对经典学说的继承和发扬,多以脏腑、气血、津液理论指导辨证治疗。黄老师根植于中医基础,理法严谨,切合病机,方药精纯,各司其属;其缜密的中医临床思维而着眼于临床辨证,体现了尊古而不泥古,承古纳今,古为今用,而且精医厚德,大胆创新的医学观点与学术特色。老师治病方法一贯推崇《黄帝内经》中"圣人杂合以治,各得其所"之旨。临证用法始终坚持以"杂合"而为之。重视以人为本,以简便、效捷、安全、经济为原则;擅长综合治疗,重视调养。

在观念上,强调从不同的历史角度完整看待中医学术的发展;在思路上,倡导"博采众长",不泥一家之言,促进不同学术流派的相互补充。善于吸收百家之长，不管是经方、时方，还是单方、验方，只要疗效好，有益于病人就广为采纳，如其所说："纵有一技可师，师之；纵有一剂可承，承之。"黄老师临床衷中参西，尤其注重津血同源理论在临床中的指导作用，方法灵活，独具匠心。

老师常说，气血津液是构成人体和维持人体生命活动的基本物质，也是人体脏腑、经络、形体、官窍生理活动的物质基础。历代医家关于气血津液在人体生命活动中极其重要的作用更不胜枚举，《景岳全书·血证》说："凡为七窍之灵，为四肢之用，为筋骨之和柔，为肌肉之丰盛，以至滋脏腑，安神魂，润颜色，充营卫，津液得以通行，二阴得以调畅，凡形质所在，无非血之用也。"中医学的津液学说、津血同源理论在滋润皮毛肌肉、输注孔窍，濡养脏腑、渗注骨、脊髓、脑，充养血脉等方面同样有重要作用，正如《素问·经脉别论》有云："饮入于胃，游溢精气，上输于脾，脾气散精，上归于肺，通调水道，下输膀胱，水精四布，五经并行。"

老师临证时，观察到现代人由于外界不良刺激（如生活工作环境急剧变化，人际关系、经济状况不遂人意，电子设备的迅速普及等）致使七情失常，饮食失节，饥饱失宜，劳神失度，而最终导致阴津、阴液暗耗，使机体处于阴阳失衡的状态，即现代医学所指的亚健康状态。

《灵枢·决气》说："腠理发泄，汗出溱溱，是谓津。""谷气入满，淖泽注于骨，骨属屈伸，泄泽补益脑髓，皮肤润泽，是谓液。"而中医"津血同源"理论指出：血和津液都由饮食水谷精微所化生，同具滋润濡养作用，二者之间可以相互资生，相互转化，这种关系称为"津血同源"。津液是血液的重要组成部分，饮食水谷化生的津液，在心肺作用下，进入脉中，与营气相合，变化为血，即"津能生血"。血液行于脉中，渗出脉外便化为津液，以濡润脏腑组织和官窍，也可弥补脉外津液的不足，有利于津液的输布代谢。

老师临证40余载，诊治病人无数，总结发现在临床中许多疾病

（如月经量少、不孕不育、严重失眠、习惯性便秘、胃痛反酸等），可根据中医"津血同源"理论辨证施治。如月经量过少的病患，在考虑素体血虚，或久病伤血、营血亏虚，或饮食、劳倦、思虑伤脾，脾虚化源不足，冲任血海不充，经血乏源的基础上，也可从津液的生成、输布、代谢、排泄障碍等因素酌情考虑。故治疗时，在养血益气调经的治则下，补充滋阴养液治法，遣方用药时，在滋血汤的前提下加用增液汤、栝楼石斛汤等，用于临床，常有效验。如习惯性便秘的病患，辨证为血虚秘，治疗在养血润燥的基础上，酌加益脾精、滋胃阴、润肠燥的滋阴养液凉润之品；而在辨证为阴虚秘，由于阴津不足，肠失濡润的病机所致，治疗在滋阴通便的基础上，酌加养血活血之品，加入桃仁4~6g，效果倍增。如严重失眠的病患，辨证为心脾两虚证，在补益心脾、养血安神的治法下，常酌加五味子、柏子仁等补益心阴之品，屡收效验。在治疗脾胃病时，尊崇了遣方用药以辛开苦降之法及益中固本等法——健脾养胃。在辨证为肝胃不和、胃阴不足证时，崇尚叶天士的甘凉润燥法养阴益胃，常用玄参、天冬、麦冬、石斛、玉竹等养阴又不过于滋腻、有碍脾胃之品。

第二节　观舌象定脏腑论治
丰富了舌诊

　　黄老师指出，中医舌诊的临床意义，在于它作为辨证不可缺少的客观依据。纵观中医辨证常用的八纲、病因、脏腑、六经、卫气营血及三焦等辨证理论，舌诊在辨证中均居首要地位。中医理论认为，舌的肌肉、血脉、经络均与脏腑相连，故而脏腑虚实、气血盛衰、津液盈亏、邪正消长、病情轻重、病位深浅、预后好坏等情况均可反映于舌。一般情况下，舌质反映脏腑气血的虚实，舌苔反映邪气的浅深与胃气的存亡，即气病察苔，血病观质。正如《临症验舌法》书中所说:"据舌以分虚实,而虚实不爽焉;据舌以分阴阳,而阴阳不谬焉;据舌以分脏腑、配主方,而脏腑不差,主方不误焉。"分而论之,舌淡主虚寒,舌红主热证,青紫为寒(润)、为热(燥);白苔主表证、寒证、亦主里,黄苔主里证、热证,黑苔则为寒(润)、为热(燥),此皆舌诊常理。舌诊发展千年余的经验发现,脏腑不仅与舌有密切的联系,而且在舌面上有相应的分野。具体划分方法记载有二:一是以胃经划分;

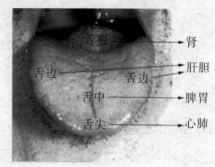

舌诊

二是以五脏划分。以胃经来划分是:舌尖属上脘,舌中属中脘,舌根属下脘。此法适用于胃病的诊断。以五脏来划分,各家学说略有出入。但比较统一的认识是以舌尖属心肺,舌边属肝胆,中心属脾胃,舌左边属肝,右边属胆,舌根属肾(见右图)。

　　黄老师勤于临床40余年,通过大量的临诊病例,进一步寻求丰富和完善舌诊常理。除了胃经划分和五脏划分舌面外,临床发现以舌体定脏腑辨证施治同样可以指导临床。具体总结为:舌体胖大,病位多在脾;舌体瘦长,病位多在肝;舌体短小而舌尖圆钝,病位多在心。

　　舌体胖大或胖大兼有齿痕,病位多在脾。其病因病机多为脾虚不能运化水湿,健运机能减退,影响谷食的消化和精微的吸收而出现腹胀、便溏、食欲不振,乃至倦怠、乏力等精、气、神而生化不足。另一方面,脾失健运,或为津液生成不足而出现津亏之证,或为津液输布障碍而见水湿痰饮等病理产物,甚至导致水肿。《素问·至真要大论》说:"诸湿肿满,皆属于脾。"反映在舌体上,多为胖大舌,或兼有齿痕舌。治疗上,则以健脾化痰、健脾燥湿和健脾利水为之大法,处方以四君子、二陈汤为基础,加生山楂、鸡内金、神曲、焦三仙等药。

舌体瘦长且质红,病位多在肝。《形色外诊简摩·舌质舌苔辨》说:"夫舌为心窍,其伸缩展转,则筋之所为,肝之用也。"中医经络学说认为"足厥阴肝经络舌本",这说明五脏六腑都直接或间接地通过经络、经筋与舌相连,脏腑的精气上荣于舌,脏腑的病变也必然影响精气的变化而反映于舌象。且古有"肥胖之人舌多略大且质淡;消瘦之人舌体略瘦而质偏红"。肝藏血,主疏泄,性喜条达,恶抑郁。肝体阴而用阳,具有贮藏血液和调节血流、血量的生理功能,肝常出现易郁、易热、易虚、易亢的特点。妇人以血为基本,若素性忧郁,或七情内伤,或他脏病变伤及肝木,则肝的功能失常,表现为肝气郁结、肝郁化火、肝经湿热、肝阴不足、肝阳上亢或肝风内动,影响冲任,导致妇产科疾病。每在临证中,反映于舌象的表现则多为气血阴液不足,不能充盈舌体所致的瘦长舌。有的舌体瘦长,舌中有纵深沟线,或者是有较浅形纵横形等裂纹,多考虑是肝阴不足,克伐胃阴或肝气郁结,克伐脾土所现。治疗上,老师常在四诊合参的基础上,酌情疏肝解郁,疏肝健脾和胃,柔肝滋阴养血,常以柴胡疏肝散、荔香散为基础,善用柴胡、香附、枳壳、合欢皮、郁金等药。

舌体短小而舌尖圆钝,病位多在心。此类病患临诊时,常诉心慌,行走或快跑时加剧;或心胸憋闷,时有心前区刺痛;或无明显临床症状,常诉晨起眼睑浮肿,晚间下肢浮肿,或双拳握不实,胀闷;或仅是例行体检时,普查心电图有轻度或中度异常。而老师临证观察,此类患者或多或少存在舌体短小,舌尖圆钝,舌质淡紫,兼口唇不同程度的青紫,而且多以中老年患者居多。纵观舌诊原理,手少阴心经之别系舌本,足太阴脾经连舌本,散舌下。"舌为心之苗窍,又为脾之外候",舌质的脉络最丰富,与心主血脉的功能有关。舌象首先可反映心的功能状态,而心为五脏六腑之大主,主宰全身脏腑气血的功能状态,所以脏腑气血的疾病,必然通过心而反映于舌,舌象是反映体内变化的非常灵敏的标尺。每遇于此,老师辨证施治总以舌象为主,病位定于心,再分析舌质、舌苔、舌下络脉,综合证候表现辨证施治,处方时多以栝楼薤白半夏汤为基础,善用苦参、枳实、栝楼、薤白、红根、川芎、远志、柏子仁等,能获取良效。

总之,以舌体定脏腑在临床辨证中可谓独树一帜,效验非常。此外,老师还将五脏六腑与五官的联系高度概括,总结出4句箴言:"耳为肾窍肝胆附,鼻属肺经阳明过,喉肺胃咽循少阴,舌心齿肾口唇土。"内容极其精炼且方便记忆,为初学者提供了便利。

第三节　谨守因人制宜学说
重分脏论治

老师尊师重古,常师法医籍经典,以启迪和拓展诊疗思路。黄老师常研习《医学衷中参西录》《傅青主女科》等经典著作,于谙熟中体悟精要,兼容并蓄,博采众长,且于众长中坚守并发展学术。

《傅青主女科》是老师案头常备典籍,他十分推崇且多吸收其学术精华,以启迪后学。傅氏辨证以肝脾肾立论,治疗重在精、气、血刚柔并济。老师在此基础上,发展为治疗以"重精津气血同补"。傅氏认为"气乃血之卫,血赖气以固,气虚则血无凭依","女科调经尤难,盖经调则无病,不调则百病丛生"。五脏之中,最重肝脾肾三脏,傅氏还指出"夫经本于肾,而其流五脏六腑之血皆归之",肾气的盛衰对妇科疾病的调治具有决定性作用;肝属木而藏血,主疏泄,精血互化,保证了妇女以血为根本的物质基础;脾为后天之本,与先天之肾,相互为用,认为肝失疏泄,不能藏血调血,脾失健运不能生血摄血,肾虚精亏不能化气、司生殖等为三脏的主要病机,故辨证治疗上多从肝脾肾入手。

吾师对此推崇备至,古代医家强调青春期重治肾,生育期中年重治肝,绝经后或老年期重治脾。吾师将这一理论充分运用临床,提炼出"少女治肾、中年调肝、老年健脾",即因人制宜、分脏论治的治疗思路,有所侧重,不落前人窠臼,且将这一主张,广泛用于妇科疾病中,常有重要指导意义。老师指出,临床辨证时,当以"热者寒之,寒者热之,虚者补之,实者泻之,郁者疏之,结者散之"为治疗指导原则。比如妇科常见的不孕症,辨证首当分虚实,对于实证,当遵循先贤"治病先祛邪,邪去正自安"的治疗原则,如炎症性的包快、子宫肌瘤(癥瘕积聚)所致的不孕,当以活血化瘀、软坚散结与清热利湿的治法并用;对于虚证,如月经病所致的不孕,应以先贤"调经先治肝肾,补肾疏肝经自调"的临床经验为指导,重在调补肝脾肾,使冲任二脉冲盛,月事以时下,冲任气血充盛,氤氲有时则能受孕。临证中除以药物治疗外,还需辅以心理上的疏导和精神上的安慰,使患者能够正确面对社会、家庭及周围环境的压力,保持良好的心态和心理平衡。针对现在临床中青春型功能性子宫出血、多囊卵巢综合征,和中年妇女由于自身与社会因素,致使肝主疏泄、调畅情志的功能发挥失常,而出现月经量过少,带下过多或过少、不孕症等妇科疾病,以及围绝经期妇女的一系列"经断前后诸证"及围产期、绝经期功血等,运用这一理论侧重分脏论治,颇获效验。

"少女治肾",如临床中接诊时多见的青春型功能性子宫出血(崩漏),中医认为崩漏的病因较为复杂,可概括为热、虚、瘀3个方面。是肾脏、天癸、冲任、胞宫等一系列功能严重失调。主要病机是冲任损伤,不能制约经血,使子宫藏泻失常。一般少女多见,多由于先天肾气不足;或少女肾气未盛,天癸未充,冲任不固,不能制约经血,子宫藏泻失常所致。治疗上以补肾为主,尤其补益肾气,以助阳益气,使阴生阳长,肾气充盛,冲任和调,精血俱旺则月经自调,经血自止。在立法用药上,如益肾法擅用楮实子、旱莲草、川断、桑寄生、肉苁蓉、巴戟天、淫羊藿、紫石英、茺蔚子等,腹痛、带黄有异味者加红藤、败酱草、马鞭草、藤梨根、重楼、白花蛇舌草、蒲公英、苦参、黄柏等,若遇输卵管不通者加路路通、皂角刺、丝瓜络、王不留行、穿山甲等,并提出在通管时,把握好时机应在排卵期以借势,即借力用力不费力。

"中年调肝",对于频频以"月经过少、一两天即净""不孕"为主诉的中青年患者来讲,老师常以调肝为主。老师常说,现代的女性,无论处于哪个地方,或是职场,或是家庭,压力明显增大,致使肝调畅情志的生理功能发挥失常。《灵枢·平人绝谷》"血脉和利,精神乃居",肝气疏泄,气机调畅,气血调和,则心情开朗,心境平和,情志活动适度。若肝气郁结或亢逆,疏泄失职或太过,则可导致情志活动的异常。前者常见情志抑郁,闷闷不乐;后者多见性情急躁,亢奋易怒。而肝主疏泄和藏血机能是相互为用、相辅相成的。肝主疏泄的功能失司,则肝藏血、调节血量、防止出血的藏血功能失控,表现在临床上则月经过多、过少、先期、后期、先后不定期等。而现代社会,因女性肝失疏泄,使得肝脏调畅排卵行经的功能发挥失常,肝气郁结而导致冲任脉不能相资,不能摄精成孕。或肝郁克脾,脾伤则其气血不能通达任脉而固其带脉,任脉与带脉失调,胎孕不受致不孕。针对于此,老师常以疏肝扶脾为主要治法,辨证用药上,通常酌加香附、郁金、枳壳、合欢皮等疏肝解郁之品。

"老年健脾",《景岳全书·妇人规》说:"故调经之要,贵在补脾胃以资血之源,养肾气以安血之室,知斯二者,则尽善矣。"脾为后天之本,气血生化之源,脾主中气而统血。绝经前后或绝经后妇女,若脾胃健运,以养护先天,仍可保持肾气的充盛。正如《黄帝内经·素问》所云:"女子七七以后,虽然天地之数终而天癸绝,但是仍行于经髓之荣血未竭者,能饮食而脾胃健者,气血尤盛,仍能筋骨坚强。"鉴于此,临床上老年妇女纳呆、骨质疏松、风湿、类风湿的治疗,老师多以四君子、六君子汤为基础,加减化裁,屡收效验。

第四节 用药之妙如将用兵
方简而效宏

黄老师在临床上,一是谨守病机,开方用药极其严谨;二是用药精简,通常处方6~12味中药;三是剂量小,药量在3~12g,主张徐徐收效,以平和为贵。时而亦用重剂或攻或补,但均恰到好处。平时看似简单的处方,其实里面蕴含着一整套中医系统理论,要将中医的理、法、方、药四要素全部浓缩在一张处方里,要求方简而效宏。他常说,理法方药能精,则辨证论治无误,而活人有术。临证之余,老师常广泛涉猎,博采众家之方,采撷精华,独探奥蕴,精心化裁,选药精纯,配伍得当。他身为军医,常以"用药如用兵,任医如任将"为比喻,认为用药应该像用兵一样,讲究战略战术,正如医家所云"用药之妙,如将用兵,兵不在多,独选其能,药不贵烦,唯取其效"。"用药"与"用兵"相似之处在于,"用药"要求医者必须熟知中药的四气、五味、七情、归经与毒性等等,还需准确辨析疾病的病因、病机,辨证准确,用药精准,配伍得当,方能见奇效;而"用兵"同样要求将士须熟练掌握士兵的兵种装备,了解士兵的虚实强弱,合理"配伍"主攻辅助,方能出奇制胜。正如清代名医徐大椿在《用药如用兵论》所云:"舞刀夺槊、勾卒嬴越之法,靡不宣究。"老师临证时,主张治方严谨,用药贵精,君味单药要切入肯綮,效如桴鼓,而方中的对药要相得益彰。

1. 用药味少轻灵活泼

黄老师认为疾病的发生虽然有外感和内伤之分,但病机不外乎阴阳失调,气机失常,气血失和,治疗不可峻猛,贵在轻便、轻淡、轻简,如《素问·至真要大论》谓"疏其气血,令其调达,而致和平"。临证用药贵不在多而在独选其能,药不贵繁,量不在大,唯取其功,即所谓"四两拨千斤""轻可去实"。王孟英《温热经纬》云:"轻药竟可以愈重病,所谓轻可去实也。盖气贵流通,而邪气挠之,则周形窒滞,失其清虚灵动之机,反觉实矣。"此治法与王者治天下取轻刑法是一个道理。黄老师临证用药提倡清虚灵动,不宜量大味多之庞杂方药,并指出药量过大,五味杂陈,而味厚气雄,则矫枉过正而损伤脾胃,脾胃受损则不能运化吸收药物,或可产生不良反应,均可导致药源性疾病。如果药量重且数量庞杂,病重用药往往量亦较重固可,但病轻而用药量重者往往则会矫枉过正,就会有所偏颇,变生他病,故用药应恰到好处,诛伐无过。如临证中有人用熟地60g以上,其结果是滋腻碍脾,甚则腹满泄泻,食欲大减,尤其对于脾胃素虚者,每日纳减,尚不能运化,何况重剂猛药,更是导致其仓廪之官之运化吸收功能受损。

四两拨千斤,小方治大病,用药轻灵奇妙,但绝不是简单得越少越好,而是要精通医理药理,辨证用药,并要使药效能尽力发挥出来。这不但要打牢医学根基,还要牢固树立辨证思维。黄老师用药轻灵的前提就是辨证施治,用药严谨,始终坚持灵活性与原则性相统一。理、法、方、药丝丝入扣,从来都是细心入微。他既吸取了经方的轻灵,又采纳了时方的灵活,结合临床立法组成治病的新方,形成药味少、药量轻、疗效好的临床新风。黄老师临证常遵从吴鞠通《温病条辨》中"治上焦如羽,非轻不举"的治疗原则,处方用药总体轻灵,对上焦及皮肤体表部位等疾患用药质地及量均轻,常选药柴质地性较轻而且味较薄之平和之品。如宣肺止咳多选枇杷叶、荆芥穗、薄荷、功劳叶、竹叶、桑白皮等;醒脾化湿用荷叶、藿梗、厚朴花、苏梗等;养阴常用沙参、麦冬、石斛、玉竹等;调畅气血用素馨花、娑罗子、鸡冠花、玫瑰花、绿萼梅、佛手、香橼、玉蝴蝶、预知子等性味平和、微辛流动之品;清热祛湿用鸡矢藤、椿根皮、石见穿、玉米须等;清热解毒用金荞麦、凤凰衣、金蝉花、马鞭草等;补气祛湿常用五爪龙、阳雀花根(金雀根)等。

2. 用药动静刚柔相济

黄老师认为临证处方遣药,必须注重调畅气机,不能呆滞气机,宜动静刚柔相济,调理阴阳气血要从全身情况和脏腑阴阳气血的动态平衡着眼。如疏肝理气多配白芍、当归以养肝血;温心阳常配伍小麦、黄精、莲肉以养心阴;补肺气合用沙参、麦冬以润肺阴;温中佐山药、芡实以和脾阴,或加麦冬、石斛、玉竹以养胃阴;补肾阳辅以地黄、首乌、枸杞,意在从阴长阳;补气伍养血,养血多配益气,使气血调和,气煦血濡。清降时不可过于寒凉沉降,如黄连、大黄、木通等大苦大寒之品过用则伤中阳,导致脾伤阳陷;宜少加升清之品,如升麻、葛根以防折损气机之升降和损伤中阳;阴虚火旺,不可滋腻沉降过度,佐以疏达流畅之品,静中育动,防其滋腻太过,呆滞气机。温补不可滥用辛燥,以防化火,劫伤阴血,稍加甘淡之品。黄老师遣方用药,始终重视顾护胃气,他认为内服药物,赖脾胃之气受纳运化,方能吸收输布,发挥药效,故务必注意顺脾胃之性,用药佐预知子、香橼、佛手、绿萼梅、玉蝴蝶、玫瑰花、娑罗子等性味平和、微辛流动之品,以健脾益胃而增加胃的收纳和助脾的运化,使之升降有序,通达和畅。

3. 单味药物运用别出心裁

反复性口疮善用升麻;大便稀溏,酌加益智仁;针对水饮凌心之心慌、胸闷,加入少量羌活;针对月经量少,常加一味柏子仁;呼吸道感染加用仙鹤草;治疗慢性溃疡性结肠炎,常加入薤白宽肠行气;小孩尿床,重用鸡内金;而对于后背(大椎穴下巴掌大)冷痛,常加一味白芥子;治疗腰痛、肝积等,常重用地鳖虫;而临床中肛门下坠,医者多以为是气不统摄,以升提为主。若不效,可考虑"通因通用",酌加单味枳实,则效果显著如同且立竿见影。诸如此种单药运用,不胜枚举,常有"一药入而全方活"之功,收到立起沉疴、效如桴鼓之效用。

4. 配对药物运用新意迭出

黄老师常用对药达100多种,治疗萎缩性胃炎,辨证胃阴、肾阴亏时,常用石斛、枸杞子;如临证见有气滞用厚朴花、娑罗子疏肝理气,升气而以佐助胃气下降。对于脾虚湿胜而泻,清气不升而泻者,则以防风、仙鹤草配对以治泄泻,防风为风药,味辛以疏肝,使之条达从而舒畅气机,祛风之药又能胜湿,仙鹤草苦涩收敛,用其性以止泻。水湿内停以炒杏仁与炒薏仁配伍,生薏仁健脾祛湿,杏仁降肺气兼能宣肺气,通调水道,润肠通便,二者合用以使脾健肺宣,水湿从二便而出。针对带下证,水样带多加鹿角霜、干姜;黄带量多,常加白头翁 15g、肉桂 5g;治疗青春型功血,善用川断 20g、寄生 15g;中年妇女功血,多配伍三七粉(冲服)、生地榆;老年患者,针对胃阴虚,常加山药 30g 益脾精、沙参 20g 滋胃阴;久咳久喘,炙黄芪配熟地,若是喘甚,酌加沉香 6 ~ 9g;治疗积液多、炎症包块大者,常加败酱草、红藤、二花;治疗颈椎病,常选用葛根配合骨碎补;祛头风多用白蒺藜、白僵蚕;止血止带,常用乌贼骨配茜草;清肝热多用蝉蜕 10g 配合生槐米 20g;调肝多加川芎 15g、生麦芽 20 ~ 30g;治疗胃热,善加蒲公英 20g、二花 20g;滋胃阴,善加栝楼、石斛;治肺水,酌加葶苈子、蔓荆子;盗汗用山萸肉配山药,一补一涩,敛汗固本。在擅施药对,注重药物配伍技巧,以提高疗效。旱莲草、女贞子合用,滋补肝肾,取二至丸之意;川楝子、路路通,为治疗输卵管不通之良品;仙茅、淫羊藿合用,共奏温补肾阳之功;生地、熟地同用,一寒一温,滋阴养血;阿胶、蒲黄,养血化瘀,止血而不留瘀,化瘀而不伤血,养而能利。这些药对精简实用,或二药相伍,或三四成组,用药精当而不杂,方简而宏效,在一定程度上提高了沉疴痼疾的治愈率。每组对药,无不感悟至深而又极切要处,实用于临床。后学者惟反复研读,谙熟于心,方可体悟其精旨。用药的精妙,更需要在临床过程中加以体验、求证、发挥。在辨证论治、病证结合的基础上,还要结合现代药理研究灵活应用,如仙茅、淫羊藿的类植物雌激素作用,菟丝子、紫石英的类内分泌激素作用,用之可提高调经种子的治疗效果。

5. 佐制药运用恰到好处

组方遣药方面十分严谨并注重全面兼顾,扬长避短,和衷而共济。诚如《医原》所说:"用药治病,开必少佐以合,合必少佐以开,升必少佐以降,降必少佐以升。或正佐以成辅助之功,或反佐以做向导之用。阴阳相须之道,有如此者。"如黄连、黄芩与干姜,寒热并用,以调和寒热;干姜、细辛配五味子,散与收相配,使散药不伤正,收不留邪;麦冬配半夏,二者润燥得宜,滋而不腻,燥不伤津;白术、附子配阿胶、生地,刚柔相济,实乃阴阳相合之道;当归、川芎之动以活血,配地黄、白芍之静以养血,动静结合,使补血之中有行血之用;升麻与泽泻相配,升降兼施,从而使清阳升而浊阴自降。其他还有诸如气血兼顾,通涩并行等诸多配伍方法而不胜枚举。

　　黄老师强调寒热药并用、在临床上处方佐制药的应用,通常在剂量上看似灵活却很有讲究,即寒热兼施剂量搭配的比例,虽说是方剂配伍中经常使用的一种形式,但常是秘密所在。如黄连与吴茱萸(左金丸)搭配的比例通常是6:4,由6:1甚则5:5,寒与热并用、补与泻并用、散与收并用、升与降并用等。佐制药的运用目的主要是为了用药安全,因君、臣药的组成而设。并用药是因主证的病因病机存在寒与热、升与降、虚与实等相互矛盾的两个方面而设。不过并用药之间有时也存在有佐制药关系方面的意义。从形式上看使用佐制药与并用药都是寒热或升降相反相成配伍关系的运用,但两者有着根本的不同。不同点在于佐制药主要在于诱导病气受药,消除格拒,保证君臣药治疗作用的正常发挥,其所主的病因病机单一。并用是治疗寒热错杂、升降反常、虚实互见等较为复杂的病症,常用的配伍形式,君、臣药搭配而用药量的大小根据病情而定,可多可少;而佐制药一般用量较少。

　　中药单用、配对使用及君臣佐使的合理配伍,既能最大限度地利用了中药个体的药性药效,又灵活可靠地调控使用了中药群体的综合功效。这些与古代哲学"和"的蕴义是何等吻合,不仅在总体上体现了"和而不同",有的还体现了"可而有否,否而有可"等古代哲学思想,显示着以哲学映医学的医哲关系。它给了我们宝贵的启迪,即必须立足传统文化的大背景,全面掌握传统哲学的光辉思想,才能真正把握中医学的学术特点和精深内涵,得其精髓而见其光华。

第五节 培正气而人瘤共存
深邃而高远

中医认为,肿瘤是全身性疾病的局部表现。中医药治疗肿瘤是多途径,多层次,多渠道及多靶点的整体综合治疗,它利用中药调整患者机体状况,调动内在的抗病能力,全面调节机体内环境的平衡,并使机体适应新的内在环境,以减少肿瘤给机体带来的损伤,从而提高患者的远期生存率。《素问·五常政大论》曰:"大毒治病,十去其六;常毒治病,十去其七;小毒治病,十去其八;无毒治病,十去其九;谷肉果菜,食养尽之,无使过之,伤其正也。"无毒,还要留一分,给机体自己康复。这里面,不仅仅是医术、医技层面的问题,还是医道层面的问题、是哲学的问题。凡事,要留有余地,艺术上叫留白,太满,就不美了。留白,是艺术,也是智慧,在方寸之间而彰显天地之阔。在治疗上,留白法,就是启动程序,点到为止,给体内自身调理发挥而留以充分的空间。肝癌专家汤钊猷院士曾在著作中表示,西医治疗肿瘤是消灭敌人,事实上敌人是消灭不完的,而中医则是改造敌人,因此,培正气以加强改造,尽快使其归降,归顺。

人类现在命名过的疾病种类已超过 60000 种(王岳《治病之外,还需医生的改变》),而且伴随着科学技术的发展,疾病种类非但没有减少,反而越来越多。医务人员都清楚,实际上药物和手术刀可以治愈的疾病非常少,而绝大多数疾病不需要任何药物和手术,或者属于自限性疾病,或者是一种带病生存状态。其实,人体里的细菌等微生物也非必定是致病的,只是因为所生存生长的环境不同或时间不同,有些就成了病原物,将其斩尽杀绝既没必要,也不可能,让其存在才是正途。只要将其规范而不再使其作乱,就算治理好了。

北宋初平,面对国内未平的局势和辽国威胁,宰相赵普在给宋太宗的折子中说:"中国建安,群夷自服。是故夫欲攘外者,必先安内。"南宋时,面对金国的入侵和南宋内部的农民起义和兵乱、匪患,南宋抗金名将岳飞在讨伐由乱兵啸聚为匪的曹成所部时,就曾上书宋高宗:"臣窃惟内寇不除,何以攘外;近郊多垒,何以服远。比年群盗竞作,朝廷务广德意,多命招安;故盗亦玩威不畏,力强则肆暴,力屈则就招。苟不略加剿除,蜂起之众未可遽殄。"

对肿瘤医治亦如此,现代医学认为,肿瘤是机体在各种致肿瘤因素作用下,局部组织的细胞在基因水平上失去对其生长的正常调控导致异常增生与分化而形成的新生物。新生物一旦形成,不因病因消除而停止生长,它的生长不受正常机体生理调节,而是破坏正常组织与器官,这一点在恶性肿瘤尤其明显。而祖国医学认为,癌症是在脏腑阴阳气血失调的基础上,六淫邪毒入侵,并与气、痰、湿、瘀、热等病邪搏结积聚而成。正如《医学必读·积聚》所说:"积之成者,正气不足,而后邪气踞之。"正气内虚,脏腑阴阳气血失调,是罹患癌症的主要病理基础。癌细胞是机体发生个体细胞病变这一事件的最终结果,能够消除这一结果的途径是在其原因上进行的干预。在整体水平上使机体不再产生使细胞癌变的原因,消除癌变细胞的产生及生存环境,通过对机体的整体综合调节,达到机体内环境的动态平衡,才是消除癌变的有效途径。

老师常常比喻,处在这种"内忧外患"的环境下,我们何不"攘外必先安内"?何不运用我们祖国医学呈现的整体观和辨证法来思考这一问题?任何事物之间都是普遍联系的,不论是局部与机体整体之间,还是机体和瘤体之间。因此,在癌症治疗中要形成以人为中心的整体观念,从个体生命活动的整体出发,强调健康的整体性才是现代健康的核心理念,与此同时,确定病人当前的主要矛盾,抓住主证,辨证施治,才能提高临床疗效。

我们祖国医学的整体观是中医学理论体系总的指导思想，它发源于中国古代哲学万物同源异构和普遍联系的观念，体现在人们观察、分析和认识生命、健康和疾病等问题时，注重人体自身的完整性及人与自然、社会环境之间的统一性与联系性。我们认为，癌症病机的重点是本虚标实，本虚为脏腑、气血、阴阳的亏虚，这是"内忧"；标实为六淫邪毒、气滞、瘀血、痰浊、热毒互结，聚结成块，这是"外患"，而这"内忧"和"外患"同时体现在一个完整的自然人、社会人身上，我们不能割裂开来处理。

老师认为，中医学的整体观念一直坚持和秉承"以人为本"，以自然环境与社会环境为背景，来揭示生命、健康与疾病。那么，为何在维护健康和防治疾病的过程中，医者不可以"上知天文，下知地理，中知人事"呢？何况，黑格尔的内外因辨证关系原理还认为，事物的内因是事物自身运动的源泉和动力，是事物发展的根本原因，外因是事物发展、变化的第二原因。内因是变化的根据，外因是变化的条件，外因通过内因而起作用。这内因何尝不是癌症的本虚"脏腑、气血、阴阳的亏虚"，外因何尝不是其标实"六淫邪毒、气滞、瘀血、痰浊、热毒互结"。

《素问·评热病论》中"邪之所凑，其气必虚"的理论提及了上千年，影响了一代又一代中医人，而《灵枢·百病始生》提出"风雨寒热，不得虚，邪不能独伤人"，《瘟疫论》有云"本气充实，邪不能入"，"本气亏虚，呼吸之间，外邪因而乘之"，以及《金匮要略》说"五脏元真通畅，人即安和"，这种种经典学说，无不在昭示解决"内因""内忧"的重要性，无不在警醒我们保卫"正气"的迫切性。

祖国的发病学说，也重点强调"正气是决定发病的关键因素"。正气的防御作用，不仅仅是抵御外邪、祛除病邪，还有对邪气侵入而导致的机体阴阳失调、脏腑组织损伤、精血津液亏耗及生理机能失常，有自行调节、修复、补充的作用，有维持脏腑经络机能的协调作用。老师认为，现代癌症的发病率逐年上升，这与现代社会竞争激烈,导致精神紧张,情绪压抑,安全感低下或缺失有关。此种情形下,单纯用药物,哪怕是现代医学研究的最精准的靶细胞治疗,也不能纠正或解除"外患"。与其两败俱伤,为何不寻求一种和平的方式去解决这"内忧外患",为何不考虑"攘外必先安内"?

对于癌症治疗,就目标而言,应注重调整患者的身体功能。临床指标是重要的,肿块大小也是重要的,但提高生存质量才是最重要的。尽可能控制指标,最好能够彻底消灭癌细胞。这对很多患者来说,可能是比较遥远的目标。在治疗的漫长过程中,当出现邪正对峙、邪盛正衰的情况时,可以出现"带瘤生存"的特殊阶段。此时治疗目的在于通过辨证论治改善症状,提高生存质量,延长生存期,这是中医治疗肿瘤的特点和优势之所在。当前,临床中能获早期诊断的恶性肿瘤仍占少数,大多数癌症患者发现时已属中晚期,治疗上更符合中医"带瘤生存"的观点。提高中医药的治疗参与率有助于提高中晚期癌症的临床疗效,从观念上摒弃肿瘤的"过度治疗",使无法治愈的肿瘤患者保持良好的生活质量而"带瘤生存",形成具有中医特色的中医治疗模式。

所以,黄老师一贯主张人体和瘤体可和平共存的观点。我们治疗癌症时,当以扶正为大务、为大法,做到"治实当顾虚,补虚勿忘实"。故而老师常遵"治病求本,重视人体正气",尤其重视顾护脾胃,培补肾元。人体的抗病能力乃正气,正气虚损,药物治疗就难以奏效,倡导治癌第一步——"调脾胃"是国医大师郭子光力主的,因为脾胃是后天之本,气血生化之源,若脾胃功能失常,化生之源将绝,正虚不能运药,不运药者必死也。而肾为先天之本,性命之根,先天与后天之间息息相关,所以癌症后期,往往会出现脾肾虚损证候,进而累及其他脏腑,促使病情恶化,故补脾固肾,是治疗癌症的根本大法。在临诊时,遇到刚确诊,或已行手术加药物化疗的,或行放疗的,或现代医学束手无策的癌症患者,老师都以调护脾胃、顾护元气为基础来辨证用药,常能帮助病患解除一些困扰和病痛,借以改善生存质量。同时老师在处方用药方面积累了丰富的经验,如以蛇六谷、藤梨根、重楼、山慈菇等为主药的腺癌方,以半枝莲、藤梨根、白花蛇舌草、广豆根为主药的鳞癌方,以补中益气汤为基础的肺癌方,以及抗小细胞癌、抗胃癌、抗肝癌的等诸多方药。并根据患者的病情不同、瘤体大小的不同、年龄和体质强弱的不同,这些方药有主次之分。他提出辨证与辨病、扶正与祛邪在肿瘤不同病期、不同症状表现下的具体应用,屡获佳效。如胃癌术后很多患者会出现反酸、胃灼热等严重胃食管反流现象,他常用降逆和胃、清泄郁热的方法,选用旋覆代赭汤、左金丸、温胆汤等加减组方,颇获效验。

"大象无形,大音稀声;大善德广,大爱无疆。以悬壶济苍生之志,弘普度红尘相之法。但愿世间无苦无疾,何愁凡俗沉疴痼疾。"当面对被病痛折磨的病患,面对医学无法解决的难题时,老师总是急病人之所急,想病人之所想,发挥自己所有的能力,汲取同道及前辈医家医术经验,同时以自己宽厚仁爱之心,宽慰病人。老师传授经验的同时,总是教导我们:"德不近佛者,不可为医;才不近仙者,不可为医。"有时候在某个阶段,癌症并不可怕,可怕的是和癌症作斗争的这群人丧失了理智和信念,一心想与癌症争个你死我活,或是"鱼死网破",从没想过,"可筑起堡垒",强大自身,与健康细胞和解,与癌症和解。"攘外必先安内",人体和瘤体可以寻求和平共存。

此外,老师常以美国医生特鲁多镌刻在墓碑上的名言"to cure sometimes; to relieve often; to comfort always."(有时是治愈;常常是帮助;总是去安慰)来警醒自己。老师常教导我们,医生除了运用自己所掌握的技术治愈一些疾病,使部分患者恢复健康外,对于其他患者更多的则是提供医疗帮助和安慰,这本身也可算作是治疗和调护的形式。对于一些难治疾病,医生如果能通过自己的服务让患者感受到春天般的温暖,从而建立与病魔抗争的信心,增强活下去的勇气,也是一件值得鼓舞的事。人生际遇不是个人力量可左右的,而在诡谲多变、不如意时常在的环境中,唯一能使我们迎接挫折而不被其击倒的办法,首先是正视它、接受它,做个生活的智者。医生被称为天使,其职责就是帮助病人、温暖病人。"常常是帮助",尽可能地减少患者的痛苦,不论是肉体上的还是精神上的。"总是去安慰",这是一名医生在病患面前所展现出的最起码的友爱、友善、良好的感知。如果医生不能帮助了,那安慰应该是最起码的行为。面对癌症患者,我们应该安慰他们及其家人,增强他们面对困难、克服困难的勇气;尽可能地为他们考虑,去帮助他们,不论是治疗上或是精神,乃至物质上;尽可能地帮助他们树立信心,治愈疾病。

第六节 勤笃博取,中西汇通, 求科研创新

学者们说"读经典做临床",关键在"做"字上下苦功夫,要敢于质疑而后验证、诠释进而创新。正所谓"勤求古训、融汇新知",即运用科学的思维方法,将理论与实践紧密联系,以显著的疗效诠释并求证前贤的理论,寓继承之中求创新发展。中医学术的发展,无不在众家的不断创新中,无不在临床的不断实践中。

老师常讲,中医治学的理念首先应当追求根本,探求起源,以溯本求源,而古为今用,继承是基础,创新是归宿。尤其是随着现代高科技的发展,现代医学在检查技术、医疗设备、药物治疗上也突飞猛进。那么,我们为何不衷中参西,博采众长?为何不将两种医学体系并轨,寻求多学科、多途径、多层次的结合?为何不取长补短,推进中医的革新呢?因此,老师积极参加科研,并善于探索发现,常与总结整理,参与研发陕西省武警医院课题组研制的国家级Ⅱ类新药"跌打止痛液",因贡献突出,荣获武警部队科技进步二等奖,92中日医学科技博览会"中华博毅杯"奖;连续数年被评为先进个人予以嘉奖,并荣立个人三等功1次,在国家和省部级刊物发表论文82篇,

其中论文《益火培土汤治疗脾肾阳虚证的药理作用研究》,在全国第一届华佗杯论文大赛中荣获一等奖;论文《犀角地黄汤在五官科急诊中的应用》荣获中华华佗医药研究会国际学术委员会,世界华人华佗医药大会组委会优秀论文特等奖;论文《千金方生僻方药的替代应用研究》,获新医新药国际论文大赛评审委员会国际金奖。

老师在临床中,与部属一起利用现代科学纳米技术,从宏观层次入手,展开多种微量检测与创伤的实验研究,针对烧烫伤及感染性创伤开发研制"唐宁消毒膏";针对心脑血管系统及内分泌系统疾病,中西医结合,积极大胆探索,"红山通脉胶囊"课题和"针刺治疗糖尿病的细胞/血清学研究"课题都获得成功。

黄老师参与的"跌打止痛液"课题,主要针对武警内卫、消防、边防、警卫等部队各自任务的特殊性而所致的职业性损伤,骨关节性疾病的预防和治疗,运用纯中药研制的跌打止痛液,该产品获得国家卫生部颁发的新药证书(国药准字号)。在该项目研究过程中,实验观察发现,同时采用现代科学技术,运用磁学、电学、光学、声学及电子技术,对治疗软组织损伤有相得益彰的效果,黄老师即在此基础上研制出了"多功能保健治疗器",并获国家实用新型专利(专利号:ZL93207852.4),该项发明使得祖国医药学与现代科技有机、巧妙、合理地结合,用以治疗风、寒、湿、热"痹证",操作简单,疗效显著。

主要代表著作6部:主编与参编①《陕西现代杰出创新医家研究》,1999年9月由陕西科学技术出版社出版发行;②《英汉医学缩略语词典》,2005年7月由安徽科学技术出版社出版发行;③《120首千金方研究》,1997年9月由陕西科学技术出版社出版发行;④《中国今日医学》,1997年2月由四川科学技术出版社出版发行;⑤《消防部队卫生员教材》,2012年6月由云南科学技术出版社出版发行;⑥《消防员训练性伤病的预防与急救处理》,2013年7月由人民体育出版社出版发行。

此外，无论是在灾难医学方面，或是内分泌方面、骨伤外科方面、内科方面，儿科、五官科还是针灸、基础研究方面，均可堪称成绩斐然。其学验、学术成果分别被收录于《当代发明家成果辞典》《中国当代医药名人》《中国专家人才库》《中国当代发明家大辞典》《世界杰出华人风采录》《世界人物辞海》《中华黄氏通典》《红旗谱·永远的丰碑》等多家名人辞书和相关文献著作。

老师认为，中医学之所以绵延几千年而生生不息，中医经典之所以历经千百年而不朽，那是因为我们中医学理论体系是以中国古代哲学的精气学说和阴阳五行学说为思维模式，以整体观念为主导思想，以脏腑经络和精、气血、津液的生理病理为基础，以辨证论治为诊疗特点的医学理论体系。中医学理论体系遵循"天人合一"的系统整体观，是包括理、法、方、药在内的中医学基本概念、基本原理和基本方法的科学知识体系。它是历代传承并发展创新的原创性医学理论体系，为中华民族的繁衍昌盛做出了巨大的贡献。这博大精深的中医学理论体系蕴含中国传统文化的精华，正如《中医药创新发展规划纲要》所说，它的发展创新必须从高度的文化自觉和文化自信出发，倍加珍惜和觉悟中医药文化及其原创性思维，继续增强和提高对中医学发展创新的自信心和自豪感，大胆吸收一切有利于中医学理论体系发展创新的先进技术和优秀成果，实现中医学在新的时代背景下的进一步繁荣兴盛。作为后学者，只有重视继承，以勤作舟，才能将中医学的经典理论传承，为发展和创新奠定基础，而后力求创新，这是中医学继续发展的需求，是中医学新理论、新观点产生的源泉，更是中医学的生命之源。

黄老师指出，要探索中西汇通的道路，需要首先放下西医的优越感和中医的历史心结，互相取长补短，有融合的态度才可能做到真正的结合。中西医的相通与整合，不应是拼凑剪贴，更不是给病人看病时单纯采取西医的诊疗手段诊断疾病，再寻找中医中与之相似的病症生搬硬套。汇通中西医需要灵活运用，也需要对中医学和西医学的发展历程做个比较和一点深思,需要在理论上进行整合和构建,治疗上优势互补,正如吴瑞甫《中西温热串讲》指出"学无论中西,惟能收伟效,便是良法良药"。只有秉承这种思想,"于微秒之中益参微妙,于精致之中更求精致",才能做到真正的中西汇通。

半个世纪前,毛泽东主席曾说"我们中国如果说有东西贡献全世界,我看中医是一项。"时至今日,荣获诺贝尔医学奖的科学家屠呦呦对青蒿素的发现即是例证,而且更多这样的愿望的实现已不再遥远。如今,中医药助力深化改革,同时正在加速走向世界,以其历经数千年持续发展奠定的雄厚基础,契合国内外民众需求,正迎来振兴发展的大好时机。我国著名的社会科学家田森教授说,中医药学是我国的第五大发明。当中医药原创思维与现代科学技术结合时,原创性科研成果的诞生想必不会太久远,类似青蒿素的成果也将会不断出现,那时的中医药创新科技,或将引领世界生命科学的发展,造福全人类。

我们坚信,一代又一代中医人,一定会热情弘扬中医智慧之学,努力践行中医灵验之术,精心浇灌中医文化之花。在民族复兴梦的强力支撑下,在中华文化走出去的历史洪流中,中医定会历久弥新,在世界各个角落扎根发芽。

第三章 临床经验

第一节 中医理论新解

一、重视功能观 知常达变

中医理论体系具有三大特点,主要体现在整体观、功能观与辨证论治,而黄老师尤重功能观。所谓功能,是与形体相对而言的,由于中医理论体系构建方法的原因,中医有许多概念是没有具体形体的。以藏象经络理论为例,虽然是在一定的解剖知识的基础上形成的,如中医藏象理论赋予心主神明、主血脉的功能,与解剖学所讲的心脏有一定相似性,但二者并不能完全画等号。又如人体经络,看不见、摸不到,但中医一直在运用经络理论指导临床,正是因为经络功能一直存在,所以我们没有必要去纠结经络到底是什么样子。从另一方面来讲,中医只要把握好人体各个系统的功能特点,就能从整体上对疾病有一个概括了解,从表象探索人体内在的疾病,然后用中医药理论进行调治,这正符合目前科学界用"黑箱效应"理论,对中医治疗学注释的观点。

黄老师对基础理论有透彻的认识,全面掌握五脏六腑、气血津液等中医理论概念,且能熟练运用它去指导临床实践。各个系统、概念的功能其实就是规律,也就是正常人体的常态。从中医角度分析,所谓知常达变,这个常也就是指的各个系统、概念的功能。更通俗些讲,就是道家学说中的道。只有很好地把握正常人体的常态,才能很好地认识疾病状态下的变。也就认识了疾病的本质,做到这些,也就做到了知常达变。

黄老师根据脏腑功能的特点指导临床用药,如胃气宜降,以降为和,所以在治疗胃病的时候,喜用厚朴一味,实证量大,虚证则量小,取其下气之功,以复其常。再如肺主宣发肃降,常在治疗肺系疾病时,喜用麻黄、杏仁二药一宣一降,恢复肺主宣发肃降之功能,促进疾病尽快好转。心主神明,清静内守而恶热,邪热扰心则心烦失眠,黄老师以此创立清心安神汤治疗邪热扰心之失眠。

黄老师曾治疗一失眠患者,以"心烦不寐1年"为主诉就诊。患者因工作性质长期熬夜,渐出现入睡困难,易惊醒,心烦,入睡时很小、很远的声音都能听清,严重时彻夜难眠,纳食一般,小便黄,大便正常。舌质红,苔黄干,脉象细数。

中医诊断为不寐,证属阴虚火旺,热扰心神,治以清心安神,滋阴养心。方选清心安神汤化裁。

处方:黄连10g,肉桂3g,黄芩10g,栀子12g,生地15g,阿胶(烊化)10g,麦冬12g,枣仁20g,夜交藤20g,郁金15g,合欢皮15g,炒白术15g,茯神30g。

服药5剂,患者自觉睡觉较前好转,已能入睡4h左右,未再心烦,纳食一般,小便可,大便偏稀。原方去栀子,减生地为10g,加炒山药15g,炒薏苡仁30g,再服5剂,患者睡眠基本正常,纳食可,大小便如常。

本案患者长期熬夜,耗伤心血,心阴亏虚则虚火内盛,热扰心神,心不藏神,故见难以入睡,心热下移小肠,小肠泌别清浊,故见小便黄,辨证为阴虚火旺,热扰心神。黄老师用自拟方清心安神汤化裁,方中以黄芩、黄连、栀子清上焦邪热,使心神安宁而恢复清静;再以生地、阿胶、麦冬滋心阴养心血,以补其损;肉桂引火归元,枣仁、夜交藤养心安神,郁金、合欢皮解郁安神;白术、茯神固护脾胃,防止苦寒伤胃。二诊患者夜眠改善,但大便偏稀,此为寒凉、滋腻太过所致,故去栀子,减生地,加山药、薏苡仁以健脾止泻。再服 5 剂,患者基本痊愈。

临证用药就是知常达变,道理很是浅显易懂。根据病症的变化而加减化裁,看似简单,但要将之更广泛地用到临床上去,就要不断钻研、总结和提高,才能懂得"知常达变"之奥妙。

二、中西互参　以西促中

黄老师在临床上非常推崇中西医结合的鼻祖——张锡纯的理论观点,因为他不仅中医基础理论深厚,对现代医学也颇有涉猎,开创了中西医结合的新道路,提出了许多新的学术观点,在时局动荡的当年实属不易。中医要发展,不仅要勤求古训,还要博采众长,这就要求我们不断吸收新知识,接受新挑战,固步自封终会使中医渐渐退出历史舞台。

当前中医的发展面临许多困境,但也充满了机遇与挑战。当今,中医面临着现代医学的冲击,作为年轻一代的中医人,我们要做的不是和否定中医的人打口水仗,做无用功,更不是将现代医学推到中医的对立面,而是应当通过现代医学与先进的检验手段,更好地用中医的眼光去认识人体生命,运用中医理论去解读新的知识,丰富中医理论体系。中国政府 2016 年 12 月颁布的《中国的中医药》白皮书,指出"坚持中西医并重,把中医药与西医药摆在同等重要的位置","坚持中医与西医相互取长补短,发挥各自优势。坚持中西医相互学习……"这些好政策,更坚定了黄老师走中西医结合的道路。

黄老师在中西医结合方面颇有研究,他常说中医与西医的区别,不在于用中药还是用西药,而在于用中医的观点还是用西医的观点去认识疾病。只要你善于总结,勤于思考,就会发现中医与西医总有不谋而合之处的。例如内耳性眩晕,中医认为是饮邪上犯、蒙蔽清窍所致,用泽泻汤治疗饮邪上泛之眩晕,泽泻汤中白术健脾益气,利水化饮,二药合用渗利饮邪,兼以健脾。而现代医学则认为内耳性眩晕可能与迷路水肿有关系,治疗上常常用到甘露醇以脱水,从而维持内耳液体平衡,使内淋巴液减少,从而控制眩晕。

对于缺血性脑卒中,现代医学认为是部分脑血管堵塞不通所致,在中医来看则是血瘀,或痰浊阻络,治疗上应活血化瘀,豁痰开窍。故在明确诊断的前提下,于辨证论治的基础上酌加活血化瘀,化痰通络之品,对疾病的治疗和康复是有一定的指导和借鉴意义的。冠心二号方是中医研究院针对冠心病而创制的,在临床上观察发现对不同程度的心绞痛均有缓解作用,冠心二号方的研制亦得益于西医学对冠心病的认识。西医学认为,冠心病是冠状动脉粥样硬化导致心脏相对或绝对供血不足所致,传统医学则认为冠心病属中医之胸痹、真心痛,其病因是胸阳不振,寒邪凝滞所致,粥样硬化应属于中医瘀血的范畴。根据中医活血化瘀理论,冠心 II 号方,其中红花、赤芍、川芎、丹参 4 味药均为活血化瘀药,又辅以降香理气止痛,全方用药严谨,配伍得当,临床应用疗效明显。

黄老师曾治一心衰患者。男,68 岁。以"胸闷心慌伴头晕 5d"为主诉就诊。症见心慌胸闷,头晕不适,呼吸喘促,咳吐泡沫痰,严重时不能平卧。活动后加重,四肢不温,腹胀纳差,夜眠较差,二便正常。测血压 167/100mmHg。舌暗红,有瘀点,苔白腻,脉弦滑。双下肢呈凹陷性水肿。

西医诊断:心衰。

中医诊断:胸痹。

中医辨证:水凌心肺,心血瘀阻。

治法:温阳化气,活血利水。

药方:方选苓桂术甘汤合四逆汤、桂枝茯苓丸化裁。

桂枝 15g,茯苓 30g,炒白术 20g,泽泻 60g,牡丹皮 15g,桃仁 15g,

赤芍 15g,附子(先煎)10g,干姜 5g,细辛 3g,陈皮 12 g,厚朴 10g,丹参 30g,川芎 10g,炙甘草 6g。

用法:6 剂,每日 1 剂,水煎 400mL,早晚分 2 次温服。

二诊:患者诸症减轻,但仍有喘促,加杏仁 12g,继服 6 剂。

三诊患者病情明显好转,效不更方,继服 6 剂而病情告愈。

从现代医学角度本案用药,方中附子、桂枝、细辛为温经通络,有强心作用,茯苓、泽泻利尿,桃仁、赤芍、丹皮、川芎活血通脉,这与现代医学心衰治疗原则有一脉相通之处。

三、秉中庸之道　守阴阳之理

中医被称为哲医,顾名思义,中医与哲学有着密不可分的关系,中医的理论基础就是来源于中国古代朴素唯物主义哲学的,其中包括气一元论、阴阳五行学说等。一般认为中医哲学理论基础与道家哲学思想有共通之处,但也有一部分人将儒家思想与中医理论相融合,世人称之为儒医。黄老师临床用药中正平和,平中见奇,具儒家风范。黄老师的观点和 2016 年 12 月公布的《中国的中医药》白皮书是极其相符的。《白皮书》指出:"人的健康在于各脏腑功能和谐协调,情志表达适度中和,并能顺应不同环境的变化,其根本在于阴阳的动态平衡。"

黄老师受儒家中庸思想影响颇深,治病讲究致"中和"。黄老师说:"任何疾病均是阴阳有所偏颇所致,治病即是使阴阳平和。"中医界中王道与霸道之争由来已久,所谓王道多用药平和,偏于扶助正气,主张正气存内,邪不可干。而霸道者则用药峻猛,善于攻邪,主张驱邪外出,正气自复。黄老师认为,王道与霸道二者并没有优劣之分,但常有患者从书照搬或不按医生嘱咐而自行购药服用,长期重剂猛药势必损伤正气,造成医源性伤害,再者药量过大亦会加重患者经济负担,同时也会造成药材浪费,如能小剂量起效,又何必用重剂猛药呢? 只不过要做到药量较轻而见效显著并非容易的事情,需要医者对患者病情把握极度到位,辨证分析细致入微。黄老师非常谦虚地认为这正是他一直以来努力的方向。

药量轻重体现了黄老师的中庸之道,在遣方用药中对寒热温凉的把握则体现了黄老师对阴阳的理解。黄老师在临床中重视"和"法的运用,在他开具的处方中,出现频率最高的方剂是半夏泻心汤和小柴胡剂,他曾说:"一个好的方子注定是寒热并调、温凉并用、攻补兼施的。"最开始觉得老师说得太过绝对化了,可随着临床经验的积累,才对黄老师的这句话有了更深的理解,在临床上真正纯虚无实或纯实无虚的病症真的太少了,绝大部分病症都是表现为寒热错杂、虚实相间的。

说到阴阳理论,还要回归到中医基础理论,中医认为阴阳相互交感、对立、制约、互根互用、相互转化。对于这些理论,大家早已耳熟能详,但到临床应用时却不知所措。黄老师曾说,不要单纯地把阴阳看作阴阳,更不要看作寒热温凉,如果这样看就太局限了,要把阴阳看作相互对立的两个方面,除寒热温凉外,还有动静、表里、上下、虚实。以动静结合为例,黄老师在临床上治疗气虚证时,常常于补气药中加入少量的理气药,比如陈皮、柴胡、木香、枳壳等。治疗气滞之证时,则于方剂中加入少量的补气药以防止耗气伤正。他认为气虚之证,如果单纯补气则最易导致气机壅塞不通,横生而变证,加入少量理气药则不虞有此后患。养血补血,滋阴填精亦是如此,不仅要补其不足,还要使其各行其道,才能维持人体的正常生命活动。再以上下为例,临床上治疗小便不利效果不佳时,通过宣发肺气则往往收效,我们称之为"提壶揭盖"之法。又如麻仁丸中杏仁的应用,不仅仅是取杏仁润肠通便之功效,还是因为杏仁能够宣降肺气,肺与大肠相表里,肺气一降则腑气易通,此二者均是下病取上之法。

黄老师常说,学习中医,要多读书,辨证论治,组方用药,处处显示出唯物的辩证法观点。所以学习中医除要谈中医经典著作外,还应读一些哲学和逻辑学方面的书籍,因为中医的产生与哲学的发展是密不可分的。

第二节　中医诊法知要

一、望而知之谓之神

医门之法有二:一曰诊断,二曰治疗。望、闻、问、切,谓之四诊之法;针、灸、药、石是谓治病之方。四诊之法不明,何以谈辨证论治? 何以能妙手回春? 中医之学乃"至精至微"之道,明辨而行之,可以济世,冒昧而施治,足以杀人。因而作为一个医生,诊病之法不可不明,治病用方不可不精。

望而知之谓之神,望而知之是上医的最高境界。千百年来,上医诊病的验案不胜枚举。扁鹊见齐桓公,望其有疾在腠理,嘱其预防,桓公不信;十日之后,望其病在肌肤,嘱其治疗,桓公不悦;再十日,望其病在肠胃,告知预后不好,桓公又不悦;又居十日,扁鹊望桓公而走,桓公遂死。越人诊桓公之病仅是一望,桓公之病便昭然若揭,病位由表及里,病情由可治而遂死,越人诊病之奇正如仲景之言:未尝不慨然叹其才秀也!

近代先贤范文甫老先生四诊合参之际,尤重望诊,善观病者气色,即能"烛隐见微",洞视症结。"昔年慈城沈某由沪返,顺便为朋友求方于先生,先生谓沈某亦有病,开方为补阳还五汤,重用黄芪120g,沈询问预后如何,先生回答防半身不遂,沈因先生行为怪癖未服此方,3年后果患中风,不能行动,深悔未服先生之方,延成痼疾。何以先生望而预知将有卒中之患,盖因沈某当年行履微有斜肩之态"。中医之神奇可见一斑,真所谓望而知之谓之神,吾辈不能不慨然而叹其才秀也!

　　然望诊何以能居四诊之首？古之圣贤如何能望而知之？宋代苏洵曾说："事有必至，理有固然，唯天下之静者，乃能见微而知著。月晕而风，础润而雨，人人知之。"几千年来祖国医学一直被蒙上一层神秘的色彩，愚昧之人谓之巫，不明之人谓之神，通晓之人谓之道，更有甚者推崇自然科学的一些人谓之为"伪科学"。中医之道非静而智者不能观之。《丹溪心法》：欲知其内者，当以观乎外；诊于外者，斯以知其内。盖有诸内者必形于诸外。中医学认为人体是一个有机的整体，局部和整体是统一的，脏腑与官窍是联系的，局部的病变可以影响至全身，脏腑的病变可以表现为官窍的异常。望其目睛黄染，可知肝胆有疾；望其舌尖红赤，可知心火亢盛；望其面色萎黄，可知脾失健运；望其鼻涕横流，可知肺失宣降；望其面色黧黑，当虑其房劳伤肾。中医人正是通过观察人体的神色、形态、五官九窍、皮肤脉络、排泄物、分泌物等等，由外而内，由表及里，进一步推断患者的病位、病势及预后。见微而知著，司外而揣内，方显中医之神奇！

　　望诊首，神色尤为重要，神是生命活动的主宰，所谓失神者死，得神者生。神既是一身之主宰，必然不能离开机体而单独存在，必于全身皆有表现，然而却突出地表现于目光。眼睛是心灵的窗户，人的精神活动，往往于无意中流露于目光，当医生接触患者的瞬间，患者的精神状态便一目了然，这瞬间的一望对患者病情的估计及预后的判断相当重要，尤其是对于危重患者，望其神色可断其死生。《景岳全书》言：神之为义，乃死生之本，不可不察。神志清楚，言语清晰、面色荣润、目光明亮、精彩内涵是精气充沛的体现，反之神昏谵语、面色晦暗、目暗睛迷、眼神浮露则是精气衰竭之征象。总之，人之神色，栖于两目，望诊之际不可不察，不可不细查。

　　诊法是诊察疾病作出判断的方法，临床诊法是中西医学对疾病进行干预之前的必经步骤，包括疾病诊察和诊断两个层面，中医四诊合参，才能对病和证，做出最终的诊断。通过四诊，面对面收集患者体内发出的各种信息，了解患者病证发生的现状和过去、成因和转归,突出并逐渐形成较为独立的舌诊和脉诊体系,而望诊为四诊之首,由此可见望诊的特殊和重要。

望、闻、问、切四诊,反映了病史搜集和查体过程,除舌诊和脉诊外,历代医家对望诊尤为重视,喻嘉言在《极闸人定议病式》中更是对病史和查体作了详尽规定:"某年某月。某地某人。年纪若干。形之肥瘦长短若何。人之形志苦乐若何。病始何日。初服何药。次后再服何药。某药稍效。某药不效。时下昼夜孰重。寒热孰多。饮食喜恶多寡。二便滑涩无有。脉之三部九候。何候独异。二十四脉中。何脉独见。何脉兼见。其症或内伤。或外感。或兼内外,或不内外,根据经断为何病。其标本先后何在。汗、吐、下和寒温补泻何施。……",这些论述和要求系统反映了病史采集和查体的主要内容,涵盖了西医的主诉、现病史、既往史、家庭史、月经史、临床表现等疾病诊察的主要内容。

中西医因为诞生的地域和历史文化背景不同,形成了两种不同的学术体系,二者的区别体现在认识论和方法学上。

西医物理查体以视、触、叩、听为方法,除借助听诊器进行心肺听诊之外,其余诊察内容在实质上与中医的四诊,都是相同的或相近的。

近百年来,随着现代科技的发展,西医借现代检测技术如显微技术、影像技术、内镜技术、生物电技术等,使疾病诊断的手段和方法不断向纵深发展,为疾病的正常诊断提供了更多客观依据,而这也成为西医学的优势之一,中国共产党十八大三中、四中全会都强调,中西医并重,互相取长补短。如在诊断方面现代影像技术、实验室各种生化检查,中医就可借用来,使中医的"四诊"得到延伸。临床诊法的另一个层面是对四诊采集的资料进行归纳、分析,从而对疾病归属作出判断。西医还要明确病因、疾病阶段、疾病定位、疾病程度、转归趋势等,从而制订相应的治疗方案,采取相应的方法。中医却是采用八纲辨证、脏腑辨证、六经辨证、卫气营血辨证、气血津液辨证及三焦辨证等方法,分析临床症候的成因、病位、性质、程度、邪正关系及相应的临床表现等,然后确定为某"证",据证立法、依法组方、据方选药、形成理法方药的诊疗体系,辨证论治也因此成为中医诊疗的重要特色之一。

由此可见,中西医虽然在临床诊法的某些细节上存在着差异,但在一些本质理念和基本原则上却都是一致或趋同的。而望诊在中医的四诊里,一直居主导地位,从古至今,能望而知之者乃为上医,即高明的医生,是祖国医学先贤穿越时空的科学碰撞与交融。

二、问诊三要素

黄老师在门诊看病认真而严肃,一丝不苟,把握"四诊",一环套一环,下出的诊断颇得病人的信服。当我们问他秘诀时,他说扎实的基本功是必不可少的,至于诀窍还是有的,关键是在问诊。问诊要有条理性,学会提取有用的信息,思路要清晰,看起病来自然就快。当一个病人来就诊,首先要确定主诉,明白患者来就诊的目的,其次围绕主诉展开问诊,这是基本常识。最关键的就是要问饮食、二便、夜寐情况,黄老师称之为问诊三要素。

中医有十问歌,黄老师唯独重饮食、夜休、二便是有原因的。黄老师说,患者如能做到3件事,则无大碍,即饮食可、夜寐安、二便调。胃主受纳,主腐熟水谷,脾主运化,所以饮食情况能够反映出后天脾胃的一系列问题。而肾主水液,司二便,为先天之本,所以,大小便情况能够反映出肾脏的一系列问题。夜眠的情况则与心、肝、肾有直接关系,心主藏神,心不藏神则会出现失眠心烦。肝主藏魂,肝不藏魂则会出现多梦难安。肾主藏精,中医认为夜间是阳气潜藏的过程,阳入于阴则寐,阴虚不能敛阳,肾虚不藏,浮阳外越,亦会出现失眠。所以通过询问饮食、二便、夜寐情况能够对病人病情有一个大体的把握,是我们辨证最重要的依据。反之,如果患者饮食、二便、夜寐出现问题,则必须引起我们足够的重视。同时我们辨证施治亦应顾及患者的饮食、睡眠、大小便。

中医讲"有胃气则生,无胃气则死",意在强调胃气的重要性,而有胃气最直接、最明显的标志就是能进食,所以自古以来人们就认识到饮食的重要性。《素问·五脏别论》云:"六府者,传化物而不藏。"说明了六腑以通为用的观点,而六腑畅通的标志就是大小便正常。同时现代医学认为,大小便是人体代谢产物排出体外最重要的途径,在临床中也非常重视二便的通畅。现代医学也认为睡眠具有消除疲劳,恢复体力,保护大脑,增强免疫,延缓衰老等多种益处,长期得不到良好的睡眠最易患病。所以不论中医还是西医,饮食、二便、睡眠情况对疾病康复都有很大的影响。

当然,黄老师对这方面的询问比较详细,若不正常,多要深入了解,比如患者不欲饮食,就要进一步从为什么不欲饮食,是胃痛还是胃胀? 是否伴有胃反酸、恶心? 如果是胃痛的话,什么时间加重、有什么诱发因素会使病情加重等对多个方面、多个层面进行询问。再比如睡眠不佳,是不易入睡? 还是多梦,睡不解乏? 还是容易早醒? 早醒的话何时早醒? 如此再依据其兼症鉴别其不寐是肝火扰心证,还是痰热扰心症,或是心脾两虚证,心肾不交证,心胆气虚证之证型黄老师强调,问得越细,辨证就越准确,治疗就更有效。通过主诉及饮食、二便、睡眠发现的问题再深入地询问下去,我们就能对病人病情有一个比较全面的认识了。

黄老师说,临床问诊,饮食、二便、睡眠这三要素必须要深入去问,除此而外,对其他相关症状,会问得更详细,如"疼痛",就会询问出现的点、疼痛的性质、疼痛的诱因、昼夜何时最甚……总之,黄老师重视问诊,不厌其烦,具有明确的规范性和条理性,思路清晰,辨证论治,效验于临床。

三、脉症合参 灵活应运

中医诊病,离不开望、闻、问、切四诊,脉诊仅是四诊之一,但是,历代名医没有不重视脉诊的。唐代孙思邈说:"夫脉者,医之大业也。既不深究其道,何以为医者哉!"明代徐春甫进一步分析说:"脉为医之关键,医不察脉,则无以别证;证不别,则无可以措治。医惟明脉,则诚为良医;诊候不明,则为庸妄。"清代吴鞠通更是一语中的:"四诊之法,惟脉最难,亦惟脉最可凭也。"由此看来,古人对脉诊的评价远远超过其他三诊。黄老师行医几十年对此多有体会。今略举数例以说明之。

1. 症同脉不同,凭脉用药

(1)临床上常会遇到病相同,或者症相同,而脉不同,此时应凭脉用药,才能取得疗效。有2位男性脑梗死患者,一位卢姓,一位李姓,年龄均在70岁以上,均出现头晕不适,舌僵硬、言语不利,皆为右侧半身不遂,经西医抗血小板,降血脂,降压等支持对症以及服用中药活血化瘀药半月余,效不佳。邀请黄老师会诊,诊治如下:

曾诊卢姓患者左寸关脉浮而略数,浮者风也,师小续命汤意,以风药为主,处方如下:麻黄9g、桂枝9g、防风10g、防己9g、杏仁9g、黄芩9g、人参9g、甘草9g、大枣9g、川芎9g、白芍15g、制附子6g(先煎)、生地10g、生姜5片、肉苁蓉9g,嘱咐其服药徐徐以进。3剂后,效果改善明显,继续服完7剂,患者基本痊愈出院,之后又在门诊治疗1月余,观察1年多未复发。

曾诊其李姓患者脉沉弱,右手脉尤甚,此气虚重症,治以补阳还五汤加减,处方:黄芪30g,党参15g,白术15g,陈皮10g,升麻10g,柴胡9g,甘草15g,当归12g,川芎10g,生地10g。5剂。二诊,患者自述服药后觉身体力量倍增,说话仍有不利,原方黄芪加至50g,加僵蚕9g,服7剂继续观察。三诊,病人述右侧肢体活动大有好转,舌已不再僵硬,原方去僵蚕加牛膝 10g、桑枝 10g,之后服药 7 剂,患者基本康复出院。若遇脑梗死患者,只知用活血化瘀套方,不知凭脉用药,取效殊难。

(2)祖国医学对于消化系统疾病疗效比较好,对于常见的腹泻便秘,如果临床经验不丰富,对脉象的感知不够深刻,往往会犯先见之误,若能仔细看脉象,结合其他诊察手段,则不只是辨病治疗,以下 2 个病案,则是舍证从脉的体现:

李姓患者,男,年龄 60 岁,就诊于夏季,因食不洁之物,导致上吐下泻,前医嘱其自服藿香正气散及西药诺氟沙星等消炎药,连服 4d 无丝毫效果,每日呕吐、腹泻七八次,胃中疼痛不适,时时恶心,由于几日来水米未进,身疲乏力,卧床难起,家人虑其脱水,欲送其去医院输液,患者执意邀黄老师诊治。观其面色苍白、消瘦,声低息微,诊其脉右关沉缓而虚。证属虚寒,遂即投予附子理中汤加减 1 剂,患者胃痛安,恶心除,面色转亮,2 剂起床活动已如常人,上吐下泻之症状顿除。世人皆知上吐下泻之霍乱症应用藿香正气散,而不知需用附子理中汤者亦复不少,此皆疏于凭脉用药之故。

再如治便秘一症,似通下为不二法门。西医有开塞露,中医有大黄。且不知便秘虽症状相似,所因各不同,治则有差别,全凭脉辨。黄老师曾治一老年妇女,年龄 65 岁,3～4d 大便一次,每每需家人用手抠出来,服很多中西药均未能达到明显疗效。诊其脉右手寸关之脉沉弱,辨为气虚,中焦气虚,推动力不足,处方用补中益气汤,重用黄芪 60g,3 剂而大便变软通畅。《素问·至真要大论》:"塞因塞用,通因通用,必伏其所主,而先其所因。"若非详细诊脉,遇到这种燥结重症,怎么敢以大量黄芪治疗?

2. 症不同脉同 凭脉用药

以桂附地黄汤为主方治疗举例,该方出于《医宗金鉴》汤,治疗肾阳虚诸证效果显著。方如下:

制附子(先煎)6g,肉桂6g,熟地12g,山萸肉12g,山药12g,丹皮6g,泽泻6g,茯苓6g。

感冒医案

孙某,女,39岁,患者10多年来总是鼻塞、流清涕、打喷嚏,恶风恶寒。手足冰凉,大便稀溏,容易感冒。诊见脉弦而虚,右尺浮细,予桂附地黄汤加减,连服3个月结束了10多年之疾苦。

背恶寒医案

王某,女,32岁,脊背怕冷2年。病人自从生完孩子后,便觉得身体状况不佳,脊背畏寒,伴月经推迟量少,脉缓,右尺部沉紧。以桂附地黄汤加狗脊10g,川断10g,当归10g。服15剂,脊背已不再怕冷,月经准时,经量正常,面色亦较前红润。

胃疼医案

曹某,男,63岁。自诉胃口隐痛有年,食物稍生冷即疼痛不已,面黄体瘦,服各种胃药皆未见效。脉弦细而缓,右尺尤显不足,知病在胃、根在肾,予桂附地黄汤加减20剂。数月前邂逅街头,言自服药后,3年来胃病始终未犯,不仅食量明显增加,而且能吃各种水果。观其面色丰满、红润,与2005年来诊时判若两人。脾的运化,必须得肾阳的温煦蒸化,始能健运。所以说:"脾胃之腐化,尤赖肾中这一点真阳蒸变,炉薪不熄,釜爨方成。"(《张聿青医案》)

尿频医案

唐某,男,57岁。自诉每晚睡时半夜总得小便4～5次已1年余,并言平时伴有腰困,脉象显2尺不足,右尺脉象较甚,予桂附地黄汤加减14剂后,夜间起夜小便1～2次,腰部酸困症状亦缓解很多。

以上的几个病例,均为右尺不足,由肾阳虚、命门火衰而变生诸症,肾主一身之阳,《素问·生气通天论》曰:"阳气者,若天与日。失其所则折寿而不彰,故天运当以日光明,是故阳因而上,卫外者也。"因此,温肾阳,即扶助正气,"正气足则邪不可干",异病同治,一药而愈,皆缘乎脉也。

第三节　中医辨证新识

一、情志致病的辨识

疾病常会导致人们情绪不定,而情绪波动也可影响疾病的进展,从而使病机更加复杂,加之现代生活节奏快、压力大,情志致病在临床上越来越多,需要临床医生给予足够的重视。

黄老师曾治疗患者李某,女,65岁,教师。常常自觉胸部憋闷,呼气困难,胸骨后如有物堵,夜间为甚,曾被诊断为"冠心病"。长期服用"阿司匹林肠溶片、单硝酸异山梨酯缓释胶囊、丹参片"等药物,症状时轻时重。近期患者自感胸前区憋闷较前加重,前来就诊。查看患者曾服用的中药处方,大多为"栝楼薤白半夏汤、栝楼薤白桂枝汤"或"血府逐瘀汤"等化痰、活血之剂。该患者是教师,儿女在国外,退休后每日倍感空虚寂寥。病人整个就诊过程中均眉头紧锁,其"胸骨如有物堵"与中医梅核气的咽中异物感非常相似,结合其舌淡、苔白腻,脉弦,辨证为气郁痰阻。

黄老师予栝楼薤白半夏汤合半夏厚朴汤加减,处方如下:

清半夏15g,栝楼10g,薤白12g,石菖蒲10g,厚朴10g,绿萼梅15g,枳实10g,党参15g,茯苓15g,紫苏10g,生姜3片。

服药3剂后,患者胸闷、呼气困难等不适消失,胸骨后堵塞感消失。故二诊时在化痰的基础上,增加疏肝理气之药,疗效倍增,可见情志致病不容忽视。

不良情绪可以引发或加重心脏疾病,有些患者常因胸闷、心慌、气短到医院检查治疗,却查不到什么问题,也有些患者,本身心脏疾病并不严重,常常由于情绪问题导致急性发作。心内科的患者很多都有情绪问题,黄老师在辨证的过程中,细细体察,仔细辨证,重视肝气的疏泄条达,才取得好效果。

又有患者鲁某,女,52岁。头晕,动则益甚,全身疲乏,手足心热,饭后胃脘部有胀满感,舌淡,苔白,右脉弱,左脉略弦。患者脾胃虚弱,中气不足,则头晕,动则益甚;气虚,脾胃运化不及,则饭后胃脘部胀满;清阳不升,阴火上浮,则手足心热;气虚日久,运行无力而导致气机郁滞,故脉有弦象。该患者无明显情绪失常表现,但患者左脉略弦,可知气虚兼有气郁,《临床指南医案》说:"郁则气滞,其滞或在形躯,或在脏腑,必有不舒之现症……不知情志之郁,由于隐屈不伸,故曰气之升降开合枢机不利。"因而本案例若单用补气之剂,则气郁难开,故以健脾益气,疏肝理气为法。处方:黄芪20g,党参15g,炒白术10g,陈皮10g,升麻10g,柴胡10g,郁金12g,生麦芽10g,炙甘草10g。在健脾益气的基础上,辅以柴胡、郁金、生麦芽疏肝理气透热,患者服药5剂后上症悉除。

患者许某,男,67岁,农民。患者每日凌晨3~4点解大便2次,伴有腹部隐痛、泻后舒畅,患者自诉从中年时出现此症状,曾多方就诊未见好转,平素自服"四神丸",现腹痛较前加剧,且大便溏薄,患者急躁不安,自觉压力极大,时有心慌,消瘦,不思饮食,纳极差,舌淡,苔白稍腻,脉沉弦。患者之病属于中医五更泄之病症,其常用药为四神丸,而患者平素时有服用,却效果不佳,可见绝非脾肾虚寒泄泻。患者消瘦、纳极差,与脾相关;患者病久,精神压力大,烦躁不安,且脉沉弦,弦为肝脉,均为肝郁之象,可知脾虚肝郁。《伤寒杂病论》曰:"少阴病,四逆,其人或咳,或悸,或小便不利,或腹中痛,或泄利下重者,四逆散主之。"患者有腹中痛、泄泻之症,故予四逆散疏肝理脾。柴胡10g,白芍12g,枳实10g,生甘草6g,香附10g。服药1剂,患者腹痛止,里急症状减轻。服药3剂,患者大便正常,食欲较前好转,情绪较前稳定。后在此方的基础上加温阳健脾之剂,调理而愈。

情志不畅则肝气不舒,肝气郁滞则全身气血津液运行不畅,脏腑失和,使病机复杂化。临床上,需注意情志致病的因素,在诊治疾病过程中,需充分利用四诊收集信息,体察肝郁之象,用药注意疏肝理气,保持全身气机畅达。

二、辨证需重视脏腑关系

整体观念是中医理论体系的基本特点。中医认为人体是以心为主宰,五脏为中心的有机整体。黄老师非常重视中医的整体观念,强调认识、诊断及治疗疾病,都必须着眼于整体。本文就黄老师从脏腑关系诊治疾病,做一些介绍。

患者常某,女,28岁。平素易长口疮,每于食用辛辣之品,或者情绪急躁抑郁时多发,常常自服"黄连上清片、牛黄解毒片"等药,服药后口疮可好转,但病情反复,多迁延月余,经人介绍来黄老师处就诊。患者舌尖红,苔薄黄,脉细数,吃饭时口腔痛苦不堪,二便正常。

西医诊断:口腔溃疡。

中医诊断:口疮。

中医辨证:心经热盛。

治法:养阴清热。

方药:导赤散加减。

生地15g,木通6g,黄芩12g,生甘草10g,淡竹叶3g,共3剂。

患者服药后电话告知疼痛已消失,创面已愈合。

该患者长期服用苦寒之剂,直折火势,火热之邪,未能全消,导致病情迁延不愈。黄老师考虑心与小肠相表里,导热下行,给邪热以去路,使火热之邪从小便而解。该患者小便正常,可知心经火热未移于小肠,提示我们,临床使用导赤散未必要见到小便黄赤,对于小肠无热之患者,亦可使用利小便而分解心经火热之邪。

慢性支气管炎患者多病久缠绵,黄老师治疗咳喘效果显著。曾有患者金某,女,68岁。体胖,受凉则咳嗽、气喘,咳痰色白,纳差,舌胖有齿痕,苔白腻。

西医诊断:慢性支气管炎。

中医诊断:咳嗽。

中医辨证:脾虚痰阻。

治法:健脾益气,化痰止咳。

方药:四君子汤合止嗽散加减。党参15g,白术15g,茯苓15g,陈皮10g,桔梗10g,紫菀10g,荆芥10g,百部10g,炙甘草6g。

患者服药7剂后已无咳嗽咳痰。随后再予四君子汤合玉屏风散加减调理,患者于次年复诊,自诉咳喘发作明显减少。

患者王某,男,47岁,矿工。平素性格急躁易怒,暴怒后出现咳嗽不止,舌红,脉弦。黄老师辨证为肝火犯肺。予黛蛤散加减治疗,收效良好。

另有,刘某,男,78岁。咳嗽气喘20余年,受凉易发,双足冰冷,小便频,大便困难,舌淡暗,苔白,脉沉。辨证为肾阳虚,予肾气丸加减治疗,亦取得满意效果。临床上常见很多咳嗽患者,大便不通,此类患者,利用泻法,大便得通后,咳嗽常常有缓解。《素问》提出"五脏六腑皆令人咳,非独肺也",黄老师临床上治疗咳嗽,善于从整体把握病机,重视脏腑之间的关系,处方用药切中病机,疗效显著。

陈某,男,66岁。双下肢浮肿10余年。诊断为冠心病,心功能不全。患者浮肿严重时自服利尿剂减轻症状,但水肿日益严重,服用利尿剂效果欠佳。患者动则气喘,多汗,神疲乏力,纳差,眠差。舌淡暗,舌苔水滑,脉沉。结合患者脉症,考虑为脾肾阳虚,蒸化失司,发为水肿。

西医诊断:冠心病,心功能不全。

中医诊断:水肿。

中医辨证:脾肾阳虚水泛。

治法:温阳利水消肿。

方药:茯苓15g,炒白术15g,党参15g,黄芪20g,陈皮10g,大腹皮10g,木香10g,木瓜15g,生姜皮10g,川牛膝15g,黑附片(先煎)

9g,杜仲 15g,菟丝子 15g。

服药 3 剂,患者水肿消失,二便正常。

该方采用益火补土的治法,脾肾同治,全方共奏温肾暖脾、利尿消肿之功。肾阳为元阳,可温煦一身之阳气,故在温脾的同时,酌加温肾之剂,增强温阳之力,阳气足则寒水得化,水肿得愈。

此类病案不胜枚举,从此可以看出,整体辨证的重要性,也只有如此,才能从根本上解决问题,取得最佳疗效。

第四节　中医治法活用

一、治胃必求及于肝,肝胃同治

中医认为肝与脾胃在生理功能上关系密切,肝主疏泄,肝木疏土,助其运化,脾主运化,脾土则营木,利其疏泄。肝郁气滞,则最易犯胃。临床上以土不营木及肝木侮土最为常见。现代生活节奏快,各种压力大,最容易肝郁,故在治疗脾胃病的同时,疏利肝胆,则事半功倍。

《金匮要略·脏腑经络先后病脉证第一》云:"见肝之病,知肝传脾,当先实脾。"仲景认为肝病则治脾,再加以推敲,则不难看出,脾病亦当治肝。脾主运化,胃主腐熟,脾气升清,胃气降浊,此为常,失其常,则为病。肝主疏泄,调畅一身之气机,肝气调达,以助脾升胃降,脾胃气机升降失调,则最容易肝郁,故黄老师在临床中治疗脾胃病时,常加柴胡剂以助其效。

《伤寒论》云:"少阳之为病,口苦、咽干、目眩也。"黄老师在临床过程中发现,脾胃病患者常常伴有口干、口苦等症状。所以,合并有口苦者,黄老师常于方剂中合用小柴胡汤,如患者胸胁满闷者,加柴胡量;如舌苔黄、咽干者加黄芩量,大便干者生用,大便稀者炒用;如患者脾胃虚弱,喜温喜按者,加党参、大枣剂量;如呕吐恶心明显者,加半夏、生姜量,如大便硬结,心下硬满者,则改用大柴胡汤。

平胃散为治疗胃病的基础方,原方用以燥湿健脾,行气和胃。此方亦为黄老师所喜用,但黄老师认为苍术过燥,胃喜润而勿燥,故非舌苔厚腻者慎用,常以佛手代之。佛手不仅能除湿化痰,亦能疏肝,理气而不伤阴,亦能和胃止痛,用之最佳。胃阴虚者除用沙参、麦冬、石斛、生地外,常用山茱萸、芍药以滋肝阴。胃阴虚者,究其根本,必定存在肝肾阴亏,故在胃阴虚患者的治疗当中,常选一贯煎而非益胃汤。

黄老师曾治一胃痞患者,以"胃胀反复发作 2 年加重 1 个月"为主诉就诊。患者近 1 年来无明显原因出现反复胃胀,服用吗丁啉效果不明显。近 1 月来自感胃胀加剧,早饱,嗳气,无胃痛、反酸、胃灼热、恶心、呕吐等症状,口干、口苦,性情急躁,纳食不香,大便干,每日 1 次,小便如常。舌质淡红,苔薄白,脉象弦细。

西医诊断:萎缩性胃炎。

中医诊断:胃痞。

中医辨证:肝胃不和。

治法:疏肝和胃,理气消胀。

方药:柴胡六君子汤化裁。炒柴胡 12g,黄芩 10g,党参 20g,姜半夏 10g,厚朴 10g,佛手 10g,陈皮 12g,白术 15g,茯苓 15g,丹皮 10g,炒栀子 10g,焦三仙各 15g。

服药 5 剂后,患者口苦、口干症状明显减轻,纳食增进,胃胀不适明显好转,又进 5 剂诸症悉愈。

本案患者肝郁的症状较为明显,单纯服用吗丁啉促进胃肠蠕动效果不佳。本方以小柴胡汤疏肝理气,调畅情志,借肝气调达之性,以理气消胀,再稍加健脾行气之品,则收效甚宏。

肝与胃在生理上的密切关系也许对于我们来说并不陌生,但黄老师不是将其停留在理论层面,而是将其运用到临床当中去,指导临床立法用药。这是值得我们深思和学习的。

二、血瘀证巧用温阳法

作为一名中医医师,血瘀证治宜活血化瘀,或凉血活血,或温经活血,这是最基本的常识,人尽皆知,但黄老师在治疗血瘀证应用活血化瘀法的同时,常常辅以温阳法进行治疗。

黄老师说,血瘀证运用温阳法的理论依据来源于《内经》。《黄帝内经·调经论》云:"血气者,喜温而恶寒,寒则泣不能流,温则消而去之。"在临床当中并非没有因热致瘀,但因寒致瘀者,十之八九。所以在治疗血瘀证时常配伍温阳药物。中医基础理论认为,心主血脉,气血运行的动力源于心阳的鼓动,心阳虚衰,则气血运行不畅,遂成瘀血。所谓"流水不腐,户枢不蠹"讲的就是这个道理,所以保持气血运行通畅是治疗瘀血证的关键。讲到这里就不难理解为什么黄老师在治疗血瘀证时辅以温阳法了。

在温阳法的应用中,以温心阳为主,所以黄老师最喜用桂枝一味。桂枝既能温心阳,又能通经络,直接鼓动气血运行。张仲景创制桂枝茯苓丸以治疗妇人症瘕积聚,症瘕亦属血瘀范畴,现代临床常用之治疗子宫肌瘤,其中应用桂枝亦是此理。

又如冠心病,中医治疗参考胸痹证,现代医学认为是冠状动脉粥样硬化导致缺血所致,在中医看来是属于血瘀证,所以现在复方丹参片、丹参滴丸、丹香冠心注射剂等丹参之品甚是流行,但在古代,中医界老前辈们尚不能认识到冠心病的病理学基础,他们四诊合参,认为是胸阳不振、寒凝心脉所致,所以张仲景医圣治疗胸痹证以栝楼薤白半夏汤、栝楼薤白白酒汤、枳实薤白桂枝汤、乌头赤石脂丸等为主方,其中薤白、白酒、桂枝、乌头均属温药,反而活血化瘀类药物并未见到,但经过千年的临床验证,上述方剂确实有效,从另一方面验证了温阳法治疗血瘀证的可行性。

黄老师从此处得到启发,在治疗冠心病时常配伍应用温阳类药物,再后来黄老师扩大应用范围,将之应用到血瘀证的范畴。他常说,并非自己比别人聪明,只是喜欢多问一个为什么,知道为什么别人这样用有效,才会明白自己该去怎样做。

第五节　中医经方新用

一、桂枝汤临床应用经验

桂枝汤为群方之冠,治疗范围广泛,黄老师在临床上常用桂枝汤加减治疗外感、内伤多种疾病,现归纳如下。

桂枝汤常用于治疗感冒患者,《伤寒论》曰"太阳病,头痛,发热,汗出,恶风,桂枝汤主之",桂枝汤方剂所治疗的太阳中风为"啬啬恶寒,淅淅恶风,翕翕发热",可知患者恶风,还伴有发热,该发热可以是自觉发热,测体温并不高;也可以是低热,还可以是高热。如《岳美中医话集》记载了用桂枝汤原方治疗一个 14 岁女孩,该女孩恶风、发热半年余,时有发狂谵语,体温最高可达 40℃。舌苔淡黄而腻,脉浮缓。给药 3 剂而愈。敢于用桂枝汤治疗高热患者,非有高深辨证水平而不可为。

该病案提示我们,桂枝汤的应用并不受体温高低的限制,关键在于能把握病机关键,避免见发热就用寒凉之剂。桂枝汤中有生姜、大枣、甘草,该 3 味药可健脾养胃益气,可知适合用桂枝汤的感冒患者,一般为体虚患者,如禀赋不足、年高体虚、经期产后等。该类患者常有体型瘦弱,面白,皮肤细腻等特点。

曾用于治疗一个 20 岁女学生,外出游玩后出现恶风、发热、汗出,以头部多汗,夜间发热为甚,体温最高 38℃,舌淡红,苔白,脉浮。予桂枝 9g,白芍 9g,生甘草 6g,生姜 3 片,大枣 4 枚,每剂药煎 2 次,服药后喝热粥、覆被取汗,第一次服药后约 2h,全身略有汗出,患者自觉恶风好转，未再出现发热。

桂枝汤的应用范围绝不仅限于外感疾病，临床上，黄老师常用桂枝汤加减治疗各种汗出异常疾病。

曾治疗山西一位中年男性，诉平素夜间汗多，以胸部以上汗出为著，无恶寒、发热等不适。舌淡，苔白，脉弱。予桂枝9g，白芍12g，煅龙骨20g（先煎），煅牡蛎20g（先煎），炙甘草10g，生姜3片，大枣4枚。服药3剂而愈。该患者以做生意为生，常常心身疲惫，耗伤正气，故以桂枝汤调和脾胃气血，调和营卫，并加煅龙骨、煅牡蛎以收敛止汗。

由此可见，桂枝汤方剂不仅可治疗外感疾病，亦可治疗内伤杂病。《经方实验录》记载一病案"王右，无表证，脉缓，月事后期而少，时时微恶寒，背部为甚，纳谷减。此为血运迟滞，胃肠虚弱故也，宜桂枝汤"，文中分析桂枝汤为一补方，验之临床，确实如此。对于"桂枝汤证型"的人，使用桂枝汤方剂，常常能收到意想不到的效果。

黄老师曾治疗一产妇，她有颈椎病宿疾，加之产后劳累，产后尚未过百日，即出现颈部僵硬疼痛，抬头则痛甚，睡眠中时有双上肢麻木，平卧位也常常因上臂麻木而醒来，痛苦不堪。予桂枝10g，白芍15g，当归15g，葛根30g，炙甘草10g，生姜3片，大枣5枚。服药1剂后患者当晚双臂麻木症状大减，续服5剂后上症悉解。该患者产后体虚，予桂枝汤以益气养血、调和营卫，加当归以养血活血，重用葛根以解肌、舒缓筋脉。共奏调和气血，舒缓筋脉之效。

桂枝汤可用于治疗各类皮肤疾患。黄老师曾治疗一位26岁女性，以头枕部皮肤瘙痒、增厚，过去有医生诊断为"神经性皮炎"，时轻时重，病程已有10余年。该患者体质瘦弱，平素怕冷。舌淡暗，苔白，脉弱。予桂枝10g，白芍12g，当归15g，浮萍10g，炙甘草10g，生姜3片，大枣4枚。服药1剂后瘙痒减半，服药5剂而皮损消失。之后，该患者每遇情绪紧张焦虑、劳累时仍时有皮疹出现，自备药方，服药则愈。

黄老师采用桂枝汤加减治疗各种慢性疲劳综合征、水肿、睡眠障碍等多种疾病,均取得良好效果。由此可见,桂枝汤的应用范围广泛,疗效显著,值得我们进一步挖掘整理。

二、黄芪桂枝五物汤临床应用经验

黄芪桂枝五物汤源自《金匮要略》,是经方中治疗血痹的要方。其证为"身体不仁,如风痹状"。所谓身体不仁即肢体麻木,相当于现代医学中的感觉异常,多见于周围神经病变。黄老师临床运用黄芪桂枝五物汤加减治疗神经内科疾病,效果较为满意。

医案1

杨某,男,56岁。主诉右下肢麻木、僵硬不适等半年余。患者于半年前无明显原因出现右下肢麻木不适,以大腿前外侧麻木症状较明显,无疼痛、烧灼及其他感觉异常,日常活动无明显受限,曾行头颅 CT 检查,未见明显异常。

西医诊断:股外侧皮神经炎,给予甲钴胺及维生素 B_1 片口服,症状改善不明显,上述症状发作呈波动性,尤以天气寒凉及过度劳累时加重,饮食睡眠可,二便正常。舌淡胖,苔薄白,脉细涩。

西医诊断:股外侧皮神经炎。

中医诊断:血痹。

中医辨证:风寒湿痹。

治法:益气温阳,和营通痹。

方药:黄芪桂枝五物汤加减。

黄芪30g,桂枝15g,白芍15g,生姜20g,大枣12枚,当归15g,川芎12g,怀牛膝15g,防风12g。

用法及疗效:5剂,水煎服,每日1剂,服药5剂后,右下肢麻木症状大为减轻,觉局部瘙痒不适如蚁行感,药已中病,遂续服14剂后,麻木症状未再出现。

上述医案诊断为周围神经病,属于祖国医学的"血痹"之证。

《金匮要略》言:"血痹病从何得之? 师曰:夫尊荣人骨弱肌肤盛,重因疲劳汗出,卧不时动摇,加被微风,遂得之。外证身体不仁,如风痹状,黄芪桂枝五物汤主之。"现代药理研究表明黄芪桂枝五物汤能增加末梢循环血液供应,为局部组织提供充足的营养,并促进末梢神经的代谢及修复。可以广泛应用于以肢体麻木不仁、感觉减退或感觉异常为主证的神经系统疾病,如多发性末梢神经炎、糖尿病周围神经病变、急慢性格林巴利综合征、中风后遗症等,辨证加减化裁,效果满意。

医案 2

魏某,男,16 岁。主诉外伤后左侧眼睑闭合不全、口角歪斜 20余天。患者母亲诉 20 余天前因与同学发生口角斗殴致左侧面部重创,左侧眼睑肿胀、乳突后青紫。行头颅 CT 检查无明显异常,遂于神经外科给予甘露醇脱水降颅压治疗后,眼睑肿胀较前减轻,但乳突后压痛明显,左侧眼睑闭合不全,口角歪斜,发笑时尤为明显。查体:左侧额纹消失,眼裂变大,鼻唇沟变浅,鼓气漏气。

诊断为面神经损伤。给予泼尼松口服以减轻神经水肿及 B 族维生素、神经节苷脂等营养神经药物应用,配合针灸理疗。3 周来,左侧面神经损伤症状恢复不明显。

结合患者病史及诊疗经过,于原有治疗的基础上辨证施治如下:

西医诊断:面神经损伤。

中医诊断:面瘫。

中医辨证:气血瘀滞。

治法:通经络,利血脉。

方药:黄芪桂枝五物汤加减。

黄芪 20g,桂枝 12g,白芍 12g,生姜 10g,大枣 6 枚,当归 12g,丹参 12g,制乳香 6g,制没药 6g,蜈蚣 1 条,三七粉 3g。

用法及疗效:冲服,7 剂,水煎服,每日 1 剂。服药 7 剂后,左侧乳突部瘀血消失,局部压痛较前明显减轻。再诊时左侧眼睑的闭合功能仍不全,但抬头时可见左侧额纹出现,因进食稍差,遂佐以焦三仙各 12g,续服 20 余剂。左侧眼睑闭合完全,闭目有力,口角无偏斜,发笑时表情自然。

上述病案诊断为面神经损伤,属于祖国医学的"面瘫"之病。面瘫之病为何用血痹之方? 外证之身体不仁,如风痹状,推而广之,凡气血不足所致末梢循环较差,周围神经营养不良所出现的各种神经疾病,都可以运用黄芪桂枝五物汤,以改善末梢循环及营养代谢。黄芪桂枝五物汤间接地起到了营养周围神经的作用。患者外伤后致面神经损伤,故以黄芪桂枝五物汤为主方,合用张锡纯之活络效灵丹活血化瘀,改善局部瘀血状态。尤其要提到的是蜈蚣在周围性神经病变中的应用,张锡纯名医谓蜈蚣味微辛,性微温,走窜之力最速,内而脏腑,外而经络,凡气血凝聚之处皆能开之,更为神奇的是蜈蚣节节有脑,乃物类之至异者。故认为"至异之物必有非凡之能,其性能入脑,擅理脑髓神经,使其不失所司,功能得以恢复,蜈蚣通络开瘀之功于周围神经疾病中可见一斑"。临证中如果遇到脊髓炎、运动神经元病、多系统萎缩、格林巴利综合征等神经内科疑难重症,于辨证论治的基础上加入蜈蚣一味,必定会收到意想不到的效果。

黄芪桂枝五物汤,广泛用于治疗以肢体麻木不仁、感觉减退或感觉异常为主症的神经系统疾病,以肢体疼痛、无力、僵硬、阵挛、萎缩的运动系统疾病,产后身痛、自汗盗汗、产后指掌麻木、足痿不用等产后疾病。虽然黄芪桂枝五物汤方剂所主的疾病比较多,如在临床通常就通经络,利血脉,诸痹皆治;益表气,和营卫,疏风化疹;祛寒湿,暖五脏,益气温阳等。但辨证总以肢体麻木不仁为主,病机总以气血不足,肌肤不荣为要。临证之时,辨证论治,和荣之滞,助卫煦行,荣卫和谐,则肢体之麻木方可愈。

三、麻黄附子细辛汤临床运用经验

张仲景《伤寒论》少阴病提纲云:"少阴之为病,脉微细,但欲寐。"而少阴病的治疗方剂中最具有代表性是麻黄附子细辛汤,治疗太阳、少阴两证的经方。原文云:"少阴病,始得之,反发热,脉沉者,麻黄附子细辛汤主之。"太阳、少阴、两感辨证的基本病机为心肾阳虚,复感寒邪,表里同病,故用麻黄发表散寒,附子温肾强心,细辛搜剔,温散,深入至少阴之寒邪。本方虽仅3味药,但配伍精当,用之对症则功效甚伟。

关于麻黄附子细辛汤的临床运用,黄老师认为并不拘泥于《伤寒论》所述的"少阴病,始得之,反发热脉沉者",只要属于少阴病,而且方证对应,病机契合,还可广泛运用于内、外、妇、儿、五官科等多种病症中。在使用麻黄附子细辛汤这样的经方时,医家往往存在很多顾虑,比如过分担心麻黄、细辛、附子的毒副作用而不敢使用;或者使用时减少了原方的药味或剂量,效果自然大打折扣,甚至无效。现结合几则临证医案,领会黄老师运用本方的技巧。

医案1

张某,男,52岁。以恶寒、嗜睡3d之主诉前来就诊。患者形体消瘦,面色苍白,周身恶寒,背部尤甚,困倦欲眠,但卧床又难成寐,已有3d。患者嗜烟多年,有肺气肿病史。3年前在某医院就诊拍胸片发现肺部有一阴影,曾经抗感染治疗(具体用药不详)后阴影消失。但3年来常出现恶寒、精神不振、思睡等证候表现,每年发病3~4次,西医每次诊断均为"肺气肿""重感冒",给予抗生素、维生素、肌苷等药物,甚至输血治疗后可缓解,但一直未治愈。现症见精神萎靡,困倦思睡,纳尚可。舌淡,苔薄白,脉沉细。

中医辨证:患者发病伊始,便觉周身恶寒,困倦思睡,脉沉细,与《伤寒论》少阴病提纲证"少阴之为病,脉微细,但欲寐也"基本符合,为寒邪直中少阴所致,治以温经解表,方选麻黄附子细辛汤。

方药:炙麻黄10g,熟附片15g(先煎30min),北细辛6g,炙甘草6g。

用法:1剂,水煎服。

黄老师指出本证辨证须注意2个问题：一是不可受西医诊断影响；二是不必过多考虑后世医家所创立的诸多辨证方法，只需抓住现证，方证对应，即只要患者临床特征性表现与仲景书中的描述相符合，就可直接应用，此乃张仲景《伤寒论》著作的一大特色，这实际上是在重复仲景当年的临床实践，可谓运用经方的一条捷径。还需注意一点，患者年老体虚，且发病已3d，唯恐汗多伤正，故用炙麻黄代替生麻黄，再加炙甘草以匡扶正气。

患者服药1剂后，并无汗出，周身恶寒，困倦欲眠等症状渐渐消失，精神转佳。随访1年未复发。

医案2

患者，女，44岁。右膝关节疼痛10余年，有右膝外伤史，经X线摄片，西医诊断为"右副韧带损伤伴胫骨上端轻度骨质增生"，给予封闭治疗，未见明显好转，后寻求中医治疗，服用桂枝芍药知母汤加活血通络药物6剂，疗效不佳。近2日患者劳作后病情加重，自诉双下肢酸重，局部肿胀，压痛明显，右膝肌肉轻度萎缩。症见面色少华，舌淡红，根部有少量白苔，脉濡缓。痛处喜温怕冷。

西医诊断：右副韧带损伤伴胫骨上端轻度骨质增生。

中医诊断：痹证。

中医辨证：寒痹（阳虚寒凝）。

治法：温经散寒。

方药：麻黄附子细辛汤加味。

生麻黄30g，熟附片50g（先煎1h），北细辛20g，熟地60g。

用法及疗效：6剂，水煎服。患者自诉服6剂药物后右膝疼痛全部消失，剧烈活动或劳作后也未复发。黄老师指出：谨守病机是中医辨证论治的根本，而谨守病机的前提是准确地推求病机，即尽可能详尽地审疾并察症，完整地收集四诊情况，在此资料的基础上，通过由此及彼、由表及里的归纳概括、分析综合，最后作出病机诊断，辨证施治。《伤寒论》中麻黄附子细辛汤证的基本病机是心肾阳虚，复感寒邪,表里同病。这是相对于外感时病而言。若系内伤杂病,则其基本病机为阳虚寒凝。亦可选用治疗少阴病的麻黄附子细辛汤治疗。

医案3

患者,男,47岁。诉反复感冒1个月余。曾服用人参败毒散、小柴胡汤、桂枝汤合玉屏风散等,均无效。现患者自感睡眠及饮食尚可,唯下午及晚上背心发冷。证见头面畏风,流清涕。舌淡红,苔薄白,脉稍弱。

根据现有的证候表现,患者似无明显阳虚之象,服用人参败毒散、小柴胡汤、桂枝汤合玉屏风散益气解表之剂后应该有效,或者至少能有所缓解,但实际均无效。原因何在?细询之,方知患者经常腰痛绵绵,脾胃素畏寒凉,夏季也不敢吃生冷之物,当属阳虚体质,常规剂量未能使然。

西医诊断:感冒。

中医诊断:感冒。

中医辨证:阳虚外感。

治法:温阳散寒,温经解表。

方药:黄附子细辛汤。

生麻黄15g,熟附片30g(先煎1h),北细辛15g。

用法及疗效:仅服1剂,病愈。

黄老师指出:人之体质,禀于先天,成于后天。2000年前的《内经》中就记载着太阳之人、少阳之人、太阴之人、少阴之人、阴阳和平之人以及木形之人、火形之人、土形之人、金形之人、水形之人的心理、生理、病理特征与治疗宜忌等内容。《伤寒论》中亦提到"酒客""淋家""疮家""衄家""亡血家"等,皆属于体质辨证的范畴。本案例中病人体质属阳虚,而麻黄附子细辛汤证的病理基础便是素体阳虚。故黄老师治疗风寒外感,常存"素体阳虚"之念于胸中,使麻黄附子细辛汤用之事半功倍。此种思路亦可拓展扩大,在治疗各种外感病或者内伤杂病中需根据病人的体质临证考虑,适时加减。

麻黄附子细辛汤是临床中较常用的经方,通过上述病案的分析,其临床应用可从方证对应、辨识病机、体质因素等方面综合考虑,胆大心细,才能事半功倍,真所谓"药中肯綮,如鼓应桴"。

四、苏子降气汤临床应用经验

苏子降气汤来源于《太平惠民和剂局方》,是临床中常用的方剂之一,由苏子、半夏、厚朴、前胡、生姜、橘红、当归、甘草、肉桂9味药组成。本方的适应证为上盛下虚、痰喘咳嗽诸症,肺气肿、慢性支气管炎、风心病、梅核气、消化道癌症等均可参考应用。由此可见,该方治疗范围广泛,可涉及呼吸系统疾病、心血管疾病,甚至一些疑难杂症等。黄老师指出:苏子降气汤在临床中治疗效果显著,当然前提是辨证准确,立法得当。中医的辨证论治应在辨病的基础上突出辨证。现将黄老师应用苏子降气汤临床案例分别介绍于下,以见一斑。

医案1:慢性支气管炎

患者张某,男,71岁。主诉咳嗽、气喘、咳痰反复发作23年。西医诊断为慢性支气管炎,曾多次住院治疗。患者1周前受凉后咳嗽加剧,咯白色黏痰,量多,伴有气喘,活动后加剧,伴腰酸乏力。西医治疗(具体药物不详)1周后,症状改善不明显,后寻求中医治疗。

现症见:呼吸气粗,纳差,下肢欠温,腰酸乏力,二便尚可。舌质紫淡,苔白腻,脉滑。

西医诊断:慢性支气管炎。

中医诊断:哮喘病。

中医辨证:痰浊阻肺,肺肾两虚。

治法:化痰降逆,温肾纳气。

方药:苏子降气汤加减。

苏子10g,前胡10g,陈皮10g,当归10g,半夏10g,补骨脂10g,胡桃肉 10g,杜仲 10g,菟丝子 10g,肉桂 6g,炙麻黄 6g,厚朴 6g,茯苓 15g,沉香(后下)3g,焦神曲 20g,鸡内金 20g,丹参 20g,甘草 6g。5剂,水煎服。

二诊:气喘、咳嗽症状缓解,嘱其按原方再服 5 剂。

三诊:临床症状消失,病情基本得到控制。

分析:结合证候表现及舌脉分析,患者属典型的上盛下虚的咳喘之证,故选苏子降气汤加减,本方证由痰涎壅肺、肾阳不足所致,其病机特点是"上实下虚",但上案例以实为主,故治以降气平喘,祛痰止咳为重,兼顾下元。方中苏子降气平喘,祛痰止咳,为君药;半夏燥湿化痰降逆,厚朴下气宽胸,燥湿除满,前胡下气祛痰止咳,以助苏子降气祛痰平喘之功,共为臣药;君臣相配,以治上实,肉桂温补下元,纳气平喘;当归既治咳逆上气,又养血补肝润燥,同肉桂以增强温补下虚之效;略加生姜、苏叶以散寒宣肺,共为佐药;甘草、大枣和中同时调和诸药,是为使药;诸药合用,标本兼顾,上下并治,而以治上为主。考虑患者为老年男性,下虚的表现更为明显,加入补骨脂、胡桃肉、杜仲、菟丝子等药物温肾助阳,强腰健骨;因舌质紫淡,加入丹参活血化瘀,焦神曲、鸡内金能健脾醒胃,消食导滞。本方妙在用肉桂以补益君与相之火,君火充足则膻中阳振,膈上饮气自消,相火充足则肾气蒸化、津液运布,使得浊邪消除;肉桂纳气入肾,治上盛下虚,更为有利。此方共奏亦行亦补,有润有燥,治上顾下,标本兼施,为豁痰降气,平喘理嗽,宽胸理气,通秘和中,纳气归元之效。

病案 2:肺气肿

患者王某,男,56 岁。主诉喘咳已十余年。西医诊断为肺气肿。近来症状日益加重,咳嗽,痰多色白,呼吸不畅,气逆不得平卧。舌质润滑而胖,脉弦。初辨证为痰饮凝滞,肺气不利之证。方选苓甘五味姜辛汤,治以温肺化饮,敛气平喘,但服药 5 剂后症状未缓解,疗效不佳。细察其脉,两寸弦而两尺软,并有溺多、神疲、体倦、腰腿无力等证。

西医诊断:慢性支气管炎,肺气肿。

中医诊断:喘证,咳嗽。

中医辨证:上盛下虚之喘证。

治法:降气平喘。

方药:苏子降气汤加减。

苏子 10g,半夏 10g,厚朴 6g,前胡 10g,生姜 6g,橘红 10g,当归 10g,甘草 6g,肉桂 6g,人参 6g,冬虫夏草 6g。

疗效:服 1 剂后咳喘症状即有所缓解,能平卧。

二诊:前后共服 9 剂,病情基本得到控制。

分析:肺气肿的形成多发于久咳之后,患者一般有慢性肺病病史多年,年龄多在 4 旬开外,故能形成上盛下虚之证。上盛的表现为肺气肿的症状,如咳嗽咳痰,胸部满闷,呼吸不利,短气不足以息等症;下虚表现为肾虚的症状,如周身无力,腰腿酸软,小溲频数,精神疲倦等症状;故以苏子降气汤,予以降气疏壅,引火归元,祛痰止咳。方中苏子、生姜、半夏、厚朴、橘红开胸降逆,利气化痰;前胡宣肺下气;当归润燥养血;甘草安脾,调和诸药。古人有云"损其肺者益其气",故加入人参补益肺气,但是需注意"气有余便是火",人参用量不可过大,需要在临证中适时加减。还需注意一个问题,由于"肺与大肠相表里"的理论,临床中肺气肿的病人多有便秘不通或排便困难之象,此属痰气蕴结膈上,津液不能下达,古人称为"气秘"是也,如果误认胃肠燥结,滥施苦寒荡涤之品,徒伐胃气,反伤津液,通而复秘,于病无益。用本方降气以达津液,使肺肠表里相通,大便不攻而自下,而且方中苏子、当归皆有润肠作用,适当增加剂量效果更佳。老人及体质素弱者,加人参 3~6g,推动气机下行,以增强排便的作用,如果为命火衰微,痰湿特盛,肾气虚冷之便秘,用本方送服半硫丸 30 粒即可。

医案3:风湿性心脏病

苏子降气汤,不仅可以治疗慢性支气管炎、肺气肿等肺系疾病,对于某些心脏病的喘咳、短气、痰多、心悸,随症加减,往往也疗效显著。

患者韩某,女,38岁。主诉气短、心悸、咳嗽痰多4月有余。经西医诊断为风湿性心脏病。望诊:面白不华,苔薄质淡而润。闻诊:语言低微,气不足息,频频咳嗽。切诊:六脉沉小数软。时当暑天,仍着毛线衣,自称身寒恶风,倦怠乏力。从脉证分析,此证为肾阳不足,肺气亦衰,阴来阳搏,故脉反小数。

西医诊断:风湿性心脏病。

中医诊断:心悸。

中医辨证:心脾两虚,肾阳不足。

治法:补益心脾、温阳纳气。

方药:苏子降气汤加减。

苏子10g,半夏10g,厚朴6g,前胡10g,生姜6g,橘红10g,当归10g,甘草6g,肉桂6g,人参6g。5剂,水煎服。

二诊:患者自诉服5剂后症状减轻,咳嗽咳痰减少。再以本方加减化裁,服至16剂而症状消失,能恢复日常工作。

分析:根据中医学理论,此证属上盛下虚之证。盖肺为气之主,肾为气之根,气虽由肺所主,其根则在于肾。因为天阳之气藏于肺,水谷之气聚于胃,两气相并积于胸中者,谓之宗气。宗气虽在于上,必须下藏于肾中,借肾气摄纳主持,则抟聚不散,始能产生气化作用。所以肺主气,实为气之标,肾主纳气方为气之本也。肺属金,肾属水,有母子之义,肺气下藏于肾,《道藏》称为"母隐子胎"。母子相亲,互相依附,即"呼出心与肺,吸入肾与肝",阴阳升降,息息相通,何病之有?然肾为水脏,中寄相火,如果水火相济,其气为温,是名"少火生气",则肺气得悦,来就其子,是肾能纳气矣。如果下元虚衰,肾水不滋,相火过旺,少火则变成壮火,是名"壮火食气",肺畏火克,母子相仇,则肺气不能下藏于肾;亦有火衰则水盛,水寒而金冷,津液不得少火之蒸化,则留而为饮,上迫肺气,气不下达,亦不能下藏于肾。前者变生火旺灼金之喘咳,后者变生阳虚水寒,肾冷则津凝之喘咳,然皆统属肾不纳气。苏子降气汤属于后者,它能宽胸、理肺,温下利上,纳气平喘,使肺肾之气相接,母子相亲,津气重新敷布,则以上诸证自可消除。

另外,苏子降气汤还能治疗胸痹心痛。根据临床观察,胸痹疼痛的病机,多为胸阳不振,痰饮内阻,或心肺气血不利,不通则痛。而本方具有降气宽膈、豁痰宣肺之功,方证对应,必显奇效。若胸阳不振,加桂枝、薤白、菖蒲,温通心阳;痰浊阻滞,则加栝楼、川贝母、枇杷叶,宽胸理气,化痰止咳;心肺气血瘀滞不利的,加木香、郁金、延胡索、枳壳,理气止痛。上盛下虚的病人有些可见小溲不利,少腹胀满,下肢浮肿等证,其病机为肺气郁逆,肾气虚衰,气化之令不行所致。用本方加桔梗6g、白豆蔻6g,以开提肺气;茯苓、泽泻各9g,以利水道;加少许人参,佐肉桂以行气化,上焦得通,下焦得温,小溲通畅,肿胀自消。

医案4:梅核气

患者吕某,女,37岁。4年来下肢浮肿不消,近半月又发现咽喉不利,如物梗塞,咳之不出,咽之不下,时时咳逆,并有胸满气短、头目眩晕、食欲不振、倦怠少力等症状。查其面色黧黑,舌苔滑质淡且胖,脉来沉弦无力。初诊认为痰气凝滞之梅核气病,用四七汤2剂,症状未能缓解。

西医诊断:慢性咽炎。

中医诊断:梅核气病,外感郁热。

中医辨证:痰气凝滞,上盛下虚。

治法:化痰理气,淡渗利湿,温肾健脾。

方药:苏子降气汤加减。

苏子10g,半夏10g,厚朴6g,前胡10g,生姜6g,橘红10g,当归

10g,甘草6g,肉桂3g,茯苓9g,泽泻9g,桂枝4.5g。

用法:6剂,水煎服。

二诊:患者诉服3剂,浮肿即消,咽喉已不梗塞。按原方继续服用3剂,痊愈。

分析:苏子降气汤可治疗上盛下虚的梅核气。梅核气病机为气郁痰凝,阻塞咽喉所致,临床表现为咽喉部异物样梗阻感觉,咯之不出,咽之不下,患者颇痛苦。临床中常用小半夏汤、四七汤等方剂开郁理痰,便可获效。但是如果证属上实下虚的痰气凝结,则需选用苏子降气汤加减治疗。本症患者浮肿多年不消,皆因脾肾亏损,脾虚不能运化水湿,肾虚不能温煦气化,其痰湿不得运化,在上阻结于肺,形成时时咳逆,胸满气短之症,结于咽喉形成梅核气,此为"上盛",在下脾肾亏损,阳虚水泛则表现为下肢浮肿,此为"下虚"。本证的病理特点,痰气凝滞为其标,脾肾亏损为其本,徒利痰气之标,不治脾肾之本,是以徒劳。黄老师在临证中以苏子降气汤为基础,将肉桂减至3g,加桂枝4.5g,能降气化痰,还能纳气归元,用桂枝则可通阳宣痹,下气利咽,另加茯苓、泽泻各9g,以淡渗利湿,健脾利水。

另外,苏子降气汤治疗痰气郁阻证的噎膈亦有效,噎膈与现代医学中食道癌类似,此病中医的病机多认为因忧思郁结,木郁气滞,痰涎交阻而食物难下;气不得下,胃津不布,便秘不通,这样便会出现痰气愈结愈甚,津液亦必日渐减少的恶性循环。治疗方法必须开豁痰气的瘀结,以敷布津液的畅达,同时应佐以润燥之品更佳。苏子降气汤虽不能治疗癌症,但在食道癌早期可起到缓解症状的治疗作用,临证中还可加旋覆花、代赭石降镇痰气;白蔻仁、炙枇杷叶开利胸脘;桃仁、杏仁滋阴润燥。往往可取得改善症状的作用。

五、升降散临床运用经验

古今之方具调畅气机、升清降浊之功者,当首推清代医家杨栗山之升降散,升降散本为瘟疫而专设,乃温病之总方。杨栗山《伤寒瘟疫条辨》曾论:"方以僵蚕为君,蝉蜕为臣,姜黄为佐,大黄为使,米酒为引,蜂蜜为导,六法具备,而方乃成。僵蚕味辛苦气薄,喜燥恶湿,得天地清化之气,轻浮而升阳中之阳,故能胜风除湿,清热解郁,从治膀胱相火,引清气上朝于口,散浊逆结滞之痰;蝉蜕气寒无毒,味咸且甘,为清虚之品,能祛风而胜湿,涤热而解毒;姜黄气味辛苦,性温无毒,能入心脾二经,行气散郁,祛邪伐恶,建功辟疫;大黄味苦,大寒无毒,上下通行,亢盛之阳,非此莫抑。盖取僵蚕、蝉蜕,升阳中之清阳;姜黄、大黄,降阴中之浊阴,一升一降,内外通和,而杂气之流毒顿消。"

升降散虽为瘟疫所设,然而后世医家对其临床应用范围的认识更为深刻,升降散不仅能治疗瘟疫,还可治疗许多外感疾病及内伤杂病等。黄老师运用此方治疗外感或内伤之低热、呃逆、失眠、便秘等多种病症,疗效确切,现将有关升降散的临床医案分类整理,列举典型的案例如下。

1. 外感郁热

医案1

张某,男,43 岁。患者 1 周前感冒,经治疗后恶寒、发热、头痛等症已除。

现症见:心烦胸闷,咽干,面部阵发性烘热,偶尔咳嗽,大便稍结。舌红,苔薄黄,脉浮数。

脉症合参,应为火郁之证,其病机为余热未清,郁伏于里,不得透达之故。

西医诊断:上呼吸道感染。

中医诊断:郁证。

中医辨证:外感郁热。

治法:清透郁热。

方药:升降散加味。

僵蚕8g,蝉蜕6g,淡豆豉6g,栀子10g,姜黄5g,大黄(后下)5g。

用法:3剂,水煎服。

二诊:患者诉服3剂药后,神清气爽,诸症已除。

分析:患者外感后,表证已除,唯见心烦胸闷、咽干、面部阵发性烘热等火郁之证。《内经》虽有"热者寒之"之指导思想,然对于火郁之证,大剂苦寒似为不妥,有凉遏气机之弊,需遵循"火郁发之"的治疗原则。单用栀、豉又嫌药力不足,此时治疗,唯升降散颇为切合。方中僵蚕、蝉蜕使郁热随气机宣畅得以外透,大黄、姜黄为泻火化瘀使郁热从大便而泄,故其治疗火郁,既有升之、散之、扬之之意,又有表里分消之妙。因胸闷心烦,故合栀子豉汤,以增强本方宣透胸膈郁热之功。

医案2

徐某,女,46岁。患者数天前感冒,虽不再咳嗽、流清涕,然低热(37.3℃)不除,全身乏力,自觉颈部强痛不适,左耳疼痛,口干苦,不欲饮水。服消炎药3d,上症仍在。舌红,苔薄黄,脉浮稍数。

西医诊断:感冒。

中医诊断:郁证。

中医辨证:外感郁热。

治法:清透郁热。

方药:升降散加减。

蝉衣6g,大黄6g,姜黄10g,白僵蚕10g,柴胡10g,黄芩10g,葛根10g,仙鹤草15g。

用法:3剂,水煎服。

二诊:患者诉服3剂后诸症消失。

分析:外感后表证已除,但郁热仍在,故发低热,口干苦,提示少阳之邪仍存。外邪内闭少阳,清窍郁闭,不通则痛,故耳痛,苔薄黄,脉浮数。此乃郁热之征证。对郁热之证,若用大剂苦寒清热则不妥;单凭低热、口干苦而用小柴胡汤亦嫌药力不足。方取升降散升清降浊,透达郁热,清之透之,药力相当,配柴胡、黄芩和解少阳以开耳之郁闭,通达清窍,加葛根以除颈部强痛,取仙鹤草以代党参则有小柴胡汤意,仙鹤草味微甘,补虚,入肺脾肝经,既能补气,又能补血,在这里主要取其有补虚、强壮的作用,并非仅限于其收敛止血而用之,在此既能扶正,又无党参壅滞气机之弊。

需要注意的是,以上2则病案,同为外感后郁热,但表现不一。其区别在于案1就诊时测体温不高,仅表现出阵发性面部烘热感;案2则体温升高。因同为郁热故其治疗均为以升降散为主,升清降浊,既透达郁热于外,又泻火化瘀于下。其不同之处则在于案1之郁热偏于胸膈而胸闷,故合栀子豉汤,宣透胸膈郁热;案2则已涉及少阳,且有全身乏力之气虚表现,故合小柴胡汤,以仙鹤草代党参。

2. 内伤低热

医案

周某,女,43岁。患者诉低热2年,体温波动于37~37.3℃,自觉阵发性烘热汗出,一日数次,每次持续数分钟。伴心情抑郁,胸闷叹气,心烦焦虑,失眠多梦,胸胁及乳房胀痛不适,四肢不温,口干而苦,便意频繁但排出不爽,小便色黄。舌红,苔薄黄,脉弦细而数。就诊时体温37.1℃。

西医诊断:焦虑症。

中医诊断:郁证。

中医辨证:内伤低热。

治法:疏肝理气,透泄郁热。

方药:升降散加味。

僵蚕10g,柴胡10g,枳壳10g,白芍10g,当归10g,蝉衣8g,姜黄8g,生大黄6g,甘草6g。

用法:5剂,水煎服。

二诊:患者诉服药后烘热感减轻,每天仅1~2次,已无汗出,饮食增加,精神好转。诊时体温36.8℃,切脉弦细。仍守前方去枳壳,嘱再服 5 剂。后随访,诸症消失。

分析:患者由情志不遂而致病,肝主疏泄,肝气郁结则疏泄失职,气失条达,故见胸闷叹气、乳房胀痛、大便不调等症;郁久化火,内扰心神,故心烦失眠多梦;火郁气滞,阳气不达四末,故四肢不温;肝气郁结,木不疏土,致脾虚不运则纳差乏力;热郁于里,不得外达,则见阵发性烘热或低热。诸般见症,皆为肝郁化火使然,治当疏肝解郁、宣泄郁火。升降散方中,僵蚕、蝉蜕可使郁火随气机宣畅而得以外透;大黄、姜黄泻火化瘀,使瘀热得以从大便下泄;加柴胡、当归、白芍,寓逍遥散意,疏肝解郁,柔肝理脾,其中柴胡与枳壳配伍,亦有升降调气之功。诸药合用,可使郁解气达,热透火泻,邪有出路。

3. 失眠

医案

李某,女,59 岁。患者诉失眠 1 周。1 周前饱食羊肉后沐浴,当晚即失眠,伴心烦,天亮前出汗,口苦而干,饮食无味,大便秘结。舌红苔黄,脉之沉弦而数。曾服夜宁糖浆和安定无效。

西医诊断:失眠,睡眠障碍。

中医诊断:不寐。

中医辨证:肝郁化火证。

治法:疏肝理气,透泄郁热。

方药:升降散加味。

大黄 10g,白僵蚕 10g,姜黄 10g,生栀子 10g,淡豆豉 10g,蝉衣 6g,酸枣仁 30g。

用法:3 剂,水煎服。

二诊:诉服药后每晚能睡 6~7h,饮食增加,大便通畅。嘱其按原方再进 3 剂,经随访,此后睡眠正常。

分析:细问病史,患者既往喜怒无常,心烦抑郁,肝郁症状明显。今饱食后沐浴使脾失健运,五谷停滞,郁热化火,使郁热更甚。心藏神,肝藏魂,郁热内扰,使心肝失于所藏,神魂不安,故心烦失眠。口苦而干,大便秘结,舌红苔黄,均为郁热之证。脉弦数为肝经郁热使然。治当泻肝胆郁火,用升降散加味。方中僵蚕、蝉衣升散透达,使瘀热随气机宣畅得以外散;大黄、姜黄泻火化瘀,使瘀热从大便而泄,瘀热得以宣泄,心能藏神,肝能藏魂,失眠自愈。加栀子、豆豉清热除烦,加酸枣仁养心安神。

4. 呃逆

医案

张某,男,62岁。患者呃逆2周。经某医用芍药甘草汤加味和谷维素、阿托品治疗无效。现症见:呃逆数分钟一发,发则呃逆连声,持续数分钟至10余分钟,呃声低怯无力,有时睡中亦因呃逆醒来,有时因呃逆而彻夜不眠,疲惫不堪,极为痛苦。伴饮食减少,胃脘痞塞,心烦急躁,胸闷不适,目眶凹陷,肌肤燥涩,大便秘结,三五日一行。舌红、苔薄黄,脉弦细而数。

西医诊断:胃神经症。

中医诊断:呃逆。

中医辨证:气阴亏虚,升降失常。

治法:益气养阴,和胃降逆。

方药:升降散合芍药甘草汤加味。

僵蚕10g,姜黄10g,麦冬10g,生地10g,大黄10g,党参10g,甘草10g,蝉蜕6g,白芍50g,威灵仙25g,酸枣仁25g。

用法及疗效:3剂,水煎服。并嘱患者加强活动,以分散注意力。患者服1剂后呃逆稍减,夜能入睡数小时。第2剂后呃逆大减,仅偶发数次。第3剂后未再呃逆。随访至今未发。

分析:患者呃逆达半月之久,西医学认为,呃逆是膈肌痉挛所致。药理研究表明,芍药甘草汤可缓解肌肉痉挛,对本病应当有效,但前医选芍药甘草汤5剂,竟未见效用,何故?须知中医治疗的核心思想为辨证论治,切不可用西医理论指导中医治疗。本例患者上见呃逆等胃气上逆之象,中有胃脘痞塞等升降失调而气机壅塞于中之证,下见大便秘结等浊气不降之候,升降失调,显而易见。目眶凹陷,肌肤燥涩,大便秘结,且见神疲倦怠纳差,舌红脉细数,气阴亏虚明矣。清代名医唐大烈编纂的《吴医汇讲》有云:"治脾胃之法,莫精于升降。"故以升降散为主复其升降,加党参、麦冬、生地益气养阴,加酸枣仁养肝安神,用芍药甘草汤和威灵仙解痉,清升浊降,气充阴复,痉挛得止,呃逆自除。

5. 便秘

医案

周某,女,36 岁。患者便秘已 10 年,经养血、润肠、通腑等治疗,收效甚微。现证见:大便干结,每三五日或十余日一行,如厕每每达30min 至 1h 之久,挣得面红目赤,方解下羊屎状大便 3 ~ 5 枚,腹不胀满,亦不矢气。伴头昏,易感冒咽痛,时时"上火"。隆冬严寒,衣着单薄,有时仍觉燥热或面部阵发性烘热感,然手足不温。

西医诊断:便秘。

中医诊断:便秘。

中医辨证:邪热内郁,升降失常。

治法:宣泄郁热,升清降浊,润肠通便。

方药:升降散加味治之。

僵蚕 6g,大黄 6g,姜黄 6g,蝉衣 6g,白芍 30g,牛蒡子 10g。6 剂,水煎服。

二诊:诉服药期间大便通畅,嘱其仍守原方,改隔日 1 剂,如大便通畅,再改为每隔 2 日或 3 日 1 剂,逐渐停药。经如此治疗后大便正常。

分析:本例便秘由火郁于内,升降失常所致。火热之性炎上,火郁于内,不得发越,冲逆于上,故咽痛,时时"上火",阵发性烘热;郁火上扰清宫,故头昏;火郁于内,灼液伤津,肠道失润,故便秘而腹无所苦;火热内郁,阳气不达四末则手足不温,乃热厥之谓也。升降散方中僵蚕、蝉衣能透达郁热于外,大黄、姜黄泻火化瘀于下,郁火得去,伤津耗液之因得除,肠道得润,便秘自除。加牛蒡子者,一则因其性能降,助升降散升清降浊,以恢复气机之升降;二则其性滑利,能通大便;三则其味辛苦,能散郁热,有治本澄源之妙。加芍药可滋阴增液,润肠通便。诸药合用,宣泄郁热,升清降浊,滋阴润肠,故对热郁液亏之便秘有较好疗效。

6.耳聋

医案

董某,男,42岁。主诉突发性耳聋2周。患者2周前晨起时突发耳聋,以左耳听力下降为著,伴头重脚轻、心烦困倦,急于医院就诊,诊断为突发性听力障碍。给予改善循环药物静脉滴注及口服甲磺酸倍他司汀等药物治疗,患者听力未见明显恢复。遂于中医诊所就诊,服汤药数剂,鲜有效果,遂于黄老师处就诊。现症见:患者体态丰硕,毛发油腻,诉平素喜肥甘酒酪。工作繁忙,应酬较多。近日左耳听力较2周前未见好转,头重如裹,心烦难眠,腹胀纳差,大便黏腻不爽,小便秘浊骚臭。舌质红,苔黄腻,脉寸关浮滑兼数。

西医诊断:突发性听力障碍。

中医诊断:突发性耳聋。

中医辨证:郁热内阻,蒙蔽清窍。

治法:升清,化浊,开窍。

方药:遂疏升降散合清震汤。

僵蚕12g,蝉蜕9g,菖蒲15g,姜黄9g,大黄12g(后下),磁石30g(先煎),苍术15g,荷叶15g,升麻6g。5剂,水煎服,每日1剂。

二诊:患者头晕、心烦之证较前大为好转,大便通畅,小便转清,左耳听力较前有所恢复,续前方减大黄为6g,加茯苓15g,7剂续观。

三诊:前证已去八九,观舌脉较前明显好转,左耳听力明显提高,遂续前方,7剂善后。

分析:黄老师索前医所开之方乃龙胆泻肝汤。此方专为肝胆湿热之邪而设,乍看似合该证,然不效之因缘于此方苦寒,性善趋下。

黄老师讲治疗该病,重点在于调理气机升降、清宣透达湿热之邪。患者素体肥胖,痰湿之邪内生,平素生活安逸,劳作较少,遂致三焦气机不通,郁热内阻,蒙蔽清窍,终致突发性耳聋,黄老师以升降散清解郁热,合清震汤升化清阳,遂郁热透达,清阳上升,诸症皆消。

7. 牙龈痛

医案

蓝某,女,45 岁。患者诉上部牙龈痛,进冷物加剧,伴左侧面部疼痛,鼻出热气,睡眠不安。脉沉而数,苔黄滑。曾服用牙周宁和黄连上清丸等无效,继用甲硝唑 3d 诸症仍不除。此为阳明胃热上扰齿龈,郁而化火之故。

西医诊断:牙周炎。

中医诊断:牙痛。

中医辨证:阳明热盛,胃热郁火。

治法:清透阳明郁热。

方药:升降散加味治之。

白僵蚕 10g,大黄 10g,姜黄 10g,蝉衣 6g,玄参 15g,桑白皮 15g。3 剂,水煎服。

二诊:诉牙龈和面部疼痛消失,睡眠好转,鼻中热感减轻。视其舌苔薄黄,此乃余热未尽,守方再进 3 剂而痊愈。

分析:牙龈属足阳明胃经,郁热积于胃腑,循经上炎,致牙龈气血壅滞不通而生疼痛,冷则使气血更加壅滞而疼痛加剧。肺胃之气同降,胃热上炎致肺热亦上循清窍而出,故鼻出热气。苔黄滑,脉沉数为郁热之征。治当清透阳明郁热,方用升降散为主,加桑白皮和玄参清肺胃之热,郁热得清,牙龈疼痛自止。

8. 咽喉炎

医案

张某,男,46 岁。患者因咽痛经五官科诊为咽喉炎。曾服利君沙、华素片,并以庆大霉素、地塞米松雾化治疗 1 周,仍咽喉疼痛,自觉咽中有物,吞之不下,吐之不出,咽干而不欲多饮,胸闷不适,大便已 3d 未行,小便色黄量少。舌红,脉弦数有力。

西医诊断:咽喉炎。

中医诊断:喉痹。

中医辨证:痰热郁阻咽喉,气机失于升降。

治法:清热化痰,升清降浊。

方药:升降散加味。

僵蚕 6g,蝉衣 6g,姜黄 10g,桔梗 10g,川贝母 10g,甘草 10g,玄参 15g,生大黄(开水浸泡)5g。3 剂,水煎服。

二诊:患者诉 3 剂后疼痛减轻,效不更方,守方加减 10 余剂而愈。

分析:咽喉为肺胃之门户,气机升降之通道,患者素患咽喉炎之疾,肺胃邪热久郁,外邪袭表,结于咽喉,郁火灼津,咽喉失养则痛;灼津成痰,痰气交阻,阻碍升降,故自觉咽中有物。方用升降散宣散上焦郁热,泻火祛痰通下,以复其升降之功;加川贝母以助僵蚕化痰;加玄参滋肺胃阴津以濡养咽喉;加桔梗、甘草宣肺化痰,开结利咽。诸药合用,清升浊降,热去痰除,气机通畅,咽喉得养,诸症自愈。

9.失声

医案

王某,男,47 岁。患者诉感冒后发热恶寒虽解,但语声嘶哑,有时不能言,咽喉干燥而痛,伴腹胀,大便秘结难解,量少,虽用麻仁丸、六神丸等药,然上症仍无改善。视其舌苔薄黄,切脉浮数。

西医诊断:咽炎;失音症;喉炎。

中医诊断:失声。

中医辨证:外感风热,肺胃郁热。

治法:疏风清热,透达郁邪。

方药:拟升降散加味。

白僵蚕 10g,大黄(后下)10g,桑白皮 10g,姜黄 10g,玄参 10g,胖大海 10g,蝉衣 6g。5 剂,水煎服。

二诊:诉服药 5 剂后声嘶已除,大便已不结,但量少,腹时胀。守方,去胖大海和桑白皮,再 3 剂而愈。

分析:患者感冒后风热毒邪入内,与肺胃郁热结于咽喉会厌,会厌为声音之门户,今外邪侵犯,郁火灼津,上熏会厌,加之痰火郁结,肺金失鸣而声音嘶哑,咽喉干痛,此乃邪热郁于上之征。肺与大肠相表里,故腹胀、大便秘结,为邪热郁于下之象。治当透达郁热,调和升降,佐以宣通肺窍、化痰散结,方用升降散加味。方中僵蚕疏散风热、清利咽喉;蝉衣祛风散结;姜黄化痰通络;大黄清泄郁热于下;玄参滋肺胃之阴津,以滋养咽喉,且能散结;桑白皮清肺热,胖大海清肺润喉以开音,两药相配,上清肺热。诸药合用,功可疏风清热、宣肺透邪、化瘀散结、滋养咽喉,故能获效。

10. 过敏性皮炎

医案

吴某,男,15 岁。患者诉感冒后出现红色丘疹伴瘙痒 1 月余。西医诊断为过敏性皮炎,经用西药治疗无效(具体用药不详)。现症见:胸背部仍见散在性红色小丘疹,瘙痒,尤以夜甚,伴胸闷、心烦、夜间呓语连连,自觉面部阵发性烘热,便秘,尿黄,颧红如妆。舌红,苔薄黄,切脉细数。测体温正常。

西医诊断:过敏性皮炎。

中医诊断:湿疹;痒疹。

中医辨证:外感郁热。

治法:清透郁热。

方药:升降散加味。

白僵蚕 6g,姜黄 6g,豆豉 6g,栀子 10g,酸枣仁 10g,蝉蜕 4g,生大黄 4g(后下)。3 剂,水煎服。

二诊:患者诉药后胸闷及烘热感明显减轻,红疹已较前减少,两颧红色已较前为淡,仍有阵发性瘙痒。服药期间大便每日 5~6 次。

原方减大黄为 2g,加地肤子 12g,6 剂。

三诊:诉两颧不红,胸背部红疹消失,身已不痒。

分析:外感后郁热不除,发越于上,故见颧红如妆;热郁气机则胸闷;热扰心神则心烦、夜寐不安;热郁肌肤则瘙痒现红疹;热欲外达,故觉阵发性烘热。诸症皆由瘀热使然。此时单用大剂苦寒药不妥,栀豉轻剂又嫌药力不足,又因瘀热合邪,故非单纯清热之剂所能奏效,唯升降散较为切合。方中僵蚕、蝉蜕可使瘀热随气机宣畅,得以外散;大黄、姜黄泻火化瘀,使瘀热从大便而泄,故其治疗瘀热,功在升降。方中大黄仅用 4g,药后大便次数增多,乃瘀热下趋,邪寻出路之征。因胸闷心烦,故合栀豉汤,以增强宣透郁热之力。因夜卧不安,故加酸枣仁养心安神。二诊加地肤子,一则能通利小便,导湿热于下,与大黄合用,有使瘀热从二便分消之妙;二则《名医别录》谓其"去皮肤中热气",祛风清热止痒,善治皮肤瘙痒。月余之疾收效于数剂之间,全仗本方透泄郁热之功。

11. 皮肤瘙痒症

医案

刘某,女,68 岁。患者诉左下肢黯红色瘀块伴瘙痒半年。现症见:下肢粟米大小黯红色丘疹,阵发性瘙痒,受热更甚,心烦,夜寐不安,大便虽如羊屎,然颇通畅。舌黯红无苔,脉细涩。

西医诊断:皮肤瘙痒症。

中医诊断:风瘙痒。

中医辨证:血热瘀滞。

治法:活血、祛瘀、泄热。

方药:拟升降散加味。

僵蚕 6g,蝉衣 6g,大黄 10g(后下),牡丹皮 10g,赤芍 10g,姜黄 10g。2 剂,水煎服。

患者诉服药 2 剂后瘙痒大减,大便已成条状,丘疹及瘀块消退过半。嘱其继续按原方服用 3 剂。

三诊:诉瘀块已退,但受热后仍皮肤灼热瘙痒。原方加生地30g,5剂后痒疹全消,至今未发。

分析:本例皮肤瘙痒症,服抗过敏药无效。脉症合参,乃血热瘀滞使然。瘀热由里达表,郁于肌表血络而成疹;血瘀肌肤,则外现瘀块;心主血,主神明,瘀热内扰心神,故心烦,夜寐不安;虽热耗津液,然血性濡润,故大便虽硬而反易。升降散中僵蚕、蝉蜕透达郁热于外,大黄、姜黄泻火化瘀于下;因血热瘀滞日久,故加丹皮、赤芍凉血化瘀。三诊时重用生地黄凉血,热透瘀去,则疹消痒退。

古圣先贤对升降散推崇备至,龚廷贤《万病回春》中"内府仙方"与此方如出一辙。近代中医大家蒲辅周老先生以善于诊治急危重症而著称,蒲老医疗经验集中完整收录了以升降散为首的医方15首,可见蒲老对此方之珍重。三代御医之后赵绍琴教授更是以善用升降散而著称,加减灵活,运用极广。正如已故国医大师李士懋之言:余用升降散,主要掌握郁热这一关键,而不囿于温病一端。黄老师亦认为升降散之方病机总属三焦火郁,气机失畅。推之,内外邪气皆可致三焦气机逆乱,郁而化火,变生百病,故临证不论外感内伤、内外妇儿,凡辨证属三焦火郁之证,皆可郁而发之。黄老师每遇郁热之证常于辨证之际,佐入升降散调畅气机,清热解郁,以使气机内外通达,郁热得清。

六、黄连温胆汤临床应用经验

黄连温胆汤出自《六因条辨》,由温胆汤去大枣、加黄连而成,具有理气化痰、清胆和胃之功效,主治胆胃不和,痰热内扰之证。要深刻理解并掌握黄连温胆汤的临床应用心得,首先要了解温胆汤的因机证治。

温胆汤出自宋代陈无择所著的《三因极一病证方论》一书,在唐代孙思邈的《备急千金要方》温胆汤的基础上变化而成。陈无择将原方去茯苓、大枣,而生姜用量增至4两(120g),主治"大病后虚烦不得眠"之证。后世医家根据临床经验减少生姜用量而治痰热内扰之证,仍用温胆汤方名,但功用实为清胆。温胆汤具有理气化痰、和胃利胆之功效,主治胆郁痰扰证,胆郁痰扰证典型的临床表现为:胆怯易惊、头眩心悸、心烦不眠、夜多异梦,或呕恶呃逆、眩晕、癫痫。苔白腻,脉弦滑。此种证候表现可见于西医多种疾病,如神经官能症、急慢性胃炎、消化性溃疡、慢性支气管炎、梅尼埃病、更年期综合征、癫痫等属胆郁痰扰者,均可选用本方辨证治疗,疗效显著。

黄老师非常注重中医经典理论的学习与研究,善于总结先贤经验,又善于辨证思考,将黄连温胆汤的临床运用心得分类整理,总结典型的病案如下。

1. 消化系统疾病

由于黄连温胆汤是以二陈汤为基础加减而成,故其可治疗消化系统疾病之痰热中阻证。

医案 1:胃痞

潘某,女,47 岁。主诉胃脘部不适 1 月余。现症见:中脘痞闷伴恶心,食后尤甚。舌偏红,苔薄黄腻,脉弦细。

西医诊断:慢性胃炎;功能性消化不良。

中医诊断:胃痞。

中医辨证:温热内胆。

治法:清热化湿,和胃消痞。

方药:黄连温胆汤加味。

黄连 3g,姜竹茹 6g,姜半夏 12g,陈皮 12g,茯苓 12g,枳实 12g,青皮 12g,枳壳 12g,厚朴 12g,莪术 12g,佛手 10g,木蝴蝶 5g,苏梗 12g,全栝楼 15g。7 剂,水煎服。

二诊:患者诉服药 7 剂,脘痞闷、恶心症状有所减轻。嘱患者按原方继续服用,再服 7 剂药后诸症均除。

分析:本证多因素体胆气不足,复由情志不遂,胆失疏泄,气郁生痰,痰浊内扰,若胆为邪扰,失其宁谧,则胆怯易惊、心烦不眠、夜多异梦、惊悸不安;胆胃不和,胃失和降,则呕吐痰涎或呃逆、心悸;痰蒙清窍,则可发为眩晕,甚至癫痫。治宜理气化痰,和胃利胆。方中半夏辛温,燥湿化痰,和胃止呕,为君药。臣以竹茹,取其甘而微寒,清热化痰,除烦止呕。半夏与竹茹相伍,一温一凉,化痰和胃,止呕除烦之功备;陈皮辛苦温,理气行滞,燥湿化痰;枳实辛苦微寒,降气导滞,消痰除痞。陈皮与枳实相合,亦为一温一凉,而理气化痰之力增。佐以茯苓,健脾渗湿,以杜生痰之源;煎加生姜、大枣调和脾胃,且生姜兼制半夏毒性。以甘草为使,调和诸药。

医案 2:恶心

李某,女,70 岁。主诉慢性胃炎病史 20 余年,恶心伴反酸加重 2 月余。现症见:恶心,反酸,胸骨后痞胀难受不适,胃脘上胸骨下处按则嗳气且有声,平素易受惊吓,夜寐欠佳,头晕。两下肢麻木 30 余年,左下肢肌肉萎缩,右上肢疼痛,其近肩处麻木。口腔右颊内溃疡疼痛,纳呆。舌红,苔黄腻,脉细弦。

患者患有抑郁症,浅表性胃炎伴重度糜烂,腰椎间盘突出症。症状虽多,总以痰热内扰为主线。

西医诊断:慢性胃炎;口腔溃疡。

中医诊断:反胃。

中医辨证:痰热内扰。

治法:清热化痰,和胃降逆。

方药:黄连温胆汤合平胃散、半夏白术天麻汤和旋覆代赭汤加减。

姜半夏 15g,陈皮 12g,茯苓 15g,甘草 3g,竹茹 10g,枳实 10g,川连 3g,厚朴 12g,苍术 12g,白术 12g,天麻 12g,旋覆花 10g,代赭石 30g(先煎),生龙骨 30g(先煎),生牡蛎 30g(先煎),石菖蒲 12g,煅瓦楞子 15g(先煎),丹参 15g,蒲公英 15g。7 剂,水煎服。

二诊:患者诉上述诸症均有好转,恶心反酸症状消失,易受惊吓情况好转,睡眠改善,上肢麻木减轻 1/3,能知痒感,口腔溃疡痊愈,胃纳大增。嘱继服原方7剂,诸症消失,病痊愈。

分析:本例患者虽以恶心为主诉,但从纳呆、胸痞、平素易受惊吓、夜寐欠佳、头晕以及肢体疼痛麻木、苔黄腻等一系列看似互不相关的众多临床表现,可抓住痰热内扰的主病机,尤其是胸骨后痞胀难受,按则有嗳气声、不按则无,提示有胃神经官能症或郁证的可能性,宜用黄连温胆汤清胆伍以平胃散、半夏白术天麻汤、旋覆代赭汤复方清胆和胃,降逆化痰。药后诸症均除,并且上肢麻木有所减轻,这是经络蕴痰有所减少的缘故。

2. 神经系统疾病

医案1:不寐

朱某,女,56岁。主诉失眠10余年,近2月加重。现症见:入睡困难,易醒,醒后再难入睡,下肢酸楚。舌质暗红,舌下络脉瘀曲。苔薄黄腻,脉细弦。曾经求治多家中医无果,翻阅前医用药,均从胆胃不和病机论治。

西医诊断:失眠。

中医诊断:不寐。

中医辨证:胆郁痰扰。

治法:清热化痰和胃,养心安神。

方药:黄连温胆汤、半夏秫米汤合甘麦大枣汤加味。

黄连6g,枳实9g,竹茹6g,茯苓15g,陈皮10g,半夏12g,北秫米10g,淮小麦30g,大枣15g,甘草6g,酸枣仁27g,夜交藤30g,合欢皮15g,石菖蒲12g,远志6g,丹参15g,怀牛膝30g。7剂,水煎服。

二诊:患者诉服药2~3剂即睡眠转佳,易入睡而不易醒。

分析:本案辨治要点:一是苔黄而腻,二是久病从痰从瘀论治的认识,以痰瘀内扰论处,用黄连温胆汤清胆为主。黄连温胆汤主要功用在于清热化痰,善治痰证。胆为中正之官,性喜宁静而恶烦扰,受扰则影响睡眠。但与肝胃也有密切关系,胃不和易生痰,肝气郁久化热,均扰胆腑。所以作以上述复方治之。

医案2:眩晕

王某,女,55岁。主诉头晕1月余。现症见:头晕,严重时站立不稳,无视物旋转感,伴胸闷,恶心,嗳气,反酸。舌淡红,苔薄黄,脉细弦。

西医诊断:梅尼埃病。

中医诊断:眩晕。

中医辨证:痰浊阻滞。

治法:清胆和胃,化痰祛风。

方药:温胆汤加味。

半夏12g,陈皮10g,茯苓12g,甘草10g,竹茹10g,枳实10g,羌活12g,独活12g,菊花10g,牛蒡子12g,旋覆花10g,生牡蛎30g(先煎),泽泻30g。7剂,水煎服。

二诊:患者诉头晕、恶心有所缓解。方选黄连温胆汤合半夏白术天麻汤加味。

处方:半夏12g,陈皮12g,青皮12g,茯苓12g,甘草6g,竹茹10g,枳实10g,黄连6g,天麻10g,白术12g,胆南星12g,全蝎粉1g(吞服),蜈蚣2条,川芎12g,沙苑子12g,白蒺藜12g,白芍30g,川贝6g,象贝6g,旋覆花10g(包煎)。7剂,水煎服。

三诊:患者诉头晕已除,偶有恶心,再予14剂。后随访诸症均除。

分析:朱丹溪云:"无痰不能作眩。"该患者头晕兼见胸闷、恶心、泛酸等症,显由痰浊所致。初诊温胆汤加味,清热化痰熄风之力不足;二诊时改用黄连温胆汤合半夏白术天麻汤清胆和胃,并伍以化痰为主的药物,眩晕终除。

综上所述,黄连温胆汤证临床表现多样,可涉及消化系统和神经系统的疾病,但临床运用时只需把握方证对应的原则即可,即结合脉证辨证论治,若属胆郁痰扰,痰热蕴结之病证,则可用之。而胆郁痰扰,痰热蕴结证当以舌苔黄腻、脉弦滑、脘痞胸闷、恶心、眩晕等症为辨证要点,临证时还需注意根据具体兼证适当加减,方可显效。

七、续命汤临床应用经验

续命汤原见于《古今录验》方书中(该书已失佚,部分内容包括该方散见于《外台秘要》《医心方》等书中),宋代林亿等重新整理《金匮玉函要略方》时纳为《金匮·中风历节病脉证并治》的附方:"治中风痱,身体不能自收持,口不能言,冒昧不知痛处或拘急不得转侧。"组方:麻黄、桂枝、当归、人参、石膏、干姜、甘草各90g,川芎30g,杏仁40枚。自仲景时到隋唐,《古今录验》续命汤并未得到广泛应用。金元以后,众医家多以"内风"立论,此方更是少有人问津。先贤将中风分为4类,偏枯为半身不遂;风痱为四肢不收;风痹为身体不仁;风懿为吞咽及构音障碍。续命汤原为治风痱而设,黄老师认为中风四类病因病机相仿,临证之际续命汤可广而用之。黄老师临证数十年,凡遇以肢体的感觉和运动障碍为主要表现的神经系统疾病如脑血管病、急性脊髓炎、多发性硬化、吉兰-巴雷综合征等神经系统疑难重症,常成竹在胸,多以此方加减应用,效如桴鼓。

医案

患者张某,男,12岁。患者2周前因上呼吸道感染后突然出现项部疼痛,剧烈不能忍受,呈持续性,随即出现四肢瘫痪,不能抬离床面,意识清楚,无言语不清、饮水呛咳、呼吸困难,入院后立即行颈胸MRI检查,提示高颈髓长节段炎性病灶。当地三甲医院诊断为:急性高颈段脊髓炎。通知家属病情危重,即给予心电监护,联合甲基泼尼松龙、丙种球蛋白冲击治疗,5d后患者病情无明显加重趋势,但患者四肢瘫痪、颈部疼痛症状未见明显好转,时有发热,体温最高达39℃。四肢麻木,胸闷不适,留置尿管处间断性渗血。家属焦急万分,征得主管医生同意,遂请黄老师会诊。

黄老师初见患儿,神志清,精神差,颈部疼痛,四肢瘫痪,面红唇干、口渴、纳呆,腹部胀满,手足心及胸背部燔热无汗,大便3d未解,留置尿管处尿液黄赤,可见隐隐渗血。舌尖红,苔白黄相间,脉洪数。

黄老师诊为"风痱"。

治以"古今录验续命汤"。

处方:干姜3g,生石膏20g(先煎),当归9g,潞参9g,桂枝6g,甘草3g,麻黄6g(先煎 去上沫),川芎3g,杏仁6g,滑石12g。

服上方1剂,患者微微汗出,胸闷症状较前缓解,余证同前,方证相合,效不更方,上方麻黄加至9g,2剂,水煎服,每日一剂。

三诊时患儿精神状态较前明显好转,颈部疼痛减轻,无胸闷不适,已无发热,大便一次,脉象趋向缓和,小便已无渗血,遂减滑石,续服4剂。继续神经内科康复及对症支持治疗,出院时四肢肌力4级,可缓慢行走,余无特殊不适。

黄老师认为风痱者,"身体不能自收持",系四肢肌力下降,出现运动障碍;"冒昧不知痛处",指感觉障碍;"拘急不得转侧",或指神经根性疼痛症状,结合方后所述"并治但伏不得卧,咳逆上气,面目浮肿",多是呼吸肌受累或伴发肺部感染。患者因上呼吸道感染后迅速出现四肢瘫痪、感觉障碍及小便潴留,结合颈胸MRI诊断为急性脊髓炎,后出现胸闷、发热等症状,根据其发病特征观之,当属"风痱"无疑。徐忠可曰:"因风从外来,故以麻黄汤行其营卫,干姜、石膏调其寒热,而加芎、归、参、草以养其虚。"尤在泾曰:"麻黄、桂枝所以散邪,人参,当归所以养正,石膏合杏仁助散邪之力,甘草合干姜为复气之需,乃攻补兼施之法也。"近代名医陈鼎三曰:"脾主四肢,四肢瘫痪,病在脾胃,续命汤中石膏、干姜寒热并用为调理脾胃之阴阳而设。"

《素问·太阴阳明论》云:"脾病而四肢不用,何也?岐伯曰:四肢皆禀气于胃,而不得至经,必因于脾,乃得禀也。今脾病不能为胃行其津液,四肢不得禀水谷气,气日以衰,脉道不利,筋骨肌肉,皆无气以生,故不用焉。"脾胃久衰,四肢渐不得禀水谷之气,久之则肢体痿废,此人之所共知也;然风痱起病急骤,肢体迅速瘫痪,能否责指脾胃脾主升,胃主降。然"脾为阴土,得阳始运",脾之升,有赖阳气之助;"胃为阳土,得阴自安",故胃之降,有赖阴气之助。如此脾升胃降,相反而相成,四肢均得禀水谷之清气。倘若中州枢轴不转,阳不助脾,则脾不能升,阴不助胃,则胃不能降,相反而相离,四肢均不得水谷气。此即中焦脾胃忽然升降失调而致四肢瘫痪之缘由。黄老师认为治痿之方,不管配伍如何,关键是麻黄。续命汤用麻黄取其温散宣通、振奋沉阳之作用,现代医学研究麻黄中所含的麻黄碱具有兴奋中枢的作用,较大治疗量即能引起大脑皮层和皮层下中枢,特别是脊髓的兴奋。干姜辛温刚燥,守而能散,具温升宣通之力,石膏辛微寒而柔润,质重而具沉降之能,但黄老师认为续命汤之效非单药之功,其奥妙在于以干姜、石膏燮理脾胃之阴阳,麻黄、桂枝散其邪,人参、当归扶其正,复脾升胃降,还气化之常,四肢均得禀水谷之气,此治风痱之本也。

八、犀角地黄汤治疗五官科疾病临床应用经验

犀角地黄汤首载于孙思邈《备急千金要方》,主要功效是"清热解毒,凉血散瘀",现代在各科疾病中得到广泛应用,黄老师常用其治疗五官科急症,取得较好疗效,现介绍如下。

犀角地黄汤由"犀角、生地黄、芍药、牡丹皮"组成,现在犀角已被禁用,可用水牛角 20~30g 代替。对于芍药的选择,一般是血瘀发斑者选用赤芍,伤阴明显者选用白芍。一般剂量如下:生地黄 30g,芍药 12~15g,丹皮 9~12g。

1. 化脓性扁桃体炎

医案

患者张某,男,21 岁,军人。2000 年 8 月 9 日就诊。

主诉:咽痛发热 3d。患者曾于 3d 前过食辛辣厚味,加之劳累过度,自觉咽痛,继之发热头痛,未予治疗。隔日高热,体温达 39.5℃,吞咽及谈话咽痛尤甚,伴有牙龈出血,小便黄,大便正常。

查体:咽喉深红,扁桃体I°肿大,表面有脓性分泌物,咽后壁滤泡增生,面目红赤,口干,舌红绛起刺,脉弦数。

化验提示:WBC 15.9×10^9/L,N 0.80。

西医诊断:化脓性扁桃体炎。

中医诊断:乳蛾。

中医辨证:温热之邪,侵入营血,热毒搏结于咽喉。

治法:清热凉血,解毒利咽。

方药:方用犀角地黄汤加味。

水牛角、生地黄、石膏(先煎)各30g,芍药12g,牡丹皮9g,玄参15g,山豆根、牛蒡子各10g,桔梗、川黄连各6g,甘草、竹叶各3g。

进药3剂,咽喉疼痛减轻,体温正常。续进3剂,咽喉肿痛、牙龈出血、头痛均消除,病获痊愈。

按:扁桃体化脓为温热之邪不解,化火入营,热毒搏结于咽喉,灼肌腐肉所致,治疗须以凉血泻火、解毒利咽之法。原方药用犀角以清热解毒,凉血散瘀为君,犀牛为国家珍稀动物,现已禁用犀角,且水牛角经现代实验室研究其成分与犀角大同小异,故可用水牛角代替。水牛角解胃热而清心火,方中以生地、石膏、玄参清热凉血,滋养阴液。芍药酸寒和阴血而泻肝火。丹皮苦寒,泻血中之伏火,既凉血又散瘀,清热之中兼以养阴,凉血之中又能散瘀,使热清齿衄止而无留瘀之弊。其见齿衄乃热入营血之所迫,心主血,故用凉心之药主之,佐以酸寒之药,是以寒胜热。酸入肝,因肝乃心之母,木能生火,故从肝而治之,乃迎夺之兵是也。加上山豆根、黄连、牛蒡子以助清热解毒之力,桔梗载药上行,直达病所;竹叶心清热利尿,使热毒之邪从小便而出,从而使热毒去,收效甚捷。

2. 鼻衄

医案

患者刘某,男,20岁,军人。2000年4月1日就诊。

主诉:患者无明显诱因出现鼻衄反复发作2年余,加重半月。于半月前发作 1 次,出血约 40mL,西医多次检查未见明显异常。此次发病 3 天,日出血 12 次,每次出血量 60mL 左右,曾口服维生素 K,卡巴克洛肌注,用肾上腺素液棉球塞入鼻腔和压迫法止血或外用吸收性明胶海绵止血均无明显好转。就诊时见出血鲜红,头晕心烦,口干而不渴,平素习惯性便秘,2~3d 一次,小便黄赤。舌质略红、苔薄黄,脉细数。

西医诊断:鼻出血。

中医诊断:鼻衄。

中医辨证:腑失通降,血热气逆,迫血妄行。

治法:通腑泄热,凉血散瘀止血。

方药:水牛角 50g,,白茅根 50g,生地黄 30g,麦冬 12g,赤芍药 12g,牡丹皮 9g,石膏 40g(先煎),玄参 15g,血余炭 5g,川黄连 5g,大黄(后下)10g,竹叶心 10g。水煎服,每日 1 剂。

3 剂大便通畅,口干心烦好转,出血量较前明显减少。效不更方而继服 3 剂,出血渐止,大便正常。原方去大黄,每日 1 剂,续服 3 剂,出血完全控制。随访 2 年未发。

按:《诸病源候论·虚劳鼻衄候》云:"衄者,鼻出血也。"鼻衄,是血证中最常见的一种。其病机除虚劳鼻衄属"劳伤之人,血虚气逆,故衄"之外,其他均主要由热盛所致。如《伤寒血衄候》说:"心主于血,肝藏于血,热邪伤于心肝,故衄血也。"本证乃腑气通降失常,脏腑热盛,血热气逆,迫血妄行,故《太平圣惠方·治鼻衄不止诸方》云:"腑脏有热,热乘血气,血性得热,即流散妄行,发于鼻者为鼻衄也"。其清热凉血、配以降气之品,导热下行,乃为治疗之大法。赵献可《医贯》说:"鼻衄之血,从任督而至巅顶,入鼻中,惟犀角能下入肾水,由肾脉而上引。地黄滋阴之品,故为对症。"因此方用水牛角、生地黄、赤芍药、牡丹皮、石膏、白茅根、血余炭、玄参凉血止血;川黄连、麦冬清心除烦;竹叶心清心利尿;大黄通腑泄热、引火下行,"清火亦即降气。"药后热清血凉气顺,故鼻衄痊愈。

五官科急诊其感染发热及出血临床屡见不鲜,其病变部位不同,病种类型各异,而一旦见有犀角地黄汤证,即可大胆使用之,并可根据具体情况加减化裁,不必拘泥。笔者每每投试,大多效果可靠,甚至屡见奇功。其临床见症未必都很典型,好在此方凉血止血而无留瘀之弊,用于五官鼻衄、齿衄、化脓性扁桃体炎以及其他感染发烧等均可。其辨证并不复杂,可为同道坦言。药理研究证实:本方中水牛角对血管先短暂收缩而后持续扩张,有明显缩短血管收缩时间及降低毛细血管通透性的作用;生地有抗凝,扩张冠状动脉,增加血流量,增强机体组织耐受缺氧的能力,丹皮、赤芍都可抗凝及降低毛细血管通透性。这种双向调节,对改善血流动力学异常无疑是有裨益的。本方中水牛角、生地、丹皮有扩张血管,增加血流量,改善微循环状态,减轻微循环内红细胞的凝集。赤芍、丹皮还可缓解血管痉挛,最终使微循环得到改善。此外,本方还具有抗菌、抗病毒、解热、抗惊厥、强心利尿、镇静镇痛,改善细胞免疫和体液免疫等功能。综观全方,既能缓和机体对病原体的反应,又能增强免疫,共奏凉血解毒、化斑定惊之功效。在临床上,不仅对实证可应用,对虚证也可化裁使用,如赵献可《医贯》云:"犀角地黄乃是衄血之方。若阴虚火动吐血与咳咯者,可以借用成功。"我们用古人之方,效古人之法,结合现代科学研究,则可大胆使之应用于临床。然而,辨证施治尤为关键,所谓"药中肯綮,如鼓应桴"是也。

九、疏肝降脂汤治疗脂肪肝临床应用经验

脂肪肝近年来引起了医学界高度重视,由于中国生活节奏的改变,饮食谱的改变,脂肪肝发病率日趋增高。轻度和中度脂肪肝的发病率仅次于乙肝,在1亿人左右。现代医学认为其发病原因:①饮食结构发生改变,高脂、多糖、多酒饮食相对增多;②生活节奏加快,体力活动及锻炼少是导致脂肪肝的另一原因;③对肥胖、血压增高、血脂增高认识不够,不重视自我预防;④遗传与代谢因素引起过量

的脂肪在肝内堆积致病。黄老师采用疏肝降脂汤治疗脂肪肝,取得了良好疗效。

疏肝降脂汤具有疏肝降脂、化痰祛湿、活血散结、软坚消积之功效,具体处方如下:

柴胡、炒白术、桃仁、香附各 10g,泽泻、灵芝草各 15g,丹参、决明子、山楂、五味子各 20g,佛手、枳实各 8g,虎杖 30g,炙甘草 5g。水煎服,每日 1 剂,分 2 次服,连服 1 个月后,停服 1 周,再服用 1 个月为 1 疗程。1 个疗程后,多数患者可取得良好疗效,甚至痊愈。

祖国医学虽没有脂肪肝之病名,但在历代医籍中,有一些类似本病的记载。《灵枢,卫气失常》即已指出人体内有"脂"、有"膏"、有"肉"。"膏者,多气而皮纵缓,故能纵腹垂腴。肉者,身体容大。脂者,其身收小。"张志聪《灵枢集注》云:"中焦之气,蒸津液化. 其津微溢于外则皮肉膏肥。余于肉,则膏脂丰满。"由此可见,上文描述之膏脂与现代医学之脂类物质相类似。同时也说明膏脂实乃人体的生理组成成分之一,属精液之范畴,并可与津液其他成分相互转化,津从浊化为膏,凝则为脂。正常脂膏随血液的运行营养五脏六腑,四肢百骸以及脑髓。若禀赋不足,饮食不节,脾胃失调,情志内伤,肝胆失调,年老体弱,身虚不足等原因,而致摄食过多或传输、利用、排泄异常,皆可使血中脂膏堆积。过多的脂膏浊化而成为湿浊、痰饮,浸淫隧道,使气血运行障碍。血瘀的本质具体表现在微循环障碍,血流的动力学异常和血液流变学异常。而痰浊与血瘀同是机体脏腑功能失调的病理产物,最终形成肝经痰凝瘀滞,肝内脂肪瘀积的病理变化,而出现"痰证""瘀证""脉痹"等证。

而肝主升发,喜条达而恶抑郁,肝对气机的疏泄作用,以通畅为顺,如果肝脏疏泄功能正常,则气机调畅,血的运行和津液的输布也随之而畅通无阻,脏腑器官就可以进行各种正常的生理活动。如果肝失疏泄,则气机郁滞,津液、血液运行障碍,形成痰浊、瘀血。故治疗肝脏疾病,必须注重条达疏畅肝脏气机,对脂肪肝的治疗也必定以疏肝为第一要务。

基于上述认识,遵循疏肝而降脂、利湿兼化痰、活血而化瘀之大法,采用疏肝降脂、化痰祛湿、活血散结、软坚消积之中药。方中柴胡、香附、决明子、灵芝、山楂以疏肝并具降脂之功;丹参、虎杖、桃仁、泽泻具有较强的活血化瘀、利水渗湿的作用;炒白术、炙草补脾益气;香附、佛手、枳实宽中理气、和胃化痰、消积除痞;虎杖、五味子、炙草清利解毒,使之清解通利而护肝。诸药配伍,疏利通降而不伤正,益气补中而不壅结,以达到扶正祛邪之目的。对于脂肪肝具有明显的降酶、降脂、抗纤维化的作用,故用该方对脂肪肝患者有较明显的治疗效果。

十、资生汤治疗月经过少临床应用经验

资生汤,出自张锡纯的《医学衷中参西录》方剂篇第一卷中的治阴虚劳热方下。原方主治"治痨瘵羸弱已甚,饮食减少,喘促咳嗽,身热脉虚数者。亦治女子血枯不月"。方剂"生山药一两(30g),玄参五钱(15g),于术(即白术)三钱(9g),生鸡内金捣碎二钱(6g),牛蒡子炒捣三钱(9g)",另"热甚者,加生地黄五六钱(15g 或 18g)"。

黄老师擅长用资生汤加减来治疗月经过少。他认为月经过少的病因有:①月经血来源不够;②通而不畅;③两者兼具。对于来源不够的,也着手从 2 个方面考虑:或者禀赋素弱,先天肾气未充,以致气化不足,精血不充,冲任血海空虚,而致月经血化源不足以致经行量少;或者素体血虚,久病伤血,致营血亏虚,或者饮食失宜、劳逸失常、思虑过度致伤脾。脾为后天之本,脾虚则水谷精微化生乏源,冲任血海不充,以致月经过少。所以说治疗因月经血来源不够的月经量过少,则着手从"充后天,固先天"考虑。而以往,我们一般多以补肾兼顾理脾的归肾丸、养血益气调经的滋血汤为主方加减。黄老师临证 40 余年,将资生汤用于治疗月经过少的病例中,且融会贯通,谨遵其旨,对于"人之脾胃属土,即一身之坤也,故亦能资生一身"的论

述推崇备至。认为:脾胃健运,脾升胃降功能协调,若人身多能消化饮食,则全身自然健壮,便不存在气血化生乏源之说。而对于《内经·阴阳别论》中的"二阳之病发心脾,有不得隐曲,在女子为不月",黄老师认为:名为二阳之病者,实说病发心脾,是道出了二阳病的根由,即是饮食减少的病因。由于心为君主之官,神明之府,有时心有隐曲,思想不得自遂,则心神容易拂郁,心血无法濡润脾土,思虑伤脾,脾伤进而健运功能失常,不能助胃消食,进而不能使吸收的水谷精微变化为气血,滋养任脉,下注胞宫,产生月经。

资生汤中,白术健脾之阳,脾土健旺,则助胃消食纳谷;山药滋养胃阴,胃汁充足,进一步助胃消食;玄参,味甘,微苦,入手太阴肺、足少阴肾经。善清泻肺经,滋生肾水,轻清飘洒,不寒中气,最佳中品。鸡内金,鸡之脾胃,中有瓷、石、铜、铁,皆能消化,其善化有形郁积可知。且其性平,兼有以形补形、以脏补脏之妙,故为健补脾胃要药。张锡纯认为,"鲜地黄性寒,微苦微甘,最善清热凉血、化瘀血、生新血,且其中含有铁质,故晒之蒸之则黑,其生血凉血之力,亦赖所含之铁质也。而干地黄(即药房中生地黄)经日晒干,性凉而不寒,生血脉,益精髓。"

医案

女,27 岁,白领。于 2018 年 10 月 6 日来就诊。

主诉:近期连续两三个月,例假周期每次提前三四天,而且经量明显减少,以前经期可持续四五天,月经量可,近期 2d 即净,来时小腹凉,拘急不舒,经色淡,有血块,末次月经(10 月 1 日),白带量稍多,清稀,头晕,头目不清醒,不欲饮食,口干,浑身乏力,四肢酸困。舌体稍胖大、嫩,质淡红,苔薄白微黄稍腻,双脉沉细弦。

西医诊断:月经不调。

中医诊断:月经不调。

中医辨证:气血化生乏源所致月经过少。

治法:益气养血调经。

方药:资生汤加减。

山药 30g,炒白术 20g,鸡内金 10g,生地 12g,当归 15g,炒白芍 15g,党参 20g,云苓 10g,玄参 15g 石斛 12g,紫石英(先煎)15g,鹿角霜 20g,枳壳 10g,柏子仁 20g,山萸肉 20g。7 剂,1 日 1 剂,早晚分服。

二诊:服上药 7 剂后,自觉食欲稍增,四肢困乏无力症状稍有缓解,晨起头目仍不清醒。舌体稍胖大嫩,质淡红,苔薄白润,双脉沉细弦。黄老师见方取效,守法守方,在上方基础上,加用天麻 12g,继服 7 付。

三诊:病人由于工作原因,服 14 剂后,暂停中药。于 11 月 4 日来就诊,称正值行经期,此次经行较前几次有所改善,月经量增加,而且小腹不像之前冰凉,头晕头木症状改善。黄老师考虑:此为脾胃失健运,导致气血化源不足,上不能升清,应以资生汤为基础,再巩固疗效,继服 7 剂收尾。

追访 2 月,月经量正常。

十一、单方与重症

40 多年来于临床,黄老师除重视经方验方的学习、收集和应用外,也很重视单方的应用。所谓单方系药味简单的方剂,《神农本草经》谓之单行,药单则力专易达,力专则行速易愈,既省相须相使之重,又可充分发挥单味药之特长,易于寻找,服用简便。古人多用单方,实乃知病达药之故,《金匮要略·妇人杂病脉证并治》曰:"少阴脉滑而数者,阴中即生疮,阴中蚀疮烂者,狼牙汤洗之。"《伤寒论·辨阳明病脉证并治》言:"阳明病,自汗出,若发汗、小便自利者,此为津液内竭,大便虽坚不可攻之,宜蜜煎导而通之。"《雷公炮炙论》:"心痛欲死,速觅延胡。"犹七年之病,当求三年之艾。临证之际,如果能够合理运用疗效奇特的单方,的确能取得意想不到的效果。

医案

王某,男,7 岁。因颈项部疼痛 3d,加重伴四肢无力 2d 为主诉入院。患儿 3d 前于玩耍时突然跌倒,随后自行站立,活动如常,至夜间休息时哭诉颈项部疼痛,低头及转颈时,疼痛剧烈加重而不能忍受,遂至当地医院行头颅 CT 未见外伤及出血。次日颈项部疼痛较前加重,伴四肢无力,双下肢不能站立行走,双上肢完全瘫痪。发病以来,无头痛、发热,无恶心、呕吐,哭闹不止,进食较少,小便正常,大便未解。后追溯病史,除患儿平素常出现鼻衄,近 1 周有上呼吸道感染病史外,余无特殊。入院后行颈部 MRI 显示延髓及颈段脊髓多节段异常信号,提示延髓及脊髓炎性改变。延髓为呼吸循环中枢,此处的炎性改变可谓凶险至极。立即给予重症监护,治疗上给予丙种球蛋白及甲基泼尼松龙冲击治疗,甘露醇联合甘油果糖、七叶皂苷钠脱水减压,给予补液及对症支持治疗。入院 3d 来患儿病情未见明显好转,根性刺激样疼痛逐渐加重,常规的止痛药物根本无效。3d来整个病区都是患儿撕心裂肺的哭声,遂请神经内科权威教授会诊,考虑患儿目前诊断明确,治疗上亦是最佳方案,建议给予成人止痛药物加巴喷丁及普瑞巴林口服,继续观察病情变化。

遂给予上述药物治疗,入院第 5d 时患儿肢体瘫痪症状未见明显好转,颈部根性疼痛症状仍是有增无减,精神差,纳食少,不渴饮,腹部胀满,皮肤温热而体温不高,唇赤舌干、两颊泛红,闻及小便骚臭不堪,问及父母大便 7d 未解。六脉滑数。遂知其郁热在里而不能畅达,观患儿哭闹之声渐弱。故提议:何不先通其大便以观其效? 有人说:开塞露数支纳肛并无效果。黄老师提出:"开塞露只能润其表,不能泄其热,今郁热在里,何不以大黄通腑泄热?"大家别无良策,只能如此。遂取 20g 大黄武火煎取 15min,约 200mL,取其 1/3 内服,余 2/3 灌肠。约 30min,患儿便意频频,遂泻下较多极臭如败卵之粪便,遂沉沉入睡,至第 6d 时,精神好转,已不甚哭闹,纳食较前增多,至第 9d,患儿已不哭闹,翻身转颈时已无疼痛,双上肢肌力 3 级,双下肢肌力 4 级。患儿病情明显好转。复查颈部增强 MRI 示延髓及颈髓炎性水肿病灶明显减轻。

上述医案并非全部归功于一味大黄,但若无大黄通腑泄热、推陈致新,于患儿奄奄欲毙之际力挽狂澜,上述病案之转归着实不能乐观。亲见大黄之功效,便晓中医之神奇!

柯韵伯云:"一人而系一世之安危者,必重其权而专任之;一物而系一人之死生者,当重其分量而独用之。古方之霹雳散、独圣散、大补丸、举卿古拜散等方,皆一物之长,而取效最捷! 先哲于气虚血脱之证,独用人参三两(90g),浓煎顿服,能挽回性命于瞬息之间,非他物所可取代。"古方曾以甘草解百毒,半夏治猝死,豨莶草治中风,车前子止暴泄,蟋蟀治水臌,蜈蚣医蛇毒,白芷愈头风,威灵仙治足不履地、鱼鲠在喉等等,这些单方虽如散金碎玉一般存在于各家典籍之中,但皆有据可查,并非子虚乌有。临证若能于辨证论治之中习而用之,必能克病制胜,解除世间疾苦,进而弘扬祖国医学。

第六节　中医配伍妙用

一、对药应用经验

黄老师临床上喜欢应用对药,即两种药配伍使用,使二者起协同作用,或相互制约减轻副作用,或产生新的作用。黄老师常讲中药的配伍应用中,最基本、最有意义的形式是两味药物的合用。他认为如不研究两味中药的配伍应用,对于多味中药的配伍,乃至方剂的组成是无从着手的。"药对"有配伍关系,但又不同于方剂配伍的完整性,可以看作是方剂的有机组成部分,只有这一个个小部分配伍得当,才能在一起发挥更好的疗效。前人将两味中药配伍应用后产生的不同效应与反应,归纳于"七情和合"中。其中相须、相使、相畏、相杀是有利的,经常应用的;相反,相恶是不利的,作为配伍禁忌看待,原则上是不能同用的。

黄老师常采用的配药规律:①同类药配伍:一般选两种性味、归经类似的药物共同使用,以协同发挥功效,如藿香、佩兰,半夏、陈皮等,金银花、连翘等;②根据五脏生克规律使用对药:黄芪配熟地以生金滋水,熟地配山萸肉相配伍以滋水涵木;③与引经药配伍:如柴胡、黄芩,柴胡可引黄芩入少阳而和解少阳;④相互制约:白头翁配肉桂,黄连配细辛等。

治疗萎缩性胃炎,若辨证胃阴、肾阴亏时,常用石斛、枸杞子,其中石斛能养肾阴、益胃阴,枸杞可补肾润肺,二药伍用则滋阴之力更显著。若辨证为阴虚便秘,则用石斛、栝楼,石斛滋胃阴,栝楼润肠通便,一补一通,阴液足,则肠燥得解,燥热去,则不伤阴。对于老年胃阴虚患者,因其脾胃虚弱,则用山药、沙参相配伍,山药可健脾气,沙参可益胃生津,脾胃健运则气血生化有源。加蒲公英、二花,二者均可清热解毒,常配伍应用于各种痈肿疔毒,胃热亦可选用。

肝主情志,喜条达,而现代人情志疾病日益增多,黄老师调肝多用川芎、生麦芽,川芎可活血行气,为血中气药;生麦芽善舒肝气,二者合用则可条达肝经气血。清肝热,则多用蝉蜕、生槐米,蝉蜕入肝经,可疏散肝经风热;槐米可清肝火,二者合用可增强清解肝火之效。治疗肝风上扰之头痛,多用白蒺藜、白僵蚕,二者均可平肝熄风,解痉止痛,配伍应用于内伤头痛,效果迅捷。

治哮喘,酌加葶苈子、杏仁,葶苈子可泻肺平喘,杏仁可宣肺平喘,二者一泻一宣,气机通畅,则哮喘可平。久咳久喘,用炙黄芪配熟地,肺为气之主,肾为气之根,久咳久喘,母病及子,必耗伤肺肾之气阴,黄芪可补肺气,熟地可滋肾阴,肺肾同补,则可防止咳喘复发。若喘甚汗多,则应敛汗固本,用山药、山萸肉,山药能平补气阴,而山茱萸能收敛固涩,一补一涩,标本兼治。

治疗带下证,水样带多加鹿角霜、干姜,鹿角霜可温肾助阳,干姜可温经散寒,二药合用可温肾散寒,收敛止带。黄带量多,常加白头翁、肉桂,白头翁可清热凉血,肉桂引火归元,并可防止白头翁苦寒损伤冲任之阳,二者合用既可以清冲任之湿热,又可避免苦寒伤阳。治疗青春型功血,用川断、寄生,二者均可补肝肾、固冲任,协同以增效;中年妇女功血,多配伍三七粉(冲服)、生地榆,三七可化瘀止血,生地榆可凉血止血,二者合用可止血而不留瘀。止血止带,常用乌贼骨配茜草,乌贼骨收敛止血、固精止带,茜草化瘀止血,并可活血通经,乌贼骨功专收敛,茜草则可活血通经,二者合用收敛之效倍增,而无留瘀之弊。

黄老师认为药对与方剂属于不同范畴内的两个问题。它们的区别点首先在于,药对由2味中药组成,方剂则可由1至多味中药组成。其次,药对有自己的特定组成,作用与应用规律,它介于中药与方剂之间,起着桥梁作用;药对与方剂之间有着不可分割的关系,通过对药对的研究,有利于对成方的剖析和理解,有利于组织新方以及加减化裁方剂。为更好的组方发挥药物的最佳疗效。黄老师在多年临床经验中,积累了丰富的应用药对经验,药对的配伍意义深刻,临床切实有效,值得我们进一步学习、应用。

二、引经药应用经验

所谓引经药是指能导引诸药直达病所,增强疗效的药物,亦可理解为对机体某部位有特殊作用的药物,这也是引经药物的主要作用之一。

对药有引经作用的认识最早见于《神农本草经》,在金元时期张元素的《沽古珍珠囊》中,明确提出了药物引经报使的部位,清代尤在泾说"药无引使,则不通病所",使得归经理论得以发展和完善。

黄老师在临床中将引经药大致分为六经引经药、部位引经药两大类。第一类六经归经根源于《伤寒杂病论》中六经的定义,如太阳经用羌活、防风、藁本;阳明经用升麻、葛根、白芷;少阳经用柴胡;太阴经用苍术;少阴经用独活;厥阴经用细辛、青皮、川芎。在临床上代表方剂有九味羌活汤、川芎茶调散等。以九味羌活汤为例,方中羌活辛、苦,性温。散表寒,祛风湿,利关节,止痹痛,为治太阳风寒湿邪在表之要药。苍术辛、苦而温。功可发汗祛湿,为祛太阴寒湿的主要药物。两药相合,协助羌活祛风散寒,除湿止痛,是为臣药。细辛、白芷、川芎祛风散寒,宣痹止痛,其中细辛善治少阴头痛、白芷擅解阳明头痛、川芎长于止少阳厥阴头痛,此3味与羌活、苍术合用,为本方"分经论治"的基本结构。再比如川芎茶调散中川芎性味辛,温。用量较重,善于祛风活血而止头痛,长于治少阳、厥阴经头痛(头顶或两侧痛),并为诸经头痛之要药;羌活、白芷均能疏风止痛,其中羌活长于治太阳经头痛(后脑牵连项痛);白芷长于治阳明经头痛(前额及眉心痛);细辛散寒止痛,并长于治少阴经头痛;防风辛散上部风邪。上述诸药协助君、臣药以增强疏风止痛之效,此方就是根据六经归经理论而创制的,在临床上治疗外感头痛效果良好。黄老师治疗外感疾病,多根据六经归经选用引经药。

对内伤杂病的引经药物的应用,则多依据部位引经。部位引经药在临床上应用最为广泛,其中部位既包括了脏腑、组织等疾病的具体部位,又包括太阳、少阳、三焦、经络等抽象的功能单位。明确病位后再恰当地选择引经药物,常能增强方药的作用疗效,起到事半功倍的效果。比如黄老师在治疗肺系疾病时,常于方剂中加用桑白皮,因为桑白皮不仅能泻肺平喘,更是肺经的引经药。香附、柴胡是肝经的引经药,在治疗肝气郁滞、胁肋胀痛时加入柴胡香附可引药入肝;桂枝、薤白为心经的引经药,在治疗胸闷、气短、心悸等心阳不通时加入桂枝、薤白等能引药归心经;姜黄和牛膝均有行气活血、通络止痛的功效,但姜黄能引药上行通达上肢,常作为上肢痹症的引经药;而牛膝则性喜下行而通达下肢,因此在治疗下肢痹症时,常加入牛膝作为下肢的引经药;羌活、独活二者均有祛风湿、解表散寒之功效,但羌活气味雄烈,能直上巅顶,横行肢臂,善治上部风邪,故多作为上肢痹痛的引经药；独活气味较淡，性质也较和缓，偏下行入里，长于祛腰膝筋骨间风湿，善治在下在里之风湿痹痛，且祛风湿力强，故多作为下肢风湿痹痛的引经药；而桑枝祛风湿、利关节，通行全身，能引药达于四肢，故四肢风湿痹痛均能应用。

医案（腰痛）

黄老师曾治一腰痛患者，以"腰痛 1 年余"为主诉就诊。

症见：弯腰、直腰时疼痛加重，腰部发凉，乏困无力，纳食一般，大便可，小便清长。经某医院 X 线摄片检查，诊断为腰椎骨质增生。舌淡，苔白腻，脉沉弦。心、肺（－），腹软，肝、脾未及，双肾无叩击痛。尿常规无异常。

西医诊断：腰椎骨质增生。

中医诊断：腰痛。

中医诊断：肾阳亏虚证。

治法：补肾壮阳，温经活络为法。

方药：右归丸化裁。

制附子（先煎）12g，肉桂 3g，鹿角胶（烊化）15g，盐杜仲 15g，怀牛膝 15g，川断 15g，桑寄生 15g，菟丝子 15g，枸杞 15g，熟地 20g，炒山药 20g，山萸肉 15g，狗脊 15g。10 剂，每日 1 剂，水煎 400mL，早晚分 2 次温服。

分析：方中附子、肉桂、鹿角胶培补肾中元阳，温里祛寒，熟地、山萸肉、山药、枸杞滋阴益肾，养肝补脾，填精益髓，取"阴中求阳"之意；菟丝子、杜仲、桑寄生、怀牛膝以补肝肾、强腰膝，补肝肾精血，加狗脊引药入于督脉，直达病所。此方中狗脊既能补肝肾，又起到了引经药的作用，督脉为阳脉之海，通一身之阳气，且督脉行于腰背，本案诊断为腰痛，证属阳虚，故当温养督脉，故患者服用 20 余剂后，症状基本消失。

黄老师强调引经药的应用，必须在辨证论治的前提下进行，尽可能与导向统一，使药效得以充分发挥。其次，也当注意人体特点，如阴虚者慎用温燥之品,阳虚者慎用寒凉之品,防止犯虚虚实实之过。

三、虫类药应用经验

黄老师喜欢用虫类药,尤其是在治疗难治病方面,更喜欢用虫类药。他认为"脉络凝滞是众多难治病病变由经入络,由气及血演进的必然归宿……治疗理当疏通脉络凝瘀滞邪"。久病入络,病深邪痼,较之草木类活血通络药,虫类药更具行窜之性,可入络搜剔,剔除痰瘀等邪气,使络脉通达,恢复机体的平衡。跟师多年,颇有心得,现详述于下。

虫类药的性能各不相同,需要根据疾病的特性选择使用。全蝎味辛,性温,有毒。《本草纲目》记载"蝎,足厥阴经药也故治厥阴诸病。诸风掉眩、搐掣,疟疾寒热,耳聋无闻,皆属厥阴风木,故李杲云,凡疝气带下,皆属于风,蝎乃治风要药,俱宜加而用之。"全蝎用于治疗中风、面瘫等疾病,效果良好。张锡纯善用虫类药,认为蝎子色青,青为木色,原具厥阴风木之气化,善入肝经,搜风发汗。《医学衷中参西录》记载了一病案:"一壮年,中风半身麻木,无论服何药,其半身均不能发汗,之后用药房中蝎子二两,盐炒轧细,调红糖水中顿服,其半身即汗出,麻木遂愈。"从中可以看出全蝎药力峻猛,不可随意用之。黄老师常常在治疗中风病患者时采用全蝎,且多用于体质壮实的人,对于气血不足之人,则多与益气养血活血之剂配合使用,对于阴虚风动之人则万不可用。另外,在治疗类风湿性关节炎,辨证为寒湿瘀毒损骨伤筋者,也常常使用全蝎攻散顽毒。

蜈蚣味辛,性温,有毒,归肝经。主要功能是熄风止痉、攻毒散结,通络止痛。蜈蚣擅长搜风,可治疗因肝风内动所导致的眩晕、癫痫、小儿惊风等症,而且可以治疗风痰阻络所导致的肢体麻木、口眼歪斜等症。蜈蚣走窜之力最速,可攻散脏腑经络的气血凝滞,可用于治疗风寒湿痹,常配伍羌活、独活、秦艽等祛风除湿之剂,及乳香、没药等活血止痛之剂。蜈蚣有毒,可以毒攻毒,用于治疗疮疡肿毒、瘰疬、烧伤、被毒蛇咬伤等。蜈蚣与全蝎均入肝经，常配伍使用，其力相得益彰，增强熄风止痉之力。

水蛭味咸、苦，性平，有小毒。水蛭味咸苦入血分，擅长破血逐瘀，《本经》记载"主逐恶血、瘀血、月闭、破血癥积聚……利水道"。其破血之力尤峻，治疗瘀血重症常与三棱、莪术、桃仁、红花等配伍，是治疗闭经、癥瘕的常用药。现代社会，心脑血管疾病高发，而研究表明水蛭具有抗凝血和抗栓的作用，可用于治疗脑梗死、脑出血、冠心病等疾病。唯其力峻，体虚患者应用时应注意配合益气养血之剂。水蛭一般使用生品，《医学衷中参西录》论述水蛭"其味咸为水味，色黑为水色，气腐为水气，纯系水之精华生成，故最宜生用，甚忌火炙"。现代研究发现新鲜水蛭唾液腺中含水蛭素，过热则容易破坏，故水蛭宜生用。

蝉蜕是昆虫黑蚱羽化后的蜕壳，其味甘、性寒，归肺、肝经。蝉蜕体轻浮，能发汗，善解外感风热，为温病初起之要药。可用于治疗风热感冒，症见发热、咽喉肿痛、声音嘶哑等。蝉蜕能清热透疹，有以皮达皮之力，可用于麻疹不透、风疹瘙痒等症。另外，蝉蜕又入肝经，善清肝经风热，可凉肝熄风止痉，可用于治疗小儿惊风夜啼、破伤风等疾病；并可用于治疗肝风上扰导致的目赤肿痛、目生翳膜等症；蝉蜕善于开音，肝风上扰导致的中风失语可用。

僵蚕为蚕蛾科昆虫家蚕蛾的幼虫在未吐丝之前，因感染白僵菌而发病致死的干燥体。其味咸、辛，性平偏凉，归肝、肺经。僵蚕可熄风止痉，且可化痰散结，治疗辨证为风痰上扰的血管神经性头痛、面神经麻痹，可选用僵蚕，配伍半夏、天麻等药，效果甚佳。僵蚕味咸，能软坚散结，又能化痰，可用于治疗瘰疬痰核。僵蚕气味清薄，其气升多降少，可用于治疗风热之邪导致的头目部疾患，《青囊秘传》记载的姜芷散，即为白芷、白僵蚕二者等分为末，可用于治疗头、眼、口、鼻疾病。

临床上，遇到顽固难治之病，选用虫类药往往可以达到更好的效果,黄老师继承了他的大学恩师沈舒文教授用药特点,白花蛇、乌梢蛇、蜈蚣治疗骨与关节疾病;地鳖虫剔络破瘀,与壮督脉药鹿角霜配伍治腰椎增生、类风湿关节炎效果优良;虻虫、斑蝥、蜣螂、蛴螬、蝼蛄通络长于破瘀消癥,对肿瘤、肝硬化用之有效;刺猬皮、九香虫治慢性胃炎、消化性溃疡胃络凝滞疼痛,作用肯定;蜂房、九香虫可壮督脉通阳明,与穿山甲配合可通精道,治疗阳痿作用明显;用乌梢蛇、虻虫攻散损皮之顽毒,治疗银屑病等。这些经验应用于临床,效果肯定。

四、石菖蒲临床应用漫谈

石菖蒲为天南星科多年生草本植物石菖蒲的根茎。其味辛、苦,性温,归心、胃经。具有开窍宁神、化湿和胃的功效。《神农本草经》记载"菖蒲气味辛温无毒,主风寒湿痹,咳逆上气,开心窍,补五脏,通九窍,明耳目,出音声;主耳聋痈疮,温肠胃,止小便利,久服轻身,不忘,不迷惑,延年,益心智"。

黄老师常用石菖蒲治疗脑病,对于热入心包或者痰热蒙窍所致的神昏、谵语、抽搐等症,常用石菖蒲以宣气除痰、开窍醒神。临床上,治疗癫痫患者,黄老师常用石菖蒲,并常与半夏、胆南星、天麻等熄风化痰之品相配。石菖蒲频繁出现在治疗癫痫的处方中,如《医学心悟》的定痫丸(天麻、僵蚕、半夏、茯苓、川贝母、琥珀等)。现代药理研究也表明石菖蒲具有镇静、抗惊厥的作用。

石菖蒲对中枢神经系统既有镇静作用,又有兴奋作用。对于中风神志不清的患者,若舌红,苔黄腻,大便不通,黄老师辨证为痰热闭窍,治以清热豁痰开窍,常用黄连温胆汤加石菖蒲、大黄,予黄连温胆汤以清热化痰,加石菖蒲芳香开窍醒神、大黄以通腑醒神。石菖蒲、大黄二药配合,一升一降,调节逆乱之气机,使气机升降有序,并给邪以出路,故疗效显著。

《名医别录》谓石菖蒲能"聪耳明目、益心智",现代研究表明石菖蒲具有益智健脑、改善记忆、抗痴呆等作用。黄老师在使用化痰开窍的方法治疗老年痴呆症患者时,最喜欢用的对药是石菖蒲、远志,石菖蒲辛散温通,利气通窍,理气化痰;远志辛温行散,安神益智,祛痰开窍,二药合用可产生协同作用,开窍启闭之力增强。对于痴呆患者,症见精神恍惚、心神不安、失眠者,疗效确切。

黄老师在治疗脾胃疾病时也常用石菖蒲,《本草纲目》称石菖蒲能"润五脏、裨六腑,开胃口"。对于湿邪困脾导致的食欲不振,常配伍藿香、佩兰化湿,焦三仙醒脾,疗效甚好。对于寒湿内阻,胃脘部疼痛的患者,常配伍干姜、豆蔻,以温化寒湿;对于情志不畅导致胃痛的患者,常在辨证基础上加用石菖蒲,取其气味芳香以舒心气、畅心情。黄老师治疗多种脾胃疾病都会用到石菖蒲,认为舌苔黏腻可作为选用石菖蒲的依据,石菖蒲气味芳香可醒脾,味苦可燥湿化痰,对于脾失运化,湿浊内盛的患者,可在辨证的基础上选用本品。

石菖蒲临床应用广泛,黄老师治疗耳鸣、耳聋,也常选用石菖蒲,若辨证为外邪上扰清窍,可配伍蝉蜕,二药并用,以增强开窍之力;若辨证为阴虚火旺,上犯清窍,则与磁石配伍,取磁石益肾平肝、聪耳明目,用石菖蒲宣闭开窍,二药相合,一开一补,相得益彰;治疗气滞导致的胸闷胸痛,可在辨证的基础上加入石菖蒲以增强疗效;对于瘀血阻络者,石菖蒲与活血药相配,可增强活血止痛之力。

石菖蒲被《神农本草经》列为上品,可用于治疗多个系统疾病,我们应该认真掌握其药性,并通过合理的药物配伍,以提高其临床应用价值。

第七节　中医病证新治

一、论治咳嗽临床经验

咳嗽是临床表现中最常见的症状之一,许多疾病均可发生咳嗽,中医更是将咳嗽作为独立的病种来分证论治。咳嗽可分为外感和内伤两大类,且咳嗽有寒热虚实之分,古人有云"五脏六腑皆令人咳",说明咳嗽除了与肺息息相关外,与其他脏腑关系也很密切,因此,在治疗中不可一概而论,需临证分析,结合病机,守机定法,简单来说就是辨证论治,分而治之,方显奇效。从下面黄老师治疗咳嗽的几则案例,可以看出他在这方面辨证论治、遣方用药的特点。

1. 温肺散寒治新咳

医案

患者张某,女,3 岁。2017 年 9 月 16 日以咳嗽、发热 4d 为主诉入院治疗,西医诊断为支气管肺炎,给予静脉滴注抗生素治疗 3d 后,体温仍波动于 37~38℃,症状未有明显好转。现患者咳嗽剧烈,痰少色白不易咯出,面色黄白,精神不振,不思饮食,大便偏少,腹无不适。舌质淡红,舌苔薄白,脉浮细弦。黄老师辨证分析:本例患者年幼,素体禀赋不足为致病内因,又外感风寒病邪,未化热,寒邪入里困肺,致咳嗽频作。

西医诊断:支气管肺炎。

中医诊断:咳嗽。

中医辨证:寒邪束肺,肺失宣降。

治法:解表咳不止,温里表不解,应以温肺散寒、宣降肺气为治法,方选小青龙汤加减。须注意这类咳嗽三拗汤、止嗽散都非对证之方,因二方温肺之力不足,故以小青龙汤外散表寒,内祛痰饮。

方药:炙麻绒 2g,桂枝 2g,细辛 1g,干姜 2g,生白芍 3g,五味子 3g,姜半夏 3g,生甘草 1g。2 剂,水煎服,每日 1 剂,分 2~3 次温服。

二诊:患儿母亲诉服药后当晚即热退咳止,唯精神与饮食欠佳,考虑患儿病后体虚,加之静滴大量抗生素,又伤正气,《黄帝内经》有云"正气存内,邪不可干",又云"邪之所凑,其气必虚",故以六君子汤调理脾胃,巩固后天之本,也可达到培土生金、补养肺气的目的。方如下:

党参 1.5g,白术 3g,茯苓 3g,陈皮 2g,半夏 1.5g,大枣 1 枚,生姜 1 片,生甘草 1g。3 剂,水煎服,每日 1 剂,分 2~3 次温服。再服 3 剂后患儿痊愈。

2. 温通散寒治久咳

医案

患者李某,男,58 岁。2018 年 8 月 24 日以咳嗽 30 余年,加重 2 月之主诉入院。西医诊断为慢性支气管炎。患者每年立秋之后咳嗽频作,立春之后渐愈,如此反复 30 余年,屡治不效,并且有逐年加重趋势。现证见:咳嗽频作,痰多色白质稀,食冷咳甚,遇寒加重,伴见胸闷、畏寒、神疲乏力。舌质淡红,舌苔白润,脉沉弦。

黄老师辨证分析指出:本例患者之久咳,证属寒邪久伏,肺失宣降,治法需通阳散寒,宣降肺气。关于久咳,历代医家多从"寒饮为本"立论,此类证候单用止咳类方剂一般无效,而应以小青龙汤加减。小青龙汤的功用在此不仅仅是外散表寒,内祛痰饮,也可以通阳散寒,祛除久伏的寒邪,针对素有寒饮,复又感受当令时邪引发咳嗽的病证,诊治如下。

西医诊断:慢性支气管炎。

中医诊断:咳嗽。

中医辨证:外感寒邪,痰饮内停。

治法:解表散寒,温肺化饮。

方药:生麻黄 6g,桂枝 6g,细辛 3g,干姜 3g,赤芍 9g,五味子 9g,姜半夏 9g,炙甘草 3g。5 剂,水煎服。

小青龙汤原方中细辛、桂枝、麻黄、干姜均可通阳散寒,配合五味子敛肺降气,姜半夏、生甘草止咳化痰,共达通阳散寒,宣降肺气之功效。

二诊:患者自觉畏寒症状明显减轻,胸内热气敷布,咳嗽症状明显缓解。以"急则治其标,缓则治其本"为治疗原则,在巩固疗效的基础上佐以熟地黄、制附子等补肾之品,填补先天之本,则体内久伏之寒邪无处可藏,终将祛除。患者继续服药1月余后病渐痊愈。

3.温通清化治热咳

医案

徐某,女,37岁。2020年11月6日以咳嗽15d为主诉入院。西医诊断为急性支气管炎。患者既往有过敏性鼻炎病史,感冒后起病,咳嗽半月余,晚上为甚,遇寒加重,痰多色黄白,鼻流黄涕,咽干,咽痒,声嘶,口干喜饮,纳食欠佳,大便偏干。舌质红,舌苔黄白,脉沉滑。曾服用中药(具体用药不详)治疗,效果不佳。

黄老师辨证分析指出:本例患者痰浊涕黄,舌红脉滑,其病机为痰热内郁,肺失宣降,前医皆辨证为热咳而给予清热化痰类药物,但疗效不佳,究其原因,须知本病虽属热咳不假,但此热属寒邪郁而化热,郁热非单一清化所能解决,在清化中必须配以温通,方可止咳。

西医诊断:急性支气管炎。

中医诊断:咳嗽。

中医辨证:痰热内郁,宣降失司。

治法:清化内热,温通化饮,宣肺止咳。

方药:生麻黄3g,桂枝3g,细辛1g,干姜2g,生白芍6g,五味子6g,姜半夏9g,僵蚕12g,蝉蜕9g,射干15g,牛蒡子12g,浙贝母12g,生甘草3g。2剂,水煎服。

本方中麻黄、桂枝、干姜、细辛4药相伍,温通有神效,不可因热药而随意弃用,加入浙贝母清化热痰,射干、牛蒡子利咽开音,僵蚕配伍蝉蜕,为杨栗山《伤寒温病条辨》升降散的君臣药,僵蚕、蝉蜕轻清走上,能散风热、宣肺气,宣阳中之清阳;全方寒热并用,共达温通清化、宣肺止咳之功。

二诊:咳嗽明显减轻,痰涕俱减。去牛蒡子,因其性滑利,不利于祛邪;加全栝楼15g,因栝楼皮能清化热痰,栝楼仁能润肠通便,此种配伍依据为中医"肺与大肠相表里"的肺肠同治理论,《吴鞠通医案·卷二》有云:"痰饮十数日,大便燥结,乃肺气不降,肺与大肠相表里,肺痹则大肠亦痹。"肺与大肠在生理上相互依存,病理上则互为因果,因此在治疗时应肺肠同治,肺能肃降则肠腑气机通降,肠腑以降为和,腑气通畅则气不上逆,气不上逆则咳方能止。患者继续服药3剂,病痊愈。

4. 培土生金愈久嗽

医案

朱某,男,40岁。2020年11月6日初诊。主诉咳嗽反复发作2年有余。西医诊断为肺气肿。中医西医均治疗过,具体治法不详,效果不佳,近1月来有加重趋势。症见干咳不已,纳食不振,胃脘胀满,嗳气时作,泛恶频仍,形神衰疲,食道有梗阻之感,胸中闷瞀,呼吸不畅,舌质淡而苔略厚,脉软而无力。

黄老师辨证分析指出:本例患者属内伤咳嗽,其病机为中气虚衰,土不生金,肺气不足而致咳。《素问·咳论》曰:"五脏六腑皆令人咳,非独肺也。"强调脏腑功能失调,影响及肺均能导致咳嗽,而其中又与脾胃中土关系最切。肺为华盖而属金,脾胃为中土而化万物,按五行相生规律则土能生金。脾胃中土虚衰,土不生金而致肺虚咳嗽,为临床所常见。脾胃虽同属于土,而脾为阴土,胃为阳土,脾主生化气血,输布精微,故其病每多气虚,虽有脾阴损伤一途,而终不及气虚为多,故脾虚致咳者,治以益气健脾、培土生金为大法。

西医诊断:肺气肿。

中医诊断:内伤咳嗽。

中医辨证:脾虚咳嗽。

治法:补脾益肺,除满止咳。

方药:六君子汤加味。

党参9g,白术9g,茯苓9g,甘草3g,陈皮4.5g,半夏6g,麦冬6g,五味子4.5g,川贝粉(吞)3g。6剂,水煎服。

本方以四君子汤健脾益气,培土生金,因肺气不足则不能宣发肃降,肺不肃降则作咳,肺不宣发则不能布散津液,所以治疗还需从益气生津两方面入手,川贝既能止咳化痰,又能布散津液,补肺津之不足,佐以五味子敛肺降气,麦冬滋补阴液,诸药合用,终见奇效。

二诊:胃脘胀满,纳呆症状明显减轻,咳嗽有所好转。继服6剂,咳止纳馨,胸次畅然,神亦不疲。停药数月后再经医院复查,肺气肿痊愈。

5. 辛凉轻解治热咳

医案

张某,男,3岁。2020年3月10日初诊。家属代诉发热3d。证见高烧无汗,神昏嗜睡,咳嗽微喘,口渴。舌质红,苔微黄,脉浮数。西医诊断为:病毒性肺炎。

黄老师辨证分析指出:本证基本病机为风热袭表,导致肺卫失司,肺失宣降而咳喘,即叶天士《温热论》所言:"温邪上受,首先犯肺。"患儿以咳嗽微喘为主症,治法应辛凉轻剂,宣肺透卫,故以桑菊饮辛凉轻清之剂,宣肺以散上受之风,透卫以清在表之热。但勿见其为病毒性肺炎,初起即投以苦寒重剂(如麻杏石甘汤),本证虽热势高,但根据症候表现,尤其是舌脉仍属卫分证,应遵循叶天士《温热论》:"在卫汗之可也,到气才可清气"的治疗原则,以辛凉轻解,透邪出表为基本治则。若按气分证采用大清气分之热的治法,投以大量辛寒之剂,一方面药过病所,失去清轻透达之机,反伤正阳。另一方面过用辛寒,寒凉阻遏气机,反而引邪入里,使轻者重,重者危。本证的遣方用药亦符合吴鞠通《温病条辨》中所述"治上焦如羽"的治疗原则,所选药物质地轻清,用药剂量亦轻,方能入上焦,达病所,祛表邪。

二诊:病患自诉服药后得微汗,身热略降,咳嗽有痰。舌质红,苔薄黄,脉滑数。表闭已开,余热未彻,宜予清疏利痰之剂。

西医诊断:病毒性肺炎。

中医诊断:咳嗽。

中医辨证:肺热咳嗽。

治法:宣肺清热,化痰止咳。

方药:苏叶3g,前胡3g,桔梗2g,桑皮3g,黄芩2g,天花粉6g,竹叶4.5g,橘红3g,枇杷叶6g。1剂,水煎服。

三诊:诉身热已退而微汗,无神昏嗜睡,咳嗽不显,唯大便2日未行,舌红减退,苔黄微腻,脉沉数,乃表解里未和之候。

原方去苏叶加枳实3g,莱菔子3g,麦芽6g。

四诊:诉服后体温正常,咳嗽已止,仍未大便,舌中心有腻苔未退,脉滑数,乃肺胃未和,拟调和肺胃,利湿消滞。

方药:冬瓜仁12g,杏仁6g,薏苡仁12g,苇根15g,炒枳实4.5g,莱菔子4.5g,麦芽6g,焦山楂6g,建曲6g。

服2剂,诸证好转,食、眠、二便俱正常,停药食养,痊愈出院。

6.辛凉甘润治燥咳

医案

王某,女,27岁。2020年10月5日初诊。主诉:寒热头痛、咳嗽7d。证见:身热,头痛,无汗,咳嗽痰稠,口渴喜饮,体胖。舌苔薄腻微黄,脉浮滑且数。西医诊断支气管炎。

黄老师辨证分析:本例病人体胖,素有痰饮,复感受当令燥热病邪,燥邪袭表,肺气郁闭,挟痰阻于肺经。病之初起虽见无汗,但口渴喜饮,脉数苔薄腻微黄,皆为燥热之象,故治宜辛凉解表,甘寒润肺。注意本证热虽盛,既属秋燥,初起不可投以苦寒,一则凉遏过甚,阻遏气机,引邪入里;二则过用苦寒有化燥之弊,临床需特别注意。患者素有痰饮,外感燥热之邪,内外相合而病,较普通邪在卫表之温燥更重,治疗更加复杂,且燥热易从火化,临证需时刻注意病情的变化,随症加减。本证处方用药仍需谨遵吴鞠通《温病条辨》"治上焦如羽"的原则,选用药物一则应质地轻清,二则以剂量不能过大为总体原则。

西医诊断:支气管炎。

中医诊断:燥咳。

中医辨证:燥邪伤肺,宣降失常。

治法:清燥润肺,化痰止咳。

方药:冬桑叶6g,白蒺藜9g,嫩前胡4.5g,苦桔梗3g,清炙草3g,光杏仁12g,川贝粉4.5g(包),1服,水煎服。

桑杏汤为吴鞠通《温病条辨》中的方剂,根据桑菊饮化裁而来,桑叶辛凉轻解,同时又有润肺之功,加之杏仁润肺止咳,为疏表润燥之代表方剂,同时方中药物剂量均轻,且以草木枝叶花入药,符合"治上焦如羽"的治疗原则。病人服3剂后病渐愈。

7. 辛寒清气治热咳

医案

徐某,男,2岁。2019年3月10日以发热、咳嗽6d之主诉入院。证见发热,汗泄不畅,咳嗽气急,喉中痰声辘辘,咬牙嚼齿,时时抽搐。舌苔薄腻而黄,脉滑数不扬,筋纹色紫,已达气关。

西医诊断:流行性感冒中毒型。

中医诊断:咳嗽。

中医辨证:肺热壅盛,热极生风。

治法:清宣肺热,化痰定惊。

方药:麻杏石甘汤加味。

炙麻绒3g,杏仁6g,甘草3g,石膏(先煎)9g,象贝9g,天竺黄6g,郁金3g,鲜竹叶9g,竹沥15g(冲),芦根30g。1剂,水煎服。

黄老师辨证分析指出:此属叶天士《温热论》所云:"温邪上受,首先犯肺"之危重症,基本病机为温邪由表入里,肺热壅盛,金囚木旺,发生气热动风之变证。前医用羚羊、石斛、钩藤等凉肝息风之品不仅动风之症不能解,且有寒凉阴柔之品遏阻,邪热内闭之弊,以麻杏石甘汤加减治之,是遵循"治病必求于本"的治疗原则。邪热壅肺,肺金被邪所囚,不能制约肝木,肝风内动而四肢抽搐,单纯运用凉肝熄风药物只能"急则治其标",需以清宣肺热为根本,祛除在肺的温邪,使肺金恢复其正常制约肝木的功能,才能达到熄风止痉的效用。

二诊:病人家属诉患儿服药后发热减轻,抽搐停止。唯咳嗽气逆,喉中尚有痰声。脉滑数,筋纹缩退,口干欲饮,小溲短赤,证属风温痰热交阻肺胃,一时未易清澈,嘱其按原方再服 1 剂。

三诊:患儿身热减,气急平,抽搐定,唯咳嗽痰多,口干欲饮,小溲短赤,大便微溏色黄。风温已得外解,痰热亦有下行之势,脉仍滑数,余邪未尽,病人年小体稚,应以小剂量药物疏肺化痰,清解余热。渐愈。

8. 补益气阴治虚咳

医案

张某,女,1 岁。2020 年 1 月 30 日以反复发热、咳嗽 5d 之主诉入院。症见发热,精神萎靡,时有烦躁,咳嗽微喘,发热,四肢清凉,并见拘紧现象;给予抗生素治疗一个半月,并多次输血,但病儿精神不振,体重日减。双肺叩诊呈浊音。褥疮形成。西医诊断为重症迁延性肺炎。病情危重寻求中医会诊。症见发热,肌肉消瘦,形槁神呆,咽间有痰,久热不退。脉短涩,舌无苔。查体:体温 38℃,皮肤枯燥,消瘦,色素沉着,夹有紫癜,口四周青紫。双肺呼吸音粗,双肺叩诊呈浊音,水泡音密聚。心音弱。肝大 3 厘米。

西医诊断:重症迁返性肺炎。

中医诊断:咳嗽。

中医辨证:虚咳(温邪久羁,气液枯竭)。

治法:甘温咸润生津,养阴止咳。

方药:熟地 12g,阿胶 9g(烊化),麦门冬 6g,炙甘草 9g,白芍药 9g,生龙骨 9g(先煎),生牡蛎 12g(先煎),制龟板 24g(先煎),炙鳖甲 12g(先煎),党参 9g,远志肉 2g。浓煎 200mL,鸡子黄 1 枚另化冲,分 2d 服。

黄老师辨证分析:本例患者属温邪久羁,气液枯竭之证,虽以发热、咳嗽为主诉,但综合脉症分析病机,发热日久不退,实为体内阴液大伤,阴不制阳之阴虚发热,咳嗽病位也不能仅归于肺,须知《素问·咳论》曰:"五脏六腑皆令人咳,非独肺也。"脏腑功能失调,影响及肺均能导致咳嗽,本证五脏六腑皆虚,亦能致咳,所以治疗不能专于肺也。患者病情迁延2月之久。症见久热不退,肌肉消瘦,形槁神呆。脉短涩,舌无苔,已成阴虚液涸之危候,非大剂甘温咸润之品并用,不足以填补其虚。应遵循"阳不足者温之以气,阴不足者补之以味"的原则,选三甲复脉汤加味,填补真阴。

二诊:病人家长自诉服药3周后,发热、咳喘表现均减轻,但大便次数较多,原方去熟地,加大枣3枚(劈),浮小麦9g。继续服用。

三诊:病人诉服2周后,痰尚多,再加胆南星3g,天竺黄6g。一个半月后患儿气液始充,形神始复而热退咳止而痊愈出院。

上述8则病案分别从虚实寒热,脏腑阴阳等方面论治咳嗽。案例典型,治法独特,秉承中医辨证论治的治疗原则,同病异治,所选方剂以伤寒、温病中治咳的经方为基础,随证加减,效多明显。

二、论治眩晕临床经验

梅尼埃病是中青年妇女的常见病之一,西医对其病因的认识是由内耳膜迷路水肿所引起的,临床以突然发作的眩晕、站立不稳、活动眩晕加剧、耳鸣耳聋、恶心呕吐、出汗等为特征的疾病。该病属于中医的"眩晕"范畴。中医学理论认为:眩晕是由于情志、饮食内伤、体虚久病、失血劳倦及外伤、手术等病因,引起风、火、痰、瘀上扰清空或精亏血少,清窍失养为基本病机,以头晕、眼花为主要临床表现的一类病证。眩即眼花,晕是头晕,两者常同时并见,故统称为"眩晕",其轻者闭目可止,重者如坐车船,旋转不定,不能站立,或伴有恶心、呕吐、汗出、面色苍白等症状。本病病位在清窍,由气血亏虚、肾精不足致脑髓空虚,清窍失养,或肝阳上亢、痰火上逆、瘀血阻窍而扰动清窍发生眩晕,与肝、脾、肾三脏关系密切。眩晕的病性以虚者居多,如肝肾阴虚、肝风内动,气血亏虚、清窍失养,肾精亏虚、脑髓失充。眩晕实证多由痰浊阻遏,升降失常,痰火气逆,上犯清窍,瘀血停着,痹阻清窍而成。眩晕的发病过程中,各种病因病机,可以相互影响、相互转化,形成虚实夹杂;或阴损及阳,阴阳两虚。肝风、痰火上扰清窍,进一步发展可上蒙清窍,阻滞经络,而形成中风;或突发气机逆乱,清窍暂闭或失养,而引起晕厥。

本病可反复发作,妨碍正常工作及生活,严重者可发展为中风、厥证或脱证而危及生命。临床上用中医中药防治眩晕,对控制眩晕的发生、发展具有较好疗效。黄老师根据自己多年临床经验,分析总结眩晕(梅尼埃病)8 种常见的证候类型,并提出相应治法方药,具体分类如下。

1. 脾湿生痰,上蒙清窍——健脾祛湿

此类型眩晕的病因病机主要是饮食所伤或劳倦过度,损伤脾胃,脾失健运,水湿不化,清阳不升,聚湿生痰,上蒙清窍,而致眩晕。主要症见眩晕,头重如裹,耳鸣耳聋,胸脘痞闷,食少便溏,恶心呕吐,舌淡胖有齿痕,苔浊腻,脉滑缓。

西医诊断:梅尼埃病。

中医诊断:眩晕。

中医辨证:脾虚痰湿,上蒙清窍。

治法:健脾祛湿,化痰利窍。

方药:半夏 10g,白术 10g,茯苓 15g,法半夏 10g,泽泻 10g,薏苡仁 30g,太子参 20g,代赭石 30g(先煎),生姜 3g,大枣 5 枚。

2. 痰郁化火,上扰清窍——清热化痰

此类型眩晕的病因病机主要是痰浊中阻,久郁化火,痰火上扰清窍,发为眩晕。症见眩晕,头目胀痛,心烦而悸,耳鸣耳聋,口干胸闷,痰多黏稠,二便不爽。舌红,苔黄腻,脉滑数。

西医诊断:梅尼埃病。

中医诊断:眩晕。

中医辨证:痰火上扰,蒙闭清窍。

治法:清热化痰,醒神清窍。

方药:温胆汤加味。

方药:法半夏10g,茯苓15g,甘草5g,陈皮10g,竹茹10g,胆南星10g,黄芩10g,代赭石25g(先煎),川连6g。

3. 肝气郁滞,上扰清窍——疏肝解郁

此类型眩晕的病因病机主要是情志抑郁,肝气郁结,气机郁滞,上扰清窍而致眩晕。症见眩晕,头目胀痛,烦躁易怒,胸胁胀闷,失眠多梦,心神不安,耳鸣耳聋,舌淡苔薄,脉弦细。

西医诊断:梅尼埃病。

中医诊断:眩晕。

中医辨证:肝郁气滞,上扰清窍。

治法:疏肝理气、解郁清窍。

方药:方选柴胡疏肝散加味。

柴胡10g,当归10g,黄芩10g,山栀10g,郁金10g,合欢皮10g,丹参30g,白芍30g,薄荷10g,甘草10g。

4. 水不涵木,肝阳上亢——平肝潜阳

此类型眩晕的病因病机主要是肝肾阴亏,不能养肝,水不涵木,肝阳上亢,肝风内动,发为眩晕。

症见:眩晕如坐舟车,颧红面热,耳鸣耳聋,腰膝酸软,口燥咽干,失眠健忘,手足心热等,舌红苔薄,脉弦细数。

西医诊断:梅尼埃病。

中医诊断:眩晕。

中医辨证:肝肾阴虚、肝阳上亢。

治法:滋补肝肾,滋阴潜阳。

方药:天麻钩藤饮加味。天麻10g,

钩藤(后下)10g,石决明15g,磁石(先煎)15g,桑寄生15g,川牛膝15g,杜仲10g,黄芩10g,生龙骨30g(先煎),生牡蛎30g(先煎)。

5. 水湿停留,气血瘀滞——活血利水

此类型眩晕的病因病机主要是水湿停留和气血瘀滞互为因果,

合而致病。症见:眩晕,呕吐涎沫,头重如裹,失眠健忘,面色黧黑。舌胖质淡边带瘀点,脉弱涩。

西医诊断:梅尼埃病。

中医诊断:眩晕。

中医辨证:温邪阻络,气滞血瘀。

治法:利水祛湿,活血化瘀。

方药:丹参 30g,葛根 20g,茯苓 15g,猪苓 15g,白术 15g,泽泻 10g,甘草 5g。

6. 气滞血瘀,阻于脉络——活血化瘀

此类型眩晕的病因病机主要是肝郁气滞或因寒凝血滞,日久致瘀,阻于脉络而发眩晕。

症见:眩晕,头痛,健忘失眠,精神不振,面色紫黯,口干不欲饮,舌见有瘀点,脉弦涩。

西医诊断:梅尼埃病。

中医诊断:眩晕。

中医辨证:气滞血瘀,阻滞脉络。

治法:理气活血。

方药:通窍活血汤加味。

生地 15g,川芎 10g,红花 10g,泽泻 10g,天麻 10g,丹参 30g,桃仁 10g,当归尾 15g,石决明 30g(先煎),白芷 15g。

7. 气血亏虚,清窍失养——益气补血

此类型眩晕的病因病机主要是脾气亏虚,生化乏源,气血亏虚,脑失濡养,清窍失养而致眩晕。症见:面色苍白,爪甲无华,反复发作眩晕,神疲倦怠,气短懒言,心烦失眠,纳呆。舌淡苔薄,脉细弱。

西医诊断:梅尼埃病。

中医诊断:眩晕。

中医辨证:气虚血方,清窍失养。

治法:补益气血,濡养清窍。

方药:归脾汤加味。

黄芪30g,党参20g,白术15g,茯苓15g,枣仁10g,当归10g,山萸肉10g,天麻10g,远志6g,木香6g,陈皮6g,甘草6g。

8.肾精枯涸,清窍失养——补益肾精

此类型眩晕的病因病机主要是肾精不足,无以生髓,脑髓空虚,或肾阳虚衰,精虚无以升阳,故致眩晕。症见眩瞑、耳鸣耳聋,精神萎靡,膝腰酸软,性欲淡漠,月经不调等,肾阳虚伴有颧红,咽干口燥,五心烦热或盗汗。舌淡红,苔薄黄,脉细数。

西医诊断:梅尼埃病。

中医诊断:眩晕。

中医辨证:肾虚精亏,清窍失养。

治法:补肾填精。

方药:左归饮加味。

熟地15g,怀牛膝15g,山萸肉10g,淮山药10g,枸杞10g,杜仲10g,茯苓10g,丹皮6g,麦冬6g,甘草6g,补骨脂6g,冬虫夏草10g。

眩晕(梅尼埃病)的病因复杂多样,且容易互为因果,临床须根据实际情况具体分析,审证求因,辨证论治,还需辨清标本虚实,标本兼顾。以上8法可作为梅尼埃病常见证型辨证论治的临床参考,独用或数法合参,可根据实际情况灵活掌握。

三、论治内伤头痛经验

头痛是临床常见的自觉症状,可单独出现,亦见于多种疾病的过程中,内科、外科、五官科、精神科等都会出现头痛症状。中医认为头为诸阳之会,五脏六腑之精气,皆上注于头。外感、内伤等多种因素导致邪扰清空,脉络不通或脑失所养都会引起头痛。尤以内伤头痛缠绵难治,内伤头痛的病机多与肝、脾、肾三脏的功能失调有关。黄老师擅长治疗多种疾病引起的头痛症,现将其治疗内伤头痛经验整理如下。

黄老师善于把握疾病的本质,执简驭繁,临证中发现内伤头痛尤以肝火上炎、痰热内阻、气血亏虚、肾虚证为多。因于肝者,肝气郁滞,郁久化火,上扰清窍而头痛;因于脾者,运化不及,气血亏虚,清窍失养或脾运失司,水湿积聚生痰;因于肾者,肾精亏虚,脑髓失养而头痛。

在用药方面,黄老师治疗头痛喜加风药,如葛根、茺蔚子、蔓荆子、白芷、白蒺藜、荆芥、细辛、藁本等。"风为百病之长",风邪可兼诸邪而致头痛。治疗外感头痛,常需加风药以祛风止痛。风药运用得当,对于治疗内伤头痛亦有很好的效果。肝为风木之脏,肝阳上亢,肝风上扰清窍是常见的头痛病机。《内经》有"肝欲急,急食辛以散之",《药鉴》又有"风药能疏肝"。在辨证基础上佐加二三味风药,常能增强疗效。风能胜湿,痰阻清窍而致头痛者加风药可加强化湿止痛之效。风药多有升散之性,对于气血虚弱患者,加升麻、葛根等可引气血上行,以养清窍。

(一)分证论治

1. 肝火上扰证

由于生活节奏的加快和压力的增大,情志致病的因素不容忽视。中医认为肝主疏泄,情志不畅会引起肝的疏泄失常,肝气郁滞,郁久化热,肝火上炎,遂致头痛。黄老师治疗此型头痛,常用柴胡、黄芩二药。柴胡味辛而气清,黄芩味苦而重,二者合用以透泄清解少阳之邪。兼有化热之象者,加丹皮、栀子以清热。热易伤津,又喜用玉竹,因其养阴而不滋腻,不会阻碍气机;加白芍以养血柔肝或加甘麦大枣汤,可养心安神,主明则下安,有利于气血运行的恢复,尤其适用于心阴不足,肝气失和者。

2. 痰热内阻证

过多使用肥甘之品,或嗜好烟酒,常会出现脾胃损伤,湿热内蕴之象,最直接的表现是舌苔厚腻,此类患者的头痛,多为闷痛、头部紧箍感、沉重感。治疗痰热内阻的头痛,黄老师常用温胆汤加减。对于便秘患者,常加瓜蒌、枳实、厚朴等行气通腑;对于脾虚之象明显者,常先用温胆汤祛邪,再予以益气健脾;对于热象不显,湿阻内停者,加黄芪、党参、升麻、葛根等,以健脾益气、升清阳而止头痛。

3. 气血亏虚证

脾胃为后天之本,若脾胃亏虚,气血生化乏源,则清窍失养,不容则痛。黄老师治疗血虚型头痛常用四物汤加减,以补血和血。对于气虚证明显者,常用四君子汤加减治疗。再加风药,取其气轻清上行,引气血上养脑髓。因气虚常可导致痰浊内生,故常加半夏、陈皮、竹茹等。

4. 肾虚证

脑为髓海,有赖于肾精的充养,若肾精亏虚,则髓海失养,发生头痛。对于头痛且空、眩晕耳鸣、腰膝酸软者,辨为肾虚证者,常用山萸肉、制首乌、牛膝、女贞子、墨旱莲、淫羊藿、杜仲等药物,以补益肾中阴阳。可加行气药如砂仁以防滋腻碍胃,再加白芷、葛根等风药以增强止痛作用。

(二)医案举隅

医案1

高某,男,48 岁。2020 年 10 月 20 日就诊。头痛半年,以前额、双颞侧为甚,精神紧张时明显,伴有口干口苦。舌质略红,薄黄苔,脉弦。

西医诊断:为血管性头痛。

中医诊断:头痛。

中医辨证:为肝火上扰证。

治法:和解少阳,清肝泻火。

方药:小柴胡汤加减。

丹皮 10g,山栀子 15g,生地 20g,醋龟板 20g(先煎),柴胡 10g,黄芩 10g,蔓荆子 15g,藁本 15g,元胡 15g,葛根 30g,白芷 15g,炙甘草 5g。共 7 剂,水煎服,早晚分服。

复诊时,患者仍偶感头痛,口干口苦消失,原方去丹皮、栀子,再服 7 剂,头痛痊愈。

分析:观此患者脉症,可知其头痛是由少阳枢机不利,肝火上扰所致,故用小柴胡汤和解少阳,是为治本。加丹皮、栀子以去肝火。蔓荆子、藁本等风药为对症治疗又可引诸药直达清窍。风药辛散,易劫肝阴,故加生地、龟板等阴药以制之。诸药配合精妙,标本兼治,所以取效甚速。

医案 2

张某,女,37 岁。2019 年 07 月 19 日就诊。头部隐痛多年,加重 1 周,伴有头晕,夜间多发,怕风,入睡困难,饮食一般,二便尚可。舌质淡,薄白苔,脉弦细。血压 150/97mmHg。有颈椎病史 4 年。

西医诊断:颈椎病。

中医诊断:头痛。

中医辨证:为血虚头痛。

治法:养血祛风止痛。

方药:四物汤加减。

熟地 30g,白芍 30g,当归 15g,川芎 15g,葛根 30g,白芷 15g,蔓荆子 15g,藁本 15g,炙甘草 5g。共 7 剂,水煎服,每日 1 剂,早晚分服。

2013 年 10 月 13 日,患者再次就诊,诉 7 月份服药后头痛消失,此次因劳累而头痛复发,并伴有夜间胸闷。查体见舌质暗红,苔薄白,脉细。

遂在前方基础上加丹参 15g,郁金 15g,依前法服用 7 剂,诸症状明显缓解,再据症状辨证调护至痊愈。

分析:综观患者脉症,可知该患者之头痛以血虚为主,治疗当以补血为主,故主方用四物汤。又加入葛根、白芷、蔓荆子、藁本等药以引药上行,直达病所,并引气血上行,充养脑部,所以能取得良好效果。

四、诊治胸痹临床经验

"胸痹"中医学又有"卒心痛""厥心痛"之称。症状方面有着经典的描述"喘息咳唾,胸背痛,短气""胸痛彻背,背痛彻心"。这些症状主要与现代医学中"冠状动脉粥样硬化性心脏病"所表现的症状相同,其他诸如"心肌病、瓣膜病、胸膜炎"等疾病也可见类似症状。患者多病程缠绵,对于久病患者,黄老师多采用益气养阴活血的治法,临床取得较好的疗效,现介绍如下。

医案

崔某,男,55岁。2019年因反复胸痛、气短在某医院就诊行冠脉造影术,诊断为冠心病,病变最重的血管狭窄程度为80%~85%。建议患者植入支架,患者未采纳。出院后服用调脂、抗血小板、硝酸酯类药物,初时病情控制尚可,就诊时诉"近40d心前区疼痛发作频繁,向左肩背部放射,不定时,步行、轻度劳动后均可出现,持续时间5~10min,发作时伴气短、冷汗,但疼痛程度较2013年初发病时为轻"。该患者形体适中,面色白,精神较差,舌体红,舌体稍胖而无齿痕,苔白,脉细、代。细问症状,患者40d来尚有乏力、心烦、夜间口干明显等不适,饮食尚可,二便正常。该患者行冠脉造影术后确诊冠心病。

现症见:心前区疼痛,向左肩背部放射,属"胸痹"。患者面色白、气短、乏力、舌体胖、脉细代为气虚之象;夜间口干是阴虚之象。

西医诊断:冠心病。

中医诊断:胸痹。

中医辨证:气阴两虚。

治法:益气养阴,活血通脉。

方药:人参6g(另煎),麦冬20g,黄芪20g,桂枝6g,肉桂6g,五味子15g,丹参20g,郁金12g,玉竹20g,当归20g,茯苓30g,焦山楂25g,玄参15g,酸枣仁20g。

服药 7 剂患者复诊,自诉心前区疼痛较前减轻,持续时间缩短,但仍多因活动诱发,乏力改善不明显。原方中黄芪改为 25g,加熟地15g、炒白术20g、炙甘草9g、香附12g。患者再服 10 剂复诊,诉"症状明显缓解",嘱患者再服 10 剂,症状基本消失。

初诊时人参、黄芪补心气;桂枝、肉桂,性热,患者阴虚,不宜多用,稍加取其温心阳、通经脉的效果;麦冬、五味子、玉竹、玄参,收敛心气,滋阴清热;郁金、丹参理气活血,使心脉通畅;酸枣仁养心血;茯苓、焦山楂健脾,使气血生化有源,且焦山楂还有活血之效。患者复诊,症状较前改善,气虚明显,故加大黄芪用量,加用炒白术健脾,炙甘草养心,香附理气止痛,熟地滋阴,效果良好。

胸痹涉及"心、肝、脾、肾"等脏腑,初起病时多为实证,如"痰瘀、气滞、寒凝",随着病程进展,脏腑受损日益加重,继而出现"气、血、阴、阳"亏虚。上述患者就是久病而致"气阴两虚"。久病心气不足,心阴亏耗,加之肾脏受损,肾阴亏虚,不能上制心火,更损心阴,心脉不得阴精濡养,血脉痹阻,固发胸痛。又有脾脏虚弱,气血化生无源,心脉无以充盈、无以鼓动,而致"不通则痛"。基于上述原因,对于久病胸痹的患者,多以益气养阴为则,另加用活血通脉药物治疗,疗效确定。

五、论治痛经临床经验

黄老师从事中医临床工作多年,治疗女科经、带、胎、产、乳以及女科杂病有着丰富的经验。现将黄老师治疗痛经经验整理于下,以共鉴。

痛经属于月经病范畴,多是指女性正值月经期或经行前后,或表现为小腹坠胀、坠痛、拘急疼痛,或者以腰部症状为主,腰酸、腰困,有时痛引腰骶,甚至疼痛性质比较剧烈,伴有浑身乏力、大汗淋漓、恶心呕吐、小腹冰凉、月经血带有血块等,临床上这种情况,我们一般考虑为痛经,也叫作"经行腹痛"。

　　黄老师在临床上辨证,常认为:痛经的病位主要在子宫和冲任,病机主要责之于"不通则痛"或者"不荣则痛"。其中,"不通则痛"多考虑由于经前或者经期,心情不畅快,饮食起居遭受寒邪侵袭,气郁、寒邪日久,郁而化热,引起气滞血瘀、寒凝血瘀、湿热瘀阻,导致子宫的气血运行不畅,最终引起痛经;而"不荣则痛",主要源于患者本身脾胃虚弱,进食不多,水谷精微乏源,或者自身先天肾气不足,体质差,又不欲饮食,导致气血虚弱、肾气亏损,以致子宫失于濡养,引起痛经。

　　现代医学将痛经划分为原发性痛经和继发性痛经。原发性痛经又称功能性痛经,是指生殖器官无器质性病变者,以青少年女性多见;继发性痛经,是由于盆腔器质性疾病,比如子宫内膜异位症、子宫腺肌病、盆腔炎或宫颈狭窄等所引起的,常见于育龄期妇女。

　　黄老师临诊时,每接诊痛经患者,首先问患者痛经的疼痛部位(是少腹两侧还是腰骶)、性质(是冷痛、胀痛、刺痛还是隐隐作痛);其次,问诊患者月经血的颜色(暗红、鲜红)、经量(多或者少)、有没有血块,老师认为这个很关键,有血块,多考虑有气郁、气滞或者寒凝的因素。另外,老师还要详细问诊平素带下的情况,带下量多少、颜色黄还是白、质地清稀还是黏稠、有没有异味、伴不伴有下身痒。老师经常说,经带不分家。再者,结合舌象、脉象,老师常说,只有仔细地收集资料,准确地四诊合参,才能更好地辨证施治,进而对症下药。其中辨证为气滞血瘀证的,常行气活血化瘀止痛;辨证为寒凝血瘀的,常温经散寒。化瘀止痛;辨证为湿热瘀阻的,常清热利湿,化瘀止痛。

　　遣方用药上,黄老师常以四物汤为基础进行加减化裁。多用全当归、川芎、赤芍、生熟地、生焦山楂。其中,加减化裁上,偏于气滞血瘀的,常酌加香附、乌药、红藤、乳香、没药;偏于寒凝血瘀的,常酌加艾叶、小茴香、炮姜、紫石英、鹿角霜;偏于湿热瘀阻的,常加丹参、苍术、黄檗、泽兰。

黄老师说,之所以用全当归,因为当归头、尾偏于活血,当归身偏于补血,而全当归补血活血俱佳。赤芍和白芍相比,赤芍偏于祛瘀止痛,多用于气滞血瘀的患者,白芍偏于养血柔肝,多用于气血亏虚的患者。治疗痛经中,黄老师善用以下几组药对:①乳香、没药。老师常讲,乳香、没药为对药。乳香擅长透窍理气,没药擅化瘀理血,二药合用,宣通脏腑、流通经络,善治女子行经腹疼。②紫石英、鹿角霜。其中紫石英,入胞宫,祛冷风,以利孕育,性温质重,能引诸药直达冲中而温暖之;鹿角霜,甘温,温督脉、壮肾阳,以助化育。临床上,老师喜欢二药合用,补肾暖宫、调摄冲任,不仅用于寒凝血瘀的痛经中,而且善用于治疗宫寒不孕。③蒲黄、五灵脂。蒲黄甘平,行血消瘀,炒用并能止血,五灵脂苦咸甘温,入肝经血分,功擅通利血脉,散瘀止痛。二者相须为用,为化瘀散结止痛的常用组合。

此外,治疗痛经时,黄老师也善用生、焦山楂,因本品味酸、甘,微温,归脾、胃、肝经。不仅可以消食化积,也可活血化瘀。由于入肝经血分,故有活血祛瘀止痛之功。当痛经有血块时,黄老师善用炒山楂温通活血化瘀止痛功强,当痛经月经量过多,或者淋漓不尽时,老师又喜用焦山楂,取其收涩之力。

医案

刘某,女,27岁,白领。2020年11月15日,因"经期腹痛"就诊。

主诉:几个月前因正值月经期,赶上天下雨,淋了雨,鞋子也湿透。从此,接连几个月,每逢月经快要来,小腹就开始坠胀不舒,腰酸腰困,行经期间,小腹冰凉,冷痛,自喝"生姜红糖水",疼痛也不缓解,痛时身子蜷缩,冒冷汗,浑身乏力,自服"元胡止痛片""布洛芬胶囊"稍有缓解,严重影响正常工作。现诊:正值月经经期第2d,月经色暗红,量少,血块多且大,小腹冰凉,腰困,四肢无力。舌体胖大嫩,边有齿痕,质淡紫,苔薄白水滑。脉沉细稍弦。

西医诊断:痛经。

中医诊断:痛经。

中医辨证:脾胃虚寒,寒凝血瘀证。

治法:健脾益气,温中散寒止痛。

方药:四物汤合金铃子散加减。

全当归18 g,川芎12g,赤芍10g,乌药9g,小茴香6g,桂枝10g,茯苓18g,党参21g,艾叶10g,紫石英(先煎)15g,鹿角霜20g,炮姜5g,炒山楂15g,川楝子10g,元胡15g,炙甘草6g。7剂,每日1剂,水煎,早晚分服。

嘱注意平时和经期保暖,饮食忌生冷、油腻、辛辣;此药行经期间可以服用;复诊在下次月经前1周,连续3次。

二诊:2020年12月6日复诊。诉服药3d后,症状缓解明显,小腹冰凉,腰困,四肢无力的症状改善,血块减少,手脚也没之前冰凉,最近因为上夜班,所以睡眠不太好,梦多。舌体胖大嫩,边有齿痕,质淡红,边尖稍红,苔薄白。脉象:沉细缓。考虑到上方有效,此时正是经血储备时期,在上方基础上,稍作加减,以补气养血为主,处方如下:

全当归18 g,川芎12g,赤芍10g,乌药9g,小茴香6g,桂枝10g,茯苓18g,党参21g,白术20g,熟地18g,砂仁(后下)9g,炒山楂12g,生龙骨(先煎)30g,炒枣仁24g,炙甘草6g。7剂,1日1剂,水煎,早晚分服。

三诊:2021年1月4日,复诊。告诉医生,上次月经期,痛经已不明显,来月经前,小腹稍有不舒,月经偶有血块,也没有之前那种痛得大汗淋漓,身体蜷缩,可以正常上班,月经量比之前有所增多,夜休梦多改善,这次主要是想让医生再调理调理准备生育。考虑到该患者脾胃虚寒,黄老师以上方为基础,再加健脾益气之药以善后。

六、从六经辨证论治高血压病经验

高血压是最常见的心血管疾病危险因素,也是各种心脑血管病的发病基础。目前全世界已经被确诊的高血压患者中有半数未接受治疗,而在接受治疗者中,血压真正得到有效控制的也仅占半数。我国则更低,高血压的控制率还不足5%。如此低的控制率直接导致的是高死亡率和高致残率。因此,控制高血压是预防心脑血管疾病的关键所在。高血压病是一种以动脉压升高为特征,可伴有心脏、血管、脑和肾脏等器官功能性或器质性改变的全身性疾病,它有原发性高血压和继发性高血压之分。高血压发病的原因很多,可分为遗传和环境两个方面。在未用抗高血压药情况下,收缩压≥139mmHg和/或舒张压≥89mmHg,按血压水平将高血压分为1、2、3级。收缩压≥140mmHg和舒张压<90mmHg单列为单纯性收缩期高血压。患者既往有高血压史,目前正在用抗高血压药,血压虽然低于140/90mmHg,亦应该诊断为高血压。西医对高血压病因及病理机制的认识尚未完全阐明,多数观点认为其发病与肥胖、种族、男女、饮食、年龄等因素有关。

中医并无高血压的病名,从高血压病患者的临床症候表现来看,多具有眩晕、头痛、头胀、四肢麻木、恶心呕吐甚至动风等表现,故而高血压病与中医书籍中所记载的"眩晕""头痛"等病类似,可参考辨证论治。从中医的病因认识,高血压病的成因可归纳为情志刺激、五志化火、忧思恼怒、饮食失节、房事不节等;从病理性质分析,其与寒、湿、痰、火、瘀、虚有密切关系;从病机分析,常有寒热相兼、虚实并见、痰瘀互结等特点;关于辨证治疗,常见的证候分型有肝阳上亢、肝肾阴虚、痰湿中阻、瘀血阻络等,治以镇肝潜阳、填补肝肾、化痰通络、活血化瘀等治法,代表方剂有天麻钩藤饮、六味地黄丸、半夏白术天麻汤、通窍活血汤等,但仅对部分患者有效,对部分患者疗效不佳或根本无效。

黄老师从事高血压病方面的临床实践与研究多年,善于总结前人经验,又注重中医经典理论的学习,主张从六经辨证论治出发,以经方治疗高血压病,疗效显著,现将临证中的经验总结如下:

（一）经验小结

1. 病机新解——从六经辨证论治高血压病

如上所述,高血压是西医病名,中医书籍中与之类似的病症有"眩晕""头痛"等,但《伤寒杂病论》以方命证,也未见到"眩晕""头痛"等病,但根据高血压的临床表现,类似的病症很多,其常见病证的病因病机可归纳为气机逆乱、气火上冲、痰湿上犯等,临床中以六经辨证与上述病机相结合辨治高血压病,总结出常见的症型分类如下:

(1)太阳证,临床中常见的类型之一,一般多为太阳表实证,病因为寒水互结,凝滞经络;寒主收引凝滞,可引起血脉挛急,故而血压升高,有部分患者因阳盛体质,或寒邪入里化热的缘故,临床中常出现太阳合并阳明病,其临床表现有:血压升高,头晕头胀,颈部僵硬,腰酸背痛,时有心慌、口干,大便干燥,舌淡,苔白腻,脉浮弦等,治疗原则为外解太阳,内降阳明;对于在表的寒邪,主要是发汗解表,透邪外出,即开通玄府,使寒邪随汗而出;玄府一开,水湿津液可顺势而下,水气不在上冲,头晕、心慌等表现自当缓解,常选用小续命汤加减,同时,需注意在运用本方的基础上,根据患者的热象及津液损伤情况加石膏、知母、大黄、芒硝、桃仁等降阳明之热。

(2)少阳证,临床中常见的类型之一。关于少阳病的成因,仲景《伤寒论》有云:"血弱气尽腠理开,邪气因入,与正气相搏,结于胁下。"少阳为枢,是气机升降的枢纽,其中手少阳三焦经主持气机的升降,足少阳胆经主持气机的出入;若三焦受邪,枢机不利,气机不得升降,水道与气道皆不能正常运化水谷,所以少阳病常出现挟饮、挟湿、挟瘀的表现。具体临床表现为血压升高、口干、乏力、胁下压痛、形疲面黄。舌苔腻,脉弦。常选小柴胡汤加当归芍药散加减;少阳为半表半里,表为太阳,里为阳明,少阳常可出现与阳明合病,具体临床表现为血压升高,口苦而干,伴有口渴,腹按之硬满,大便干结。舌苔黄,脉沉而有力。常选用大柴胡汤加石膏加减。

(3)少阴证,临床中比较常见的类型,临床表现为血压升高,伴腰酸、腰痛、腰冷。舌苔白腻,脉弦紧,沉取无力。常选麻黄附子细辛汤合甘姜苓术汤加减。若颈肩疼痛者,可加葛根、牛膝等。需要注意的是,葛根有柴葛根与粉葛根之不同,柴葛根用于透疹解肌发表,粉葛根用于生津止渴通便,用量可达 30~60g;牛膝有怀牛膝、川牛膝、土牛膝之不同,川牛膝能活血通经、祛风利湿,常用于下肢疼痛等证;土牛膝重在清热解毒,善治咽喉疼痛及泌尿系统感染;怀牛膝既能引火下行,又能补肝肾强筋骨,特点是行中有补,治疗此型高血常用怀牛膝与粉葛根配伍,两者一升一降,能调畅气机,通利三焦。

(4)厥阴证,也是临床中较为常见的类型,临床表现为血压升高、头晕、失眠、口干、乏力、怕冷、舌尖红,苔白腻,脉左关弱。常选用乌梅丸加减。

2. 中药归类——临床常用的配伍中药分类

辨证论治是中医治疗的核心思想,也是疗效确切的前提,方剂配伍得当则是必备条件,而方药的加减往往能画龙点睛,兼顾全局。黄老师总结了临床中较常用的治疗高血压病的配伍药物,均疗效确切,具体以两类药为主:

一是矿石类药,如代赭石、灵磁石、寒水石、龙骨、牡蛎等;此类药物质地沉重,能重镇潜阳,降压效果显著。如代赭石,医家认为其色赤入心,质地沉重,能压而镇之,特别适用以收缩压高为主的顽固性高血压的治疗,在辨证的基础上,一般可用 30~50g;灵磁石,医家认为其色黑入肾,能吸而纳之,引血下行,交通心肾,水火既济,阴平阳秘,多用于治疗以舒张压高为主的顽固性高血压;龙骨、牡蛎,功效镇惊安神、平肝潜阳、收敛固涩。张锡纯最善用龙骨、牡蛎,两者相伍,主要用于固涩防脱、敛汗止泻,收中兼通,能止血化瘀,气沉敛阳,平喘消痰,敛正气而不恋邪气,在高血压的治疗中能重镇潜阳,将虚火或虚阳潜入归肾,临床中常与四逆汤或真武汤合用;寒水石,咸寒入肾,清热泻火,利窍消肿,主要用于高血压患者以少阳阳明口干明显者,若口渴显著者,则用生石膏,清热泻火的同时,还具有养阴生津之功。

二是虫类药,如全蝎、蜈蚣、水蛭、地龙等。高血压病患者多数病史日久,中医的认识久病往往入络,这类药物常能搜剔通络,祛除病邪。如全蝎、蜈蚣,为常用的对药,合用能通络止痛,西医药理研究发现二者能迅速缓解细小脉络痉挛,适用于高血压病伴有头疼者,常用全蝎3~6g,蜈蚣3条,配徐长卿使用则疗效更佳;地龙、水蛭为常用的对药,合用能活血破瘀,通经消积,此种功效类似于西医的降低血液黏稠度,可解决高血压病人血液黏稠凝集之症,适用于高血压病伴有三高的患者。

(二)医案举隅

医案1

孙某,男,54岁。

主诉:发现血压升高1年。查血压150/90mmHg。

现证见:头晕头胀,颈部僵硬,腰酸背痛,时有心慌,时有口干,大便干燥。舌淡苔白腻,脉浮弦。

西医诊断:高血压病。

中医诊断:眩晕。

中医辨证:太阳阳明证。

治法:疏风散寒,温通经络。

方药:小续命汤加减。

葛根60g,怀牛膝15g,麻黄5g,桂枝8g,黄芩9g,防风10g,防己5g,当归10g,白芍9g,川芎10g,党参10g,生石膏40g,制附片15g(先煎),姜2片,枣3枚。7剂,水煎服。

二诊:诉服药后颈部及腰酸症状明显好转。血压140/90mmHg。嘱继续服原方,后多次追访,诊诉临床症状基本消失,舌脉正常,血压一直平稳。

分析:小续命汤出自孙思邈所著《千金方》,原方主治中风卒起,筋脉拘急,半身不遂,口目不正,舌强不能语,或神志昏乱等病症。其病机为阳气亏虚,寒邪入侵,营卫郁闭,临床上治疗脑梗死引起的后遗症,效果颇佳,因其病机与上述高血压病太阳证病机类似,故尝试用于此型高血压病的治疗,近年来治疗了多例高血压病患者,疗效显著。小续命汤由麻黄汤、桂枝汤、黄芩汤、四君子汤、四物汤、附子理中汤等组成。后世医家根据临证表现的不同,还衍生出麻黄续命汤、桂枝续命汤、葛根续命汤、附子续命汤、桂附续命汤等,这些系列方提示我们在中医临证中,应善用经方、活用经方,须知高血压病一般多为慢性病,病机的表现往往是寒中夹热,虚中夹实,非一方一法能取效,需要诸方合用,才能事半功倍。

临证应根据脉证来灵活地把握。还需注意两个问题:一是麻黄的应用,根据药理分析,麻黄中含有麻黄碱,有升高血压的作用,临床中常见的老年高血压病患者,常伴有动脉硬化,须配伍龙骨、牡蛎、海藻、昆布等药物,既可软化血管,亦同时兼制麻黄升压之弊;临床中还有很多高血压患者伴有心率加快等表现,在选用麻黄时,可配伍蝉衣、酸枣仁等药物宁心安神;二是有两种脉象特别注意,一是寸关脉弦大尺脉弱,一是寸关尺三部皆浮大洪数,沉取无力,这时用小续命汤需特别注意。此两种脉象常见于高血压伴有并发症的病人,如高血压病晚期心脑肾损害引起的心衰和肾衰,心衰越重心率越快,要充分考虑肾脉无根或虚阳外越之证候,在治疗时,须以四逆加人参龙骨牡蛎汤为基础方,临证根据具体情况加减。

医案2

张某,女,55岁。患高血压病10年。患者一直口服西药控制血压,但效果不稳定,血压一直波动在160/110mmHg。

现症见:头昏、口干口苦,大便不畅。舌淡苔薄腻,脉沉细。

西医诊断:高血压病。

中医诊断:眩晕。

中医辨证:少阳少阴合病。

治法:疏肝解郁,和解少阳。

方药:小柴胡汤加味。

柴胡12g,黄芩9g,半夏10g,党参10g,龙胆草6g,茯苓30g,泽泻20g,白术20g,磁石30g,龙骨30g,牡蛎30g,附子15g,干姜5g,甘草6g。7剂,水煎服。

二诊:血压150/90mmHg。患者诉头昏、口干口苦等证候好转,脉沉缓,嘱其继续服用原方。

三诊:血压105/85mmHg。大便正常,头昏好转,口不干不苦。舌淡苔白,脉右寸偏大。上方基础上加葛根20g,后随诊诉临床症状基本消失,舌脉正常,血压正常,继续服用原方巩固疗效。

医案3

周某,男,58岁。高血压10余年。患者10年来一直口服西药控制血压,近日查血压170/100mmHg。现症见:头晕头胀,口干,四肢冷,舌红,苔薄白腻,脉弦沉取无力。

西医诊断:高血压病。

中医诊断:眩晕。

中医辨证:少阴证。

治法:温阳化饮,健脾祛湿。

方药:四逆汤合苓桂术甘汤加味。

附子15g(先煎),干姜10g,甘草10g,茯苓10g,桂枝10g,白术20g,龙骨30g,泽泻10g,寒水石30g,姜3片,枣3枚。7剂,水煎服;

二诊:患者诉仍头晕,舌稍红,苔薄白,脉弦沉取无力,查血压波动于150/90mmHg,上方中附子增至20g,加葛根30g,牛膝9g。7剂,水煎服。

三诊:诉口不干,头痛好转,舌质偏红苔白,脉弦细,嘱继续服用上方,后随诊诉临床症状基本消失,舌脉正常,血压一直平稳。

医案4

严某,男,50岁。主诉发现血压升高5年。查血压150/100mmHg。

现症见:头晕头胀,口不干,大便正常,舌苔薄腻,脉左寸关弱,

西医诊断:高血压病。

中医诊断:眩晕。

中医辨证:厥阴寒热错杂证。

治法:清上温下,缓肝调中。

方药:乌梅丸加味。乌梅12g,细辛3g,肉桂3g,黄连3g,黄檗6g,当归10g,红参10g,附子15g(先煎),干姜5g,龙骨30g,牡蛎30g,珍珠母30g,钩藤20g,甘草10g,泽泻10g,姜2片,枣3枚。7剂,水煎服。

二诊:查血压130/85mmHg。诉头胀头晕明显好转。嘱其继续服用原方。后随诊,诉临床症状基本消失,舌脉正常,血压130/90mmHg,继续服用原方巩固疗效。

七、从六经辨证论治消渴经验

随着人们膳食结构和生活习惯的改变,以及我国人口老龄化问题的日益严重,糖尿病的发病率呈逐年上升趋势,已成为危害人类健康的主要疾病之一。据2015年统计,全球有糖尿病者4.15亿人,中国为1.09亿,2016年中国已达1.5亿人,发病人数占10%左右,这就是说,10个人中就有一个糖尿病患者,这不能不引起重视。中医对糖尿病的认识历史悠久,后世医家根据其症候表现称之为消渴,中医论治消渴有其丰富的临床经验和独到之处。中医认为:消渴的总病机可归纳为阴虚为本,燥热为标。关于分型论治,上消,多表现为渴而多饮,证属肺胃之热,治以白虎加人参汤;中消,多表现为消谷善饥,证属胃热炽盛,治以清胃散;下消,多表现为渴而小便数,证属肾阴耗损,治以六味地黄丸加减。关于消渴的治法方药,医家的观点可谓学术争鸣,百花齐放,但总归不违背阴虚为本,燥热为

标的基本病机。有些医家治疗消渴，只看到燥热之标，不察虚损之本，比如仅采用单味大剂量黄连清热降火，服用后无明显疗效，甚至还会因黄连苦燥伤阴而加重病情，须知消渴病人多虚火，实火宜清，而虚火宜引火归元。正如《医门法律》所说："凡治消渴，用寒凉太过，乃致水盛火湮，犹不知反，渐成肿满不救，医之过也。"黄老师从事糖尿病方面临床研究多年，善于总结前人经验，又善于辨证思考，对消渴病人的治疗有其独到的经验，总结出新的辨证思路，即从六经辨证论治消渴。

六经辨证是张仲景在《伤寒论》中提出的外感病辨证论治体系，基本上概括了脏腑和十二经脉的病变。其中三阳病，以六腑病变为基础；三阴病，以五脏的病变为基础。黄老师指出，六经病症不仅适用于外感病的辨证论治，一些内伤杂病如糖尿病、肿瘤等疑难杂病也可采用六经辨证的思路辨证分析。如张仲景在《伤寒论》222条指出："若渴欲饮水，口干舌燥者，白虎加人参汤主之。"原文中提到的渴欲饮水，口干舌燥，与消渴病上消的症候表现类似，白虎加人参汤以石膏、知母清热滋阴，人参益气养阴，是治疗上消的代表方剂。《金匮要略》消渴小便不利淋病脉证并治指出："男子消渴，小便反多，以饮水一斗，小便一斗，肾气丸主之。"原文中提到的消渴，小便反多与消渴病下消的症候表现类似，肾气丸以熟地、山药、山萸肉补肾养阴，以附子、肉桂温阳等阴中求阳、补肾养阴，是治疗下消的代表方剂。消渴典型的症候表现及治法方药均来源于《伤寒杂病论》，可见采用六经辨证论治消渴是有理论依据切实可行的。

1.经验小结

黄老师从事临床工作多年，观察糖尿病临床病例无数，总结出目前消渴病人的证候特点：第一，目前消渴病人的证型，阳证少，阴证多，中医辨证多从三阴入手；第二，三阴证中，以太阴、少阴、厥阴多见，但多是太阴、少阴合病，而厥阴证多出现在糖尿病发展过程中某一个阶段；第三，对于有些应用降糖药物仍不能有效控制血糖的病人,其证候一般比较复杂,大多寒热错杂,且多夹有瘀血;第四,从脉诊分析,多数消渴病人早期见两关弦滑。中期见两关不调,后期见脉沉弱,特别是尺脉沉弱为多见。

消渴的辨证,应以阴阳为纲,再分寒热虚实,这是八纲辨证的纲领,而八纲辨证源于六经辨证,黄老师根据六经辨证分阴阳,再结合八纲辨证分寒热虚实,发现临床中消渴的病人有阳证少,阴证多的特点,其中,阳证都是少阳合并太阴,其余的皆以三阴病为主,主要有以下几种证型:

(1)少阳太阴合病,症候表现:口干、乏力、腰酸、眼睛模糊,舌质偏红,苔薄,两关不调。主方柴胡桂枝干姜汤加味。

(2)太阴病,症候表现:为口干、吞酸、腹胀、腹泻、便秘,舌苔黄腻,脉濡缓。主方附子理中汤加味。

(3)少阴病,症候表现:乏力、疲倦、胸闷、眩晕,或腰膝酸软、夜尿频多。舌淡苔白,或淡胖有齿印,两尺弱,主方金匮肾气丸加味。

(4)厥阴病,症候表现:失眠、眼睛模糊、睡眠比较表浅、乏力、口干、烦躁、舌苔白腻,脉以左关弱为主,主方乌梅丸加味。

关于消渴病患者中医证型阳证少,阴证多的特点也是经过长期临床发现的,在从事临床初期,尝试用经方葛根芩连汤、白虎汤等从阳热来论治消渴病,效果不佳;后读到施今墨先生医案中论治消渴的经验,治疗从脾阴、脾气虚方面考虑,选取黄芪配山药,苍术配玄参,生地配麦冬、五味子等对药,少数有效,多数无效,细查原因,是人的体质在发生变化,目前消渴患者多以阳虚为本,观察其证候表现,大多数患者伴有四肢乏力,倦怠,无精打采,疲劳,少气懒言,腰膝酸软等气虚阳虚证候,其病机根本是肾阳虚衰;病人出现口渴多饮现象。因肾阳虚不能化气,水液不能上升所致。阳化气则水津四布,水得火,则有升有降。而反之,阳不化气,则水津不布,故口渴。水无火,则有降无升,故多尿。治疗应以温阳为主,需注意一点,温阳应该阴中求阳,不建议大剂量应用附子等温通之品,须知《内经》

有云:"壮火食气,少火生气。"小剂量的附子就能阴中求阳,少火生气。附子用量一般以 15~30g 为佳,可配伍配菟丝子、淫羊藿、鹿茸等再少佐活血化瘀之品,可以改善胰岛功能,达到去瘀生新之效。

消渴的病人是否需要控制饮食?中医虽有肥甘厚味可以致消渴的论述,但不能过分拘泥于此种观点。本病属于虚证,虚则补之。如果过分严格控制饮食,那虚弱之体何以补之,疾病如何能治愈?从西医角度考虑,蛋白、糖、脂肪是人体的三大营养元素,相互关联。糖在人体中的代谢紊乱,必然导致蛋白、脂肪不能更好地被吸收。过分控制饮食,易导致虚者更虚,犯了虚虚实实之戒。

控制血糖是目前治疗糖尿病的主要措施,降糖药物已成为每个糖尿病病人的首选,但是,服用降糖药物后,血糖会被胰岛素等药迅速地降低,使三多一少迅速地纠正,很多患者缺少三多一少的症候表现,阴虚燥热之症已不多见;部分患者根本无三消证候,且体型都以肥胖居多,表现腰酸、乏力、怕冷、便秘等三阴证候;还有很多患者,没有临床症状,是通过体检发现血糖升高前来就诊。这些情况在临证中均需注意加以区分,合理制订治疗方案。

2. 医案举隅

医案 1

陈某,男,49 岁。主诉发现血糖升高 3 年。近 1 个月来检查空腹血糖 9.7mmol/L 左右。

现症:形体肥胖,皮肤暗黑,头昏,口干无口苦,食欲、二便未见异常,舌暗苔薄腻,脉两关不调。

西医诊断:糖尿病。

中医诊断:消渴病。

中医辨证:少阳太阴合病。

治法:散寒化湿,生津敛阴。

方药:柴胡桂枝干姜汤加味。柴胡 10g,桂枝 10g,干姜 3g,花粉 24g,牡蛎(先煎)30g,黄芩 9g,广木香 10g ,当归 10g,益母草

30g,川芎 10g,赤芍 10g,苦瓜 15g,甘草 6g,生姜 5 片,红枣 10 粒。10 剂,水煎服,日 1 剂。

二诊:空腹血糖 7.8mmol/L,头昏、口干明显好转。上方加蓝布正 30g,继续服用 20 剂。服完 20 剂后,空腹血糖检查 6.1mmol/L。

分析:此患者血糖升高达到 9.1mmol/L,但是并无三多一少证候,而口干、头晕症状比较明显,从脉象来判断左关弦滑、右关弱可以定为两关不调,这是柴胡桂枝干姜汤的典型脉证,故用此方能取得良效。

医案 2

魏某,男,57 岁。主诉发现糖尿病 5 年余。患者一直服用西药控制,效果差。现症:口异味,口干,大便干结。空腹血糖 20.3mmol/L,糖化血红蛋白 10.3mmol/L。舌暗,苔薄腻,脉左关弱。

西医诊断:糖尿病。

中医诊断:消渴病。

中医辨证:厥阴病。

治法:清上温下,缓肝调中。

方药:乌梅丸加味。乌梅 15g,黄连 6g,干姜 3g,黄檗 6g,细辛 3g,肉桂 3g,当归 10g,红参 10g,附子(先煎)10g,蓝布正 30g,苦瓜 15g,刘寄奴 30g,丹参 20g,红花 10g,生姜 5 片,红枣 10 粒。10 剂,水煎服,每日 1 剂。

连续服用此方 50 剂,检查空腹血糖 11mmol/L,因不慎腹泻,稀水样便,舌苔白腻,脉沉弱。故改方如下:

附子理中汤加味:附子(先煎)10g,白术 20g,茯苓 30g,干姜 10g,白参 10g,肉桂 5g,赤石脂(先煎)30g,补骨脂 15g,骨碎补 30g,仙鹤草 30g,甘草 10g,车前子 15g,生姜 5 片,红枣 10 粒。15 剂,水煎服,每日 1 剂。

服用 15 剂后查空腹血糖 7.0mmol/L,餐后血糖 11mmol/L,无腹泻,继以附子理中汤加味:附子(先煎)10g,白术 20g,茯苓 30g,干姜 10g, 白参 10g ,肉桂 5g ,赤石脂(先煎)10g ,补骨脂 15g ,骨碎补 30g ,仙鹤草 30g ,甘草 10g ,车前子(包煎)15g, 蓝不正 30g ,苦瓜 10g ,生姜 5 片 ,红枣 10 粒。30 剂,水煎服,每日 1 剂。

服完药后,检查空腹血糖 5.0mmol/L,以乌梅、僵蚕、藏红花、枸杞子、附子、肉桂、黑蚂蚁打粉,巩固治疗。

分析:此患者的辨证要点上热下寒证,以左关弱为特点,故选用乌梅丸加味,收效颇佳。

医案 3

杜某,男 59 岁。主诉发现血糖升高 5 年。患者一直服用西药拜糖平、达美康,空腹血糖 12.9mmol/L。现症:腿酸,口不干不苦,小便泡沫,大便干结,舌淡苔白,脉寸关脉大,两尺细弱。

西医诊断:糖尿病。

中医诊断:消渴病。

中医辨证:少阴病。

治法:滋阴潜阳,清降虚火。

方药:引火汤加味。附子(先煎)5g,熟地 30g ,天冬 10g ,麦冬 10g,肉桂 3g,枸杞子 10g,五味子 10g,茯苓 10g,巴戟天 10g,金樱子 10g,益智仁 10g,苦瓜 15g,甘草 6g,生姜 5 片,红枣 10 粒。10 剂,水煎服,每日 1 剂。

二诊:腿酸明显好转,大便正常,每日 1 次,夜间小便增多,空腹血糖检查 7.9mmol/L。舌淡苔白,脉较前好转。将上方附子改为 10g,连续服用 30 剂,水煎服,每日 1 剂。

服完药后,检查空腹血糖 4.5mmol/L,临床治愈。

分析:此患者以肾阴阳两虚为主要表现,故辨为少阴病。引火汤通过大量的滋阴补肾之药,合用附子、肉桂引火归元,可达到以阳化气,气布水生之功效,故方得良效。

八、经方论治慢性萎缩性胃炎临床经验

慢性萎缩性胃炎(CAG)是一种常见的难治性消化道疾病,以胃

黏膜萎缩变薄、固有腺体成分减少或消失为突出病变的慢性疾病。CAG 常伴有肠上皮化生或不典型增生者，故被称为癌前状态，其主要临床表现有胃脘疼痛、痞满饱胀、嗳气、嘈杂、食欲不振、消瘦等，祖国医学多将其归于"胃痞""痞满""胃脘痛""嘈杂"等病范畴。中医学对其病因病机的认识分 3 个阶段，初期为胃阴亏虚，中期为脾胃虚弱，后期多虚实相兼，本虚标实。因此，其辨证论治复杂，治疗方药繁多。

黄老师善用经方，借鉴先贤临证经验，分析大量病历医案，结合个人临床体会，总结出本病的辨治要点。首辨虚实，且应以虚实为纲；虚者，病位当以脾胃为主，又可进一步分为脾胃气虚、脾胃阳虚、胃阴不足 3 种主要类型；实者，以寒凝、热郁、气滞、血瘀、湿阻、食积最为多见。治疗当以经方加减，具体辨证论治如下。

1. 虚证

脾胃气虚者，治宜补脾行气。选用厚朴生姜半夏甘草人参汤（《伤寒论》）合枳术汤（《金匮要略》）加减。《伤寒论》云："汗后，腹胀满者，厚朴生姜半夏甘草人参汤主之。"此方为治疗脾虚气滞所致腹满而设，方中厚朴宽中除满，半夏、生姜降逆和胃，人参、甘草补脾益气。诸药相伍，补气而不壅滞，行气而不伤正，为行补兼施之剂。枳术汤方由枳实、白术二药组成，主治脾虚气滞、失于转输、水气痞结胃脘所致的心下痞坚、身倦乏力等症，具有行气散结、补脾益气之效。故二方合用，用治脾胃气虚、失于运化、气机壅滞所致胃脘痞满胀痛、食少纳呆、身疲乏力等症颇宜。唯厚朴、枳实药力峻猛，故厚朴用量不宜过大，且以枳壳易枳实，酌加砂仁、陈皮则更恰病情。

脾胃虚寒者，宜选《金匮要略》人参汤（即理中汤）、附子粳米汤化裁。理中汤由干姜、人参、白术、甘草四药合方。附子粳米汤由附子、半夏、甘草、大枣、粳米组成。二方均具温中益气、散寒止痛之效，可用于脾胃虚寒而致胃脘冷痛、喜温喜按、四肢不温、气短乏力等症候表现。黄老师临证常用理中汤加延胡索治疗，疗效颇佳。若见厥证,手冷过肘,足冷过膝,腰腿酸冷,形寒倦卧者则加炮附子,其效益彰。

胃阴不足者,治宜选用《温病条辨》沙参麦冬汤或益胃汤化裁。沙参麦冬汤由沙参、玉竹、生甘草、麦冬、冬桑叶、生扁豆、花粉组成。方中沙参、麦冬、玉竹、花粉相伍,甘寒生津、滋养肺胃;生扁豆、甘草扶养胃气。诸药合方,具有甘寒生津、养阴益气之功。吴鞠通创制次方,本为治疗"燥伤肺胃阴分,或热或咳者"而设,因慢性萎缩性胃炎系杂病,无身热、咳嗽症状,故减去桑叶不用。若舌绛干红,中有裂纹者,此系阴亏火旺,方中可加地骨皮,或生石膏少许以清退虚热,则疗效更佳;若兼神疲乏力,四肢倦怠者,又属气阴两虚,宜加太子参补气生津,于证更为合宜。需注意,大量滋阴生津之品,最易壅滞气机,加重"食欲不振"症状,故临证勿犯"补虚致壅"之戒,一般养阴之品总量以30~40g为宜,或加焦三仙以宣畅气机。若纯属阴虚被灼者,可用益胃汤治疗。益胃汤由沙参、麦冬、冰糖、生地、玉竹组成,系吴氏治疗"阳明温病,下后汗出"而致胃阴不足诸证之专方。方中沙参、麦冬、玉竹、生地甘寒生津、滋养胃阴,冰糖养阴生津,清热甘缓。众药合方,具有益胃生津、甘寒养阴之效,故可用治胃阴不足、虚火内生所致之胃脘灼热、隐隐作痛、饥嘈不适、口干舌红等症。

2. 实证

慢性萎缩性胃炎兼夹实邪者,当根据"急则治其标,缓则治其本"的原则,先祛其实邪,再缓图其本。

脾胃湿热,症见胃脘痞闷、胀满疼痛、渴不欲饮、口臭纳呆、舌苔黄腻者。方用王氏连朴饮加减,温病中常以本方治疗湿温湿热中阻之证,方中黄连、山栀清泄里热,厚朴、半夏、石菖蒲燥化脾湿,共奏辛开苦降、清热化湿之效。临证之际,因湿邪黏腻,不易骤除,黄老师更喜以王氏连朴饮与藿朴夏苓汤合用以增强化湿之效,藿朴夏苓汤本为湿温湿遏卫气而设,方中以杏仁、豆豉宣畅肺气,则气行而湿化;藿香、厚朴、半夏、白蔻芳香化浊,燥湿理气,猪苓、赤苓、泽泻淡渗利湿。本方贵在集芳香化湿、苦温燥湿、淡渗利湿于一方，融宣上、畅中、渗下三法于一炉，诚可谓祛湿化浊之良方。又因湿热胶合，宜于缓消渐化，不宜过用苦寒，以免伤阳败胃，延长病程。

肝胃不和者，症见胃脘胀痛，牵及两胁，嗳气吞酸，口苦咽干，急躁易怒，脉弦者。宜以《伤寒论》四逆散合《金匮要略》当归芍药散加减治疗。四逆散用柴胡疏肝解郁，升阳理脾；枳实行气散结，宣通胃络；芍药、甘草相伍，柔肝调脾，缓急止痛，具有疏肝和脾之效。当归芍药散由当归、芍药、川芎、白术、茯苓、泽泻组成，方中当归、芍药、川芎养血疏肝，白术、茯苓、泽泻补脾渗湿，六药合方，则可调肝和脾，实为治疗肝胃（脾）不和之祖方。故以四逆散合当归芍药散治疗肝胃失和型慢性萎缩性胃炎，方证切合。临证之际，唯嫌疏肝理气之力稍逊，酌加青皮、陈皮、醋香附则取效更捷。

兼食滞湿热者，常见脘腹胀痛，嗳腐吞酸，泻利不爽，舌黄腻。治宜枳实导滞汤。方中大黄、厚朴、枳实、槟榔荡涤积滞，泻热除胀，山楂、神曲消食祛积，黄连、连翘、紫草、木通清热除湿，甘草和药缓痛。其属脾胃阳虚，寒自内生，积滞内停者，临床每见脘腹胀满拒按，胃脘喜热畏寒，大便秘结，形体消瘦乏力，舌淡苔白厚者，治遵尤在泾"非温不能已其寒，非下不能去其结"之旨，宜以大黄附子汤治之，方中大黄通腑泻积，附子、细辛温阳散寒，故用于治疗寒实内结之慢性萎缩性胃炎，疗效确切。

瘀血阻滞患者，多见于久病不愈，主要表现为胃痛日久难愈，或刺痛不移，常伴面色晦暗，大便色黑，舌有瘀斑。治宜行气活血，方选《温病条辨》桃仁承气汤（大黄、芒硝、桃仁、芍药、丹皮、当归），去芒硝，酌加元胡、九香虫、香附，合收活血祛瘀、行气止痛之功。临证亦获良效。

黄老师在临床治疗中深切体会到，在辨证准确的前提下，运用经方论治慢性萎缩性胃炎的疗效十分显著，但也存在一些疑问，如经典著作中关于兼夹证兼食滞、兼气郁的方剂较少，在临证中宜酌情加以消食导滞、理气解郁等药物化裁,或加用柴胡疏肝散、保和丸等进行治疗。

九、经方论治疼痛临床经验

疼痛一直是临床中常见且难治的病症之一,各个系统的疾病都可出现疼痛的症状。但西医治疗所选的镇痛药物非常有限,而中医对疼痛诸证的治疗有其明显的优势。其以辨证论治为指导思想,根据疼痛的部位、性质、特征等方面的不同,治法也迥然各异,即"同病异治"的治疗思想。中医关于疼痛诸证系统论述的著作,当属东汉时期张仲景所著《伤寒杂病论》,书中对疼痛诸证的概括病位确定,性质清楚,特征明显,治疗方剂70余首。不仅给后世辨治疼痛提供了成功的范例,也给后世的继承和发展留下了充分的空间。

黄老师一直注重对中医经典著作的学习和传承,要求能熟悉经方,善用经方,借鉴先贤临证经验,结合个人临床经验,总结出新的辨治思路。关于疼痛的治疗,总结出独特的辨证思路,即以六经辨证作为总纲领,辨识疼痛的部位、性质,然后根据各种疼痛固有的特征,能够用经方治疗的,尽量使用经方;经方没有涉及的,则用时方。经方、时方的选择与配合,要以疗效为标准。黄老师根据《伤寒杂病论》的记载,将仲景的治疗用方按照疼痛的部位分为以下9类。

1.头痛

太阳病头痛,属于表证、热证。若表虚者,必发热、恶风、汗出、脉浮缓,方选桂枝汤;后头痛,项背强,用桂枝加葛根汤;若表实者,必发热、恶寒、无汗、脉浮紧,方选麻黄汤、大青龙汤或葛根汤。

阳明病头痛,属于里证、热证。若阳明腑实,症见口渴,大便秘结,脉沉实,方选承气汤;若阳明经证,症见汗多,口大渴,方选白虎汤;若后头痛,方选葛根芩连汤;若阴虚有热,症见心烦不眠,方选酸枣仁汤。

少阳病头痛,偏于头部两侧,属于半表半里之证,方选小柴胡汤、柴胡加龙骨牡蛎汤;偏实热者,方选大柴胡汤;偏虚寒者,方选柴胡桂枝干姜汤。

太阴病头痛,属于里证、寒证。若干呕、吐涎沫者,方选吴茱萸汤,若见痛经,方选温经汤;若见四肢厥逆者,方选四逆汤。

厥阴病头痛,呈寒热错杂,或上热下寒,方选乌梅丸、半夏泻心汤等。

少阴病头痛,属于表证、寒证。若表虚者,恶风寒,脉缓弱,方选桂枝加附子汤;因血行不畅,阳气不达四末而见四肢厥冷者,方选当归四逆汤;若表实者,症见恶风寒、发热、脉不浮反沉,方选麻黄附子细辛汤。

总之,疼痛属于虚证者,一般是隐隐而痛;属于实证者,一般是胀痛、剧痛;属于痰湿者,一般是晕痛、昏痛;属于血瘀者,一般是刺痛。这个规律也基本适合于其他疼痛症。

医案 1:太阳病头痛

周某,男,30 岁。患者诉高烧 3d,体温在 39.8 ~40℃波动。

现症见:头痛欲裂,全身肌肉酸痛,怕冷,始终未出大汗,烦躁,口渴。舌淡红,脉浮紧、滑数。

西医诊断:"发热待查"。

中医诊断:头痛。

中医辨证:太阳病头痛。

治法:发汗解表,兼清里热。

方药:麻黄 10g,桂枝 6g,杏仁 10g,炙甘草 10g,石膏(先煎)40g,生姜 10g,红枣 10g,苍术 10g。水煎服。先煎麻黄 15min,去上沫,再纳入其他药,煎 30min 左右,煎至 3 碗水,先喝 1 碗,盖被取汗,嘱患者若汗出热退,则停服。若汗出不多,仍然发热,2h 后,继续服第二碗。汗出太多,则喝冷水 1 杯止汗。

患者服第一碗药后,持续出汗 30min,热退,头痛、身痛减轻,4h 后,又开始发热至 38.2℃,继续服第二碗,微微出汗,热退。第二天痊愈。

分析:本案为太阳病头痛,属于表实热证,以头痛、怕冷、发热、身热、无汗、脉浮紧、烦躁为主要特征,在重感冒、流感患者中非常普遍。患者除了头痛剧烈之外,发热常达到39℃以上。注意只要属于太阳病初起,身热,不出汗,或者出汗不多,脉浮数、浮紧或滑数,无咽喉疼痛者,都可以选用大青龙汤;若兼有身体肌肉酸痛者,可加苍术10g。还需注意一点,本方煎煮法须遵照《伤寒论》大青龙汤方后的介绍,不可违背,否则无效。

另外,太阳病头痛,即使不发热,只要怕冷,身热,不出汗,脉浮紧,烦躁或紧张,仍然选用大青龙汤。

案例2:少阳兼太阳病头痛

李某,女,40岁。患者诉后脑勺部、头部两侧疼痛近10年,发作严重时恶心欲呕,全身忽冷忽热。西医检查已排除颈椎压迫及高血压病,诊断为神经性头痛,治疗无效。近2年疼痛加剧,平时头晕,两太阳穴及后头部隐痛,按压则能缓解,舌质淡红,薄白苔,脉沉细。现在已经发作2d。

西医诊断:神经性头痛。

中医诊断:头痛。

中医辨证:少阳兼太阳病头痛。

治法:疏肝散热,生津舒筋。

方药:小柴胡汤合桂枝加葛根汤加减。柴胡18g,黄芩15g,半夏10g,生姜10g,大枣10g,党参15g,桂枝10g,白芍30g,葛根40g,川芎10g,天麻10g。5剂,水煎服,每日1剂。

二诊:患者诉头痛显著减轻,原方加减做丸剂继续巩固疗效。具体方药:

桂枝30g,白芍60g,葛根90g,半夏30g,川芎60g,全蝎60g,天麻30g,白参30g,土鳖30g,白芷60g,蜈蚣50g,细辛15g,黄芩30g,柴胡30g。上为蜜丸,每次9g,每天2次。连服2剂药丸,至今半年多再未发作。

分析:本案为少阳、太阳病头痛。从发作时忽冷忽热,恶心欲呕,痛在两侧,属于少阳病证候,从后头痛按之缓解,以及脉舌来看,兼见太阳病。故用小柴胡汤合桂枝加葛根汤证,两方合用,加川芎活血止痛、天麻祛风定眩,初诊已见成效。但病程反复近10年,中医认为"久病入络",故二诊加虫类药搜剔经络,祛除顽邪,防止复发。

2. 周身疼痛

属于太阳病者,表虚者,方选桂枝汤;表虚兼气阴不足者,方选桂枝新加汤;表实者,方选麻黄汤、大青龙汤;寒湿疼痛者,方选麻黄加术汤;阳气为湿邪抑郁,发热日晡所剧者,方选麻黄杏仁薏苡甘草汤。

属于少阴病者,表虚者,方选桂枝加附子汤;阳气不能温煦,"身体痛,手足寒,骨节痛,脉沉"者,方选附子汤;风湿疼痛,风重者,方选桂枝附子汤;湿重者,方选白术附子汤;风湿并重者,方选甘草附子汤;表实者,方选麻黄附子细辛汤;虚实夹杂者,"诸肢节疼痛,身体尪羸,脚肿如脱,头眩短气,温温欲吐"者,方选桂枝芍药知母汤;"诸历节,不可屈伸疼痛"者,方选乌头汤。

属于太阳少阳同病,由于机体正气不足,常因气候变化而致表里不和、身体疼痛不舒者,方选柴胡桂枝汤。

医案

郑某,女,61岁。患者四肢疼痛酸胀多年,遇到天气变化或劳累加重,时发时愈。西医诊断为轻度腰椎骨质增生。近来自觉周身疼痛,右下肢从臀部到小腿胀痛厉害,活动稍舒,躺下尤剧,伴心烦不眠。舌淡,苔薄黄,脉弦细。

西医诊断:腰椎骨质增生。

中医诊断:痹证。

中医辨证:痛痹。

治法:祛湿、散寒、和营通络。

方药:柴胡桂枝汤合二妙散、止痉散加减。

柴胡 12g,桂枝 10g,白芍 30g,炙甘草 10g,黄芩 10g,党参 15g,半夏 10g,黄檗 10g,苍术 10g,蜈蚣 1 条,全蝎 10g,生姜 10g,大枣 2 枚。7 剂,水煎服,每日 1 剂。

二诊:患者诉服上方后,下肢胀痛显著好转,全身酸痛也有改善,颈部仍感不适,精神疲倦。舌淡,脉弦细。原方加葛根 50g,黄芪 30g。7 剂,水煎服,日 1 剂。

三诊:患者诉疼痛全部缓解,精神亦好转,仍守原方继续服用。后随访痊愈。

分析:经方治疗风寒湿热等导致周身疼痛的方剂有乌头汤、白术附子汤、麻黄杏仁薏苡甘草汤、桂枝芍药知母汤等,多以温阳散寒、利湿清热为大法,临床注意需要根据辨证论治选取上述不同的方剂。然而,柴胡桂枝汤的立意却与以上方剂显著不同,《伤寒论》第 146 条云:"伤寒六七日,发热,微恶寒,支节烦疼,微呕,心下支结,外证未去者,柴胡桂枝汤主之。"从证候来分析,"支节烦疼"是指四肢烦劳酸疼,虽不剧烈,但缠绵不已;从方剂的组合来分析,本方是由小柴胡汤与桂枝汤合方,两方都以"和法"为治疗原则,而不是以祛风、散寒、去湿、止痛为目的。这种病痛,最常见于中老年或体质比较虚弱的患者,最容易在劳累过后、天气变化、季节更替时发生,各种检查都显示不出异常。用药一旦偏凉、偏温,患者都会感觉到不适。这是身体虚弱或年龄趋于衰老,肌肉筋骨不胜劳累,不能适应温差、湿度变化所致,身体不能和调而出现的病痛,不能当作风湿一类病来治疗,应当视为"亚健康状态"。采用"和法"调治。故以小柴胡汤与桂枝汤合用,和阴阳、和表里、和营卫、和气血。全方药性平和,不偏温、不偏凉,具有调补与治疗兼施的特点,故在中老年人和亚健康人群中运用广泛。

疼痛若因为气候变化引起的,则合用二妙散,即加黄檗、苍术;如属劳累所致,则合用当归补血汤,烦疼而致睡卧不安,再加茯神、鸡血藤、酸枣仁;如疼痛以臀部、腿部为甚者,则合用四妙散,即二妙散加薏苡仁、怀牛膝;如疼痛牵涉颈部,则加葛根;如疼痛剧烈,则加蜈蚣、全蝎等。

3. 咽喉疼痛

太阳病咽喉疼痛,属于风寒表虚,挟有痰涎者,方选半夏散及汤;风寒外束,痰火郁结者,方选苦酒汤;属于温病者,伴有轻微口渴,舌微红,发热,不恶寒者,方选甘草汤或桔梗汤。少阴咽喉疼痛,古人称作"两感伤寒",咽痛、声音不出者,方选麻黄附子细辛汤。

《伤寒论》原文 311 条云:"少阴病二三日,咽痛者,可与甘草汤;不差,桔梗汤。"原文 312 条云:"咽中伤、生疮、不能语言,声音不出者,用苦酒汤。"原文 313 条云:"少阴病,咽中痛者,半夏散及汤主之。"桔梗甘草汤、甘草汤、苦酒汤、半夏散及汤,均见于《伤寒论》少阴篇。外感初起,咽喉疼痛是经常见到的症状,属于太阳病热证、实证,风寒挟痰者,用半夏散及汤;风热初起,轻者用甘草汤,重者用桔梗甘草汤;郁久而导致疼痛、生疮、不能发声者,用苦酒汤。属于少阴病寒证、实证,可以用麻黄附子细辛汤。

虽然在《伤寒论》原文中没有提到麻黄附子细辛汤可以治疗咽喉疼痛,但古今医家早有许多医案加以验证,古人称之为"两感伤寒"。另外,《伤寒论》并非没有治疗温病初起的处方,麻杏石甘汤、栀子豉汤、葛根芩连汤、黄芩汤,都可以用之治疗温病初起。当我把伤寒六经辨证重新定位,将太阳病定位为"表证、热证",少阴病定位为"表证、寒证"时,发现《伤寒论》治疗外感初起、咽喉疼痛的处方,原来隐藏在少阴篇中。特别是半夏散及汤与桔梗汤,分别是治疗外感风寒挟痰和外感风热的两首主方,应该回归太阳病篇。

医案

周某,男,21 岁。患者 5d 前感冒发烧未退,至今体温 38.5℃,汗出不多,咽喉疼痛,咳嗽痰黄,口苦,口微渴。舌红,苔薄黄,脉细滑数。

西医诊断:上呼吸道感染。

中医诊断:感冒。

中医辨证:外感咳嗽。

治法:清热宣肺,解毒利咽。

方药:桔梗 10g,甘草 10g,麻黄 10g,杏仁 10g,石膏(先煎)40g,黄芩 10g,浙贝 10g。3 剂,水煎服,每日 1 剂。

二诊:患者诉服上方后,发热已退,咳嗽有所减轻,仍然咽喉疼痛,痰色黄,质稠。

处方:桔梗 15g,甘草 10g,枳壳 10g,牛膝 30g,板蓝根 30g,玄参 15g,桑皮 10g,浙贝 10g,黄芩 10g,瓜蒌皮 10g。7 剂,水煎服,日 1 剂。后随访病痊愈。

分析:咽喉疼痛是外感病初起时最常见的症状之一。如果属于风热感冒,可用桔梗甘草汤合麻杏甘石汤透解,在外感已经消除,而咽喉疼痛不止时,往往以桔梗甘草汤为治疗主方,加板蓝根、玄参、牛膝清火、解毒、止痛,加枳壳与桔梗一降一升,调节气机。兼咳嗽、吐黄痰,则加桑皮、浙贝、黄芩、瓜蒌皮等清热、化痰、止咳,效果甚好。

值得注意的是,半夏散及汤证的咽喉疼痛,察知咽喉,应当不红,但痰涎较多;桔梗甘草汤证的咽喉疼痛,察知当偏红偏肿,这是两者的区别。桔梗甘草汤可宣肺利咽,排脓解毒,适合于温病初起的咽喉红肿疼痛,例如著名的银翘散与桑菊饮,都是以桔梗、甘草为基础组方的,故本方也应该看作是《伤寒论》中有关温病治疗的方剂之一。在临床上,可将此方合麻杏甘石汤、葛根芩连汤、栀子豉汤等治疗风热感冒、咽喉疼痛,疗效确切。

4. 肩颈手臂疼痛

肩颈疼痛,属于太阳病表证、热证,表虚者,方选桂枝加葛根汤;表实者,用葛根汤;属于阳明病里证、热证,里实者,方选葛根黄芩黄连汤。

手臂疼痛,麻木无力,《金匮要略》称作"血痹",属于少阴病表证、寒证、虚证,方选黄芪桂枝五物汤。

医案

周某,男,50岁。患者诉颈椎疼痛多年,检查有颈椎骨质增生,压迫神经根。现颈部酸胀疼痛,僵硬,手麻,抬举不便,夜晚尤剧,形寒,怕冷。舌淡,苔薄白,脉弦。血压不高。

处方:葛根60g,桂枝10g,白芍15g,炙甘草10g,生姜10g,红枣10g,麻黄10g,白芥子10g,羌活10g,秦艽10g,鹿衔草30g,豨莶草30g,鸡血藤30g。7剂,水煎服,日1剂。

二诊:患者诉服上方后,症状缓解,加鹿角霜、穿山甲、蜂房为丸长期服用。随访诉病愈。

分析:葛根类方剂是治疗颈椎病的主方,在杂病中表现为寒证的,多用桂枝加葛根汤、葛根汤;表现为热证的,用葛根芩连汤。西医对于颈椎病的分类,多分为5型:颈型、神经根型、椎动脉型、交感神经型、脊椎型。无论哪一型,从中医寒热两个角度辨证,以经方葛根制剂加减,疗效均好。但葛根剂量要大,至少用50g。本例患者颈椎局部酸胀、僵硬,属于颈型;手麻、抬举不便,神经根受压,属于神经根型。年纪不大,血压不高,适合于用葛根汤温通。原方加羌活、秦艽祛风,白芥子化痰,鸡血藤活血,豨莶草、鹿衔草通络。后3味药加入,治疗手臂麻木特别有效。如果手臂疼痛剧烈,还可以加蜈蚣、全蝎等止痛。倘若颈椎病日久,已经发生器质性改变,则必须在煎剂取得效果后,做成丸剂缓图。本方加鹿角霜、穿山甲、露蜂房3味药物,有软坚散结、消融骨刺的作用。

5. 腰腿疼痛

属于太阴病寒湿者,"腰以下冷痛,腰重如带五千钱",此为"肾着病",方选甘草干姜茯苓白术汤。

属于少阴病,诸关节疼痛,方选桂枝芍药知母汤;脚挛急疼痛,不可屈伸者,方选芍药甘草汤、芍药甘草附子汤。

医案

赵某,女,46岁。绝经2年,双侧腿部疼痛,时酸胀,时痉挛,夜间尤剧,常半夜痛醒,无法再睡,有腰椎间盘突出病史。大便微溏。舌质红,苔薄黄,脉细滑。

西医诊断:腰椎间盘症。

中医诊断:痹证。

中医辨证:寒痹。

治法:祛寒通络,缓急止痛。

方药:方用芍药甘草汤加减。

白芍30g,炙甘草15g,木瓜30g,苍术15g,黄檗15g,蜈蚣1条,全蝎10g,补骨脂15g,川断10g,杜仲10g。7剂,水煎服,每日1剂。

二诊:患者诉服药后上述症状好转,疼痛减轻,原方加紫河车、枣皮、乳香、没药等做成丸剂巩固疗效。

分析:腰腿疼痛多见于中老年患者,病因与常年劳损,机能退化有关,注意即使在变天时反应较大,也不宜当作风湿病治疗。本方初诊处方,实际上是芍药甘草汤、止痉散、二妙散、青娥丸四方合用。芍药甘草汤是治疗"脚挛急"的主方,但相对于这种长期缠绕的慢性病,只能起到一时之效,力量仍然不够,故合止痉散加强止痛作用;腿部酸胀多为下焦湿热,故合二妙散;旧有腰椎病,则合青娥丸,补肾而不留邪。初诊有疗效,即需做药丸常服。

6.胸痹心痛

胸痹心痛多数属于太阴病,里证、寒证,分轻重虚实辨治。属于上焦阳气不通,阴邪阻滞而"胸背痛"者,方选栝楼薤白白酒汤;夹有痰饮上逆,出现不得卧、"心痛彻背"牵引性疼痛者,用栝楼薤白半夏汤。这是胸痹的两首正治方,理气通阳或理气化痰。属于轻证,出现"心悬痛",即心中空痛者,用桂枝生姜枳实汤。属于急证,出现"胸痹,缓急",即阵发性剧痛者,用薏苡附子散。属于重证,出现"心痛彻背,背痛彻心",即持续性、牵引性剧痛者,用乌头赤石脂丸。属于虚寒者,用理中汤、四逆汤或人参四逆汤。

胸痹心痛一部分属于少阳病,可以根据寒热虚实的情况,使用小柴胡汤、大柴胡汤、柴胡桂枝干姜汤等加减。

医案

严某,女,37岁。患者诉2年前患心肌炎,经常胸闷、心口痛,头晕,易疲劳,口苦,小便黄,大便偏干,月经尚可。舌淡红,苔薄黄,脉弦细滑。

西医诊断:心肌炎后遗症。

中医诊断:胸痹。

中医辨证:胸阳不振,气阴两虚。

治法:通阴和解,益气养阴,内泄热结。

方药:栝楼皮10g,薤白10g,半夏10g,柴胡10g,黄芩10g,枳实10g,虎杖15g,赤芍10g,西洋参10g,麦冬10g,五味子5g,生姜10g,红枣10g。14剂,水煎服,每日1剂。

二诊:患者诉服上方有效,症状基本消失,嘱其注意休息,有不适时继续服用。

分析:胸痹心痛多数是冠心病表现的症状,属于寒证、里证。根据虚实,分别用瓜蒌、薤白制剂,干姜、附子、人参制剂予以治疗。前者通阳理气,后者温阳补气,这在临床上已经有了共识。本案是心肌炎后遗症患者,从胸闷、心口痛、口苦、小便黄、大便偏干的症状来看,属于少阳病大柴胡汤证。故主方选用大柴胡汤。不用大黄改用虎杖,是因为大黄煎煮的要求高,患者不容易掌握,虎杖既有大黄降火通便的功能,又耐煎煮,尚能够活血化瘀。张仲景的两首栝楼薤白制剂,必须加酒,才能通阳,合用去酒的栝楼薤白半夏汤,是取其宽胸理气的作用,加强大柴胡汤调节气机的效果。因为患者病程较长,日久必虚,头晕、易疲劳,故加西洋参、麦冬、五味子,即合用生麦散,以照顾虚证的一面。一般情况下,胸痛心痛属于冠心病患者,多表现为太阴病寒证;心肌炎患者,多表现为少阳病热证、虚实夹杂之证。

7.胸胁疼痛

胸胁疼痛属于少阳病半表半里证。热证、虚证者,方选小柴胡汤;热证、实证者,方选大柴胡汤;偏于寒证、兼挟水饮者,方选柴胡桂枝干姜汤;偏于气滞者,方选四逆散;偏于气滞血瘀者,"其人常欲蹈其胸上",此为肝着,方选旋覆花汤;偏于悬饮者,疼痛剧烈,"心下痞鞕满,引胁下痛",方选十枣汤。

医案

张某,男,66岁。西医确诊为右肺下叶转移性癌;右侧胸膜转移性病变;右侧少量积水。胸部疼痛,化疗后仍疼痛难忍,咳嗽,气喘,咳痰清稀,疲乏无力,小便短少。舌淡,苔薄白,脉弦滑。

西医诊断:右肺下叶转移性癌;胸腔积液。

中医诊断:痰饮。

中医辨证:支饮。

治法:和解散寒,温化痰饮。

方药:柴胡10g,桂枝10g,干姜10g,五味子10g,细辛3g,牡蛎30g,花粉10g,黄芩10g,炙甘草10g,法半夏10g,白术10g,茯苓15g,泽泻10g,猪苓10g,葶苈子(包煎)30g,红枣30g。7剂,水煎服,每日1剂。

二诊:患者服上方后,症状减轻,加白参15g。继续服15剂,化疗期间不停服。经过6次化疗后,病情基本稳定。所有症状都已经减轻或消失。

分析:癌症患者化疗后出现的一系列不适表现,治疗一般应着重于调理阴阳。本案患者胸部疼痛,部位在少阳,偏于寒饮内停,故咳嗽,气喘,咳痰清稀,有少量积水,证属少阳枢机不利,水饮停积于上焦,正是柴胡桂枝干姜汤所治之证。原方加五味子、细辛,配干姜,是张仲景温化寒饮治疗咳喘的3味主药,再加半夏、葶苈子降逆平喘,合五苓散温阳利尿,是上病下取,助肺通调水道,下输膀胱,改善水液代谢功能;疼痛剧烈,加蜈蚣、全蝎、元胡、乳香、没药、穿山甲等分研末送服;胸腔积液较多,加白花蛇舌草、龙葵、蝼蛄、半枝莲之类。

8.心下痛

属于阳明病里证、热证。证轻者,"正在心下","按之则痛",方选小陷胸汤;"心下痛,按之濡,其脉关上浮者,方选大黄黄连泻心汤";证重者,"心下按之石硬",或"从心下至少腹硬满而痛,不可近者",为结胸证,方选大陷胸汤或大陷胸丸。

属于太阴病,虚寒证者,方选理中汤;寒实结胸证者,方选三物白散。

属于厥阴病上热下寒证者,方选黄连汤;寒热错杂、虚实夹杂者,"心中疼热",方选乌梅丸。

医案

周某,女,50 岁。患者诉胸闷,心下痛,引至背痛背胀,胃中有灼热感,口苦,稍口干,二便可。舌瘦,舌尖暗红,苔黄。有多年慢性浅表性胃炎和慢性胆囊炎病史。

西医诊断:慢性浅表性胃炎,慢性胆囊炎。

中医诊断:胃痞。

中医辨证:少阳结胸证。

治法:和解少阳,理气宽胸。

方药:方用柴胡陷胸汤加减。柴胡 10g,法半夏 10g,黄芩 10g,栝楼皮 15g,黄连 8g,枳实 10g,石斛 10g。7 剂,水煎服,每日 1 剂。

二诊:病人自诉服药后症状大为减轻,现颈部不舒、疼痛,改变体位后尤甚,眠差。

方药:葛根芩连汤加减。

葛根 70g,炙甘草 10g,黄芩 10g,黄连 5g,法半夏 10g,石斛 10g,天麻 10g,茯神 30g,枣仁 30g,香附子 10g。7 剂,水煎服,每日 1 剂。后随访病愈。

分析:柴胡陷胸汤是治疗慢性胃炎、食道炎、胆囊炎的主方之一。主症为胃中有烧灼感,口苦,舌苔黄腻等。清代医家吴鞠通常在小陷胸汤中加枳实,用之消痞除胀;蒲公英无芩连之苦寒,是治疗胃病的常用药物;近年来有医家提出:败酱草治疗胃病的效果优于蒲公英。方中加石斛,意在滋养胃阴,慢性消化道炎症用多了芩、连等苦燥之品,久用易伤阴,而石斛则有养阴护胃的作用。临床中若见患者舌苔黄腻,久而不去者,在使用芩连时,以石斛配伍,既能燥湿清热,又能防苦燥伤阴。

9. 腹痛

属于太阴病虚寒证,出现腹中隐隐而痛者,方选理中汤;拘急而痛者,方选小建中汤、桂枝加芍药汤;"腹中寒气,雷鸣切痛,胸胁逆满,呕吐"者,方选附子粳米汤;"腹中痛,及胁痛里急"者,方选当归生姜羊肉汤;"心胸中大寒痛,呕不能饮食,腹中寒,上冲皮起,出现有头足,上下痛而不可触近"者,方选大建中汤;"寒疝,绕脐痛"者,方选大乌头煎;兼有表证,身疼痛者,方选抵当乌头桂枝汤。属于太阴病,寒实证,"胁下偏痛,发热,其脉紧弦"者,方选大黄附子汤。

属于阳明病实热证,症见腹部疼痛、胀满、大便秘结者,根据不同情况,方选三物厚朴汤、调胃承气汤、小承气汤、大承气汤。

属于少阳病的腹痛,偏于上腹部,方选小柴胡汤;腹痛,"气上冲胸""往来寒热"者,为奔豚病,方选奔豚汤。

腹痛偏于右下腹,为肠痈。属于阳明病,实证者,"按之即痛如淋",方选大黄牡丹汤;属于太阴病,虚证者,"腹皮急,按之濡如肿状",方选薏苡附子败酱散。

妇人、孕妇腹痛,属于太阴病,方选当归芍药散;腹痛、漏下,方选胶艾汤。产后腹痛,属于虚证者,方选当归生姜羊肉汤、小建中汤;属于气滞者,方选枳实芍药散;属于血瘀者,方选下瘀血汤。

医案

刘某,女,53 岁。患者诉腹中经常隐痛 10 余年,剧烈发作时,感腹部紧缩疼痛,气从小腹上冲到喉咙,呕吐,坐立不安现面色㿠白,精神欠佳。舌质淡红,苔薄白,脉弦细。

西医诊断:胃肠神经官能症;神经性腹痛。

中医诊断：奔豚病。

中医辨证：奔豚气。

治法：养血调肝，缓解止痛，健脾利湿。

方药：当归15g，白芍30g，川芎10g，白术30g，茯神30g，泽泻10g，柴胡15g，合欢皮10g，法半夏10g，黄芩10g，生姜10g，甘草10g，代赭石（先煎）30g。7剂，水煎服，每日1剂。

二诊：患者诉上方服后，症状消失，以当归芍药散合黄芪建中汤调理。

处方：当归15g，白芍30g，川芎10g，白术30g，茯神30g，泽泻10g，桂枝10g，饴糖50g，炙甘草15g，生姜10g，大枣10g，桂圆肉15g，黄芪30g。14剂，水煎服，每日1剂。随访，诸症消失。

分析：本案即《金匮要略》中所记载的奔豚病，以女性更为多见，西医认为与神经活动有关。奔豚汤由半付当归芍药散（有当归、芍药、川芎，缺茯苓、泽泻、白术）、半付小柴胡汤（有半夏、黄芩、生姜、甘草，缺柴胡、人参、大枣）组成，共7味药，主要作用为理气和血。然调理气机升降的药物为柴胡，而非葛根，在运用本方时须用柴胡代替葛根，以合欢皮代替李根白皮。合欢皮疏肝解郁，宁心安神，与《金匮要略》所言奔豚病"皆由惊恐得之"相似。凡是感到有股气在身上乱走，或气从小腹往上冲，或咳嗽久久不愈，咽喉不痛不痒，气冲咽喉时即咳，或在身上随处按之即呃逆，都属于奔豚病之类，此方都可以尝试。若咳嗽，用桑白皮代替合欢皮。

第四章　典型医案

第一节　特长专病医案

一、顽固性哮喘

医案1：支气管哮喘急性发作

赵某，女，45岁。于2015年4月25日初诊。

主诉：反复咳嗽、咯痰、气喘10余年，再发加重2d。

现病史：患者2d前因受凉后出现咳嗽、咯痰、呼吸困难，无发热、咯血等症状，自行服药后症状无明显缓解，遂来就诊。现症：咽痛，咳嗽气喘、喉中痰鸣，痰黏难咯，口干喜饮，活动耐量较前明显下降，微有汗出，不思饮食，睡眠欠佳，大便秘结，小便微黄。

诊查：舌红苔黄，脉滑数。

西医诊断：支气管哮喘急性发作。

中医诊断：哮喘。

中医辨证：热哮证。

治法：宣降肺气，清肺化痰。

方药：炙麻黄9g(后下)，苦杏仁12g，浙贝母15g，紫苏子15g，炙桑白皮15g，鱼腥草35g，款冬花12g，白前10g，竹茹8g，金银花18g，连翘12g，牛蒡子10g，黄芩18g，地龙15g，蝉蜕10g，生甘草6g。

3剂,每日1剂,水煎400mL,早晚分2次温服。

二诊(4月28日):呼吸困难症状较前缓解,咽痛消失,仍咳嗽、咯痰,痰少质黏色黄,口干口苦,饮食尚可,睡眠较差,二便调。正值月经来潮,脉滑,舌质淡,苔厚,微黄腻。

方药:炙麻黄6g,苦杏仁12g,紫苏子10g,浙贝母12g,陈皮6g,炙桑白皮12g,黄芩12g,鱼腥草25g,白果10g,炙香附10g,益母草18g,生甘草6g。6剂,每日1剂,水煎400mL,早晚分2次温服。

三诊(5月5日):服药后咳嗽、咯痰症状较前减轻,偶有咳嗽、咳痰量少,口干,纳可,眠安,二便调。舌质淡红,苔微黄腻,脉细数。上方去香附、益母草,改炙麻黄为3g,加紫苑10g、百部9g、白前9g。6剂,每日1剂,水煎400mL,早晚分2次温服。

随访患者诸证基本消失,半年内未见复发。

分析点评:哮病属难治性多发病,是一种常见的反复发作性痰鸣气喘类疾患,其致病因素以痰为主,痰伏于肺,每因外感、饮食不当或情志刺激,均可诱发,致使痰阻气道,肺气宣发肃降功能失常而出现气喘痰鸣等症状。中医辨证论治的诊疗方法对控制哮喘发作有一定的疗效优势。该例患者发作性喘咳痰鸣10年有余,诊断为中医之哮病,热邪炼液为痰,痰热胶结,故痰黏色黄不易咳出。病因于热,热伤津液,故口干喜饮、咽痛不适。痰热壅肺,肺失清肃,肺气上逆,故喘而气促,喉中有痰鸣音,咳嗽阵作。故辨证属痰热壅肺之热哮证。遣方用药以宣发肃降、清热化痰为基本原则,初诊以定喘汤为基本方化裁。方中炙麻黄宣肺平喘,黄芩、浙贝母、鱼腥草、炙桑白皮清泄肺热;金银花、连翘、牛蒡子清热解毒利咽;杏仁、紫苏子、竹茹降气平喘化痰;款冬花、白前止咳化痰;甘草祛痰止咳、解毒利咽,兼以调和百药。诸药合用,即可收效。二诊患者虽见有效,但仍咳嗽咯痰,鉴于已咳嗽多日,故加白果10g以敛肺气;患者咽痛已愈,故去金银花、连翘、牛蒡子;继续予桑白皮、黄芩、鱼腥草以清泻肺热,化痰止咳;患者正值经期,故加香附、益母草以调经。三诊患者喘咳气促已明显减轻,未再呼吸困难,偶有咳嗽,咳痰量少,因而改麻黄为3g,经期已过,可去香附、益母草,患者邪已去大半,加用紫菀12g、百部10g、白前10g以增宣肺平喘、化痰止咳之功效。在肺系疾病的治疗过程当中,黄老师特别重视气机的宣降,此案中,麻黄、紫菀、百部、白前宣发肺气,苏子、杏仁、竹茹、白果敛降肺气,肺气宣发肃降正常,故能奏效。

医案2:支气管哮喘

李某,女,31岁。于2021年3月30日初诊。

主诉:气喘痰鸣1周。

现病史:患者有哮喘病史3年,每年春季发作尤甚,1周前患者出差而出现气喘胸闷,呼吸急促,咽痒咳嗽,喉间痰鸣,痰多色白易咳出,口淡不渴,纳食尚可,睡眠较差,二便调。

诊查:舌质淡红,苔薄白滑,脉沉细滑。

西医诊断:支气管哮喘。

中医诊断:哮喘。

中医辨证:痰饮郁结,肺气上逆。

治法:温肺化饮,平喘止咳。

方药:炙麻黄9g,射干9g,杏仁12g,干姜12g,细辛3g,五味子6g,浙母18g,紫菀9g,款冬花9g,法半夏10g,蝉蜕10g,黄芩9g,白果10g。12剂,每日1剂,水煎400mL,早晚分2次温服。

二诊(4月13日):服药后呼吸困难较前好转,仍有咳嗽略痰,痰色白,纳差、睡眠可,二便正常。舌淡红,苔微黄,脉滑,在原方基础上,去干姜、细辛,加陈皮12g,竹茹12g。共6剂,水煎服。

三诊(4月20日):服药后已无明显呼吸困难,仍时有阵发性轻度咳嗽,仍感咽部不适。舌淡红,苔薄白,脉弦滑。上方改炙麻黄为4g,加桔梗10g、厚朴12g。共6剂,水煎服。

随访服药后诸症消失。

分析点评:本例患者符合过敏性哮喘的特点,多发于青年人,季节性较为明显,结合喉间痰鸣,不难诊断为哮病。患者痰白量多易咳出,口淡不渴,此为痰饮致病之特点,结合舌质淡红,苔薄白滑,脉象沉细滑,故辨证属痰饮郁结,肺气上逆,治宜温肺化饮,降气平喘,方选用射干麻黄汤加减。射干麻黄汤出自《金匮要略·肺痿肺痈咳嗽上气病脉证治第七》,原文曰"咳而上气,喉中水鸡声,射干麻黄汤主之"。此案方中麻黄、射干合用以宣肺平喘,化痰利咽,干姜、细辛温肺化饮,杏仁降气平喘,五味子、白果敛肺止咳,紫菀、蝉蜕、冬花润肺,解痉,止咳,黄芩1味防止药味过热而化燥伤津。二诊见舌苔转黄,患者喘促减轻,痰少,故可去干姜、细辛,加陈皮、竹茹清热和胃。三诊患者仍有阵发性轻度咳嗽,故麻黄减量,加桔梗、厚朴宣畅气机,肺气畅达,则咳喘控制。

医案3:支气管哮喘

唐某,女,5岁。于2021年3月20日初诊。

主诉(其母代述):咳嗽气喘1月余,加重3d。

现病史:患儿发作性哮喘1个月余,经当地某医院诊断为支气管哮喘,口服利巴韦林、易坦静等,哮喘暂时缓解,但时好屡犯。现又发作,今日尤甚,症见气喘、咳嗽、喉中有痰鸣声,日轻夜重,痰黄质黏,纳食不佳,二便尚可。

诊查:舌质红,苔薄白,指纹紫红。双肺可闻及散在哮鸣音,空军医院X线提示肺纹理变粗。

西医诊断:支气管哮喘。

中医诊断:哮病。

中医辨证:寒包热哮证。

治法:清化热痰,宣肺平喘。

方药:炙麻绒4g,黄芩6g,桑白皮6g,款冬花6g,法半夏3g,炒紫苏子5g,杏仁5g,厚朴6g,白果3g,甘草3g,地龙5g,蝉蜕3g。3剂,每日1剂,水煎60mL,加蜜50mL,频服。

二诊(3月23日):服上方3剂,咳嗽气喘明显减轻,咳痰减少。

双肺哮鸣音明显减轻。效不更方,继服3剂以巩固疗效。

三诊(3月27日):药尽后患者未再咳嗽气喘,症状尽失,病情痊愈。

分析点评:本案患者为幼儿,受寒后失于治疗,痰饮郁而化热,痰热壅肺,肺失宣发肃降而至哮喘。辨证为痰热壅肺,肺失宣降。方选定喘汤化裁。方中麻绒宣肺平喘,蜜炙麻绒,发汗力次于炙麻黄,兼有润肺作用,宜于小儿、老人及体弱者;黄芩、桑白皮清泄肺热;法半夏、苏子、杏仁、款冬花化痰止咳、降气平喘;厚朴、白果降气敛肺;地龙、蝉蜕清热解痉平喘,药证相符,故能3剂见效,6剂痊愈。黄老师说:"小儿脏腑娇嫩,为稚阴稚阳之体,故用药宜轻,药剂欲少,中病即止。"黄老师治小儿支气管哮喘其中包括有3种含义:一是药量要轻;二是药性平和;三是药物质地亦要轻。另外,还要尽量避免出现矫枉过正现象。在喝药时,因患儿依从性较差,服药困难,故宜将汤药与蜜兑服,使小儿既能接受,又能防止药之烈性,还可避免损伤稚阴稚阳。

二、高血压病

医案1:高血压性心脏病,心衰,心功能Ⅳ级

张某,男,73岁。于2021年5月6日初诊。

主诉:胸闷心慌伴头晕1周。

现病史:有高血压史15年,未规律服用降压药,血压控制不理想。3d前受凉后出现胸闷心慌,头晕,呼吸喘促,咳吐泡沫痰,严重时不能平卧,活动后加重,四肢怕冷,腹胀,纳差,睡眠欠佳,双下肢轻度肿胀,二便尚可。

诊查:血压169/115mmHg。舌暗红,有瘀点,苔白腻,脉弦滑。

西医诊断:高血压性心脏病,心衰,心功能Ⅳ级。

中医诊断:眩晕。

中医辨证:水凌心肺,血脉瘀阻。

治法:温阳利水,活血化瘀。

方药:桂枝18g,茯苓35g,猪苓12g,炒白术25g泽泻50g,牡丹皮12g,桃仁15g,赤芍15g,附子(先煎)10g,干姜5g,细辛3g,陈皮12g,厚朴18g,丹参30g,川芎10g,炙甘草15g。6剂,每日1剂,水煎400mL,早晚分2次温服。

二诊(5月13日):药后胸闷心慌较前减轻,仍有喘促,但已能平卧,头晕减轻,四肢转温,双下肢水肿较前减轻,食欲不振、睡眠较前好转。血压140/90mmHg。原方加桑白皮15g。继服6剂,巩固疗效。

三诊(5月20日):药后患者胸闷心慌已不明显改善,未再头晕,已能下地行走,食欲尚可,睡眠正常,双下肢水肿消失。测血压135/80mmHg。舌质暗,脉象弦细。患者病情基本痊愈,继服上方6剂,以巩固其效。

分析点评:患者有高血压病史,现代医学认为,长期高血压控制不好,对心、脑、肾血管均可造成不可逆性损害,长期高血压状态下,心、肺负荷压力过大,可造成心肺功能不全。该患者胸闷气喘,不能平卧,动则加重,双下肢水肿,心衰症状较为典型,现代医学一般给予强心、利尿、扩冠、降压等治疗。从中医角度分析,患者年老体衰,心肾阳虚,阳虚水泛,上泛于心,则见胸闷心悸;上泛于肺,则见喘促气短,咳吐泡沫痰;上泛于脑,则见头晕不适;火不暖土,故见食欲不振;结合舌质暗红,有瘀点,苔白腻,脉象弦滑,本病证属水凌心肺,血脉瘀阻证。治宜温阳利水,活血化瘀,活血利水。方中桂枝、茯苓、白术、甘草取苓桂术甘汤之意,温心阳、化水饮,桂枝、茯苓、猪苓、白术、泽泻取五苓散之意,以温阳助膀胱化气以利水湿,干姜、细辛温肺化饮,附子温振一身之阳气,方中合用桂枝茯苓丸配伍丹参、川芎以通心脉、化瘀滞,陈皮、厚朴、炙甘草顾护胃气,二诊诸症减半,唯见喘促依旧,原处方加桑白皮15g,桑白皮味甘辛,辛则走西方而泻肺经,甘则归中央而利脾土,诸症皆愈。

黄老师力主中西互参,结合上述病例,全方附子、桂枝、细辛为强心,茯苓、泽泻以利尿,桃仁、赤芍、丹皮、川芎通心脉,亦符合现代医学治疗原则。患者腹胀纳差,中医认为是火不暖土,而现代医学认为是心衰导致消化道瘀血所致,但尚无有效药物治疗,仅能对症治疗。但中医可于方剂中加活血化瘀之品辅助治疗。从此案可以看出中医与现代医学是有相通之处的。黄老师常勉励我们说:"在临床上只要勤于思考,善于分析,总会发现中医与西医不谋而合的地方的。"

医案2:(1)原发性高血压,(2)脑血管痉挛

李某,男,70岁,2019年2月16日初诊。

主诉:头胀痛伴恶心呕吐3d。

现病史:"高血压"病史10余年,未规律口服降压药,血压不稳定,最高达190/100mmHg。近3d时有头胀痛伴恶心呕吐,面部抽搐,手足不自主抽动,口咽干燥思饮,食欲不振,便干尿赤,眠差。

诊查:血压180/100mmHg,心、肺(一),腹软,肝、脾不大。舌暗红,苔白少津,脉弦。

西医诊断:①原发性高血压。②脑血管痉挛。

中医诊断:眩晕。

中医辨证:阴虚阳亢,肝风内动。

治法:滋阴潜阳,镇肝熄风。

方药:镇肝熄风汤加减。白芍35g,天冬12g,川牛膝25g,代赭石30g(先煎),麦芽20g,火麻仁15g,川楝子10g,醋龟甲30g(先煎),茵陈15g,生龙骨30g(先煎),生牡蛎30g(先煎),甘草6g。6剂,水煎服,早晚分服。

二诊(2月23日):服药后恶心呕吐消失,头胀痛减轻,面部抽搐、手足不自主抽动明显减轻。舌淡红,苔白少津,脉弦。效不更方,上方继服 6 剂。

三诊(3 月 3 日):头胀痛继减,面部抽搐、手足不自主抽动基本消失,血压仍高,波动在 180~190/95~100mmHg,伴有咽干口燥,心悸汗出。舌淡红,苔白少津,脉弦。考虑老年人肝肾亏虚,阴液不足,水不涵木,肝阳上亢,改滋阴熄风法。

调整处方:生地黄 30g,白芍 30g,炙龟甲 20g(先煎),炙鳖甲 20g(先煎),牡蛎 30g(先煎),阿胶 10g(烊化),火麻仁 15g,麦冬 25g,五味子 6g,葛根 15g,鸡子黄 2 枚(冲服),甘草 10g。6 剂,水煎服,早晚分服。

四诊(3 月 10 日):血压下降,刻下测得血压 170/95mmHg,头胀痛不著,心悸汗出缓解,咽干口燥在。舌淡红,苔白少津,脉弦。在上方基础上加太子参 12g、天花粉 10g。6 剂,水煎服,早晚分服。

五诊(3 月 17 日):心悸汗出基本消失,咽干口燥减轻,血压 155/85mmHg。舌淡红苔白,脉弦。继服上方 7 剂。

此后历诊 2 月,诸症消失,血压控制平稳。

分析点评:高血压属于中医学"眩晕""头痛"等范畴,与肝、脾、肾关系密切,中医辨证多属肝阳上亢、阴虚阳亢、肝风内动。本案患者"高血压"病史已久,服用镇肝熄风汤,症状减而血压不降,考虑患者年事已高,肾精不足,津液亏虚,改用滋阴熄风力强的大定风珠峻补真阴,潜阳熄风后血压逐渐降至正常。处方用血肉有情之品鸡子黄、阿胶为君,吴鞠通自释鸡子黄"为血肉有情,生生不已,乃奠安中焦之圣品,……能上通心气,下达肾气……其气焦臭,故上补心,其味咸寒,故下补肾",阿胶甘平滋润,入肝补血,入肾滋阴。二药合用,为滋阴熄风的主要配伍;臣以麦冬、生地、白芍滋阴增液,养血柔肝;炙龟板、炙鳖甲、生牡蛎益阴潜阳,平肝熄风,共助君药滋阴熄风之效;佐以麻子仁养阴润燥,五味子酸收,收敛欲脱之阴;甘草调和诸药,与白芍配伍,酸甘化阴。诸药合用,峻补真阴,潜阳息风,使阴液得复,筋脉得养,则虚风自息,而病获痊愈。

三、慢性心力衰竭

医案

魏某,男,55 岁。于 2021 年 5 月 6 日初诊。

主诉:胸闷、气短、浮肿 6 年余,加重 3d。

现病史:胸闷、气短,双下肢肿胀,纳食一般,眠可,二便正常。

诊查:舌体胖质淡黯,舌边有齿痕,水滑苔。左下肢中度压陷性水肿,右下肢轻度压陷性水肿,心肺腹及神经系统查体未见明显异常。

西医诊断:慢性心力衰竭。

中医诊断:水肿。

中医辨证:阳虚水泛。

治法:温阳益气利水。

方药:实脾饮合真武汤加减。

黄芪 30g,黑顺片(先煎)12g,炒白术 18g,茯苓皮 20g,炒白芍 12g,大腹皮 12g,厚朴 15g,生姜皮 15g,川芎 12g,川牛膝 20g,泽泻 12g,陈皮 10g,车前子(包煎)20g,桂枝 12g,地龙 15g,桑枝 25g。3 剂,水煎服,每日 1 剂。

二诊(5 月 9 日):服上方 1 剂后,晨起发现双下肢浮肿大减,3 剂后已无浮肿。上方再进 3 剂以巩固疗效。

分析点评:患者脾肾阳虚,阳不化水,故见双下肢长时间浮肿,寒水凌心射肺,故见且气短胸闷。张秉成说"阴水者,纯是阳虚土败,土不制水而然"。故本病的治疗关键在于温阳益气利水,选用实脾饮合真武汤暖脾温肾,助阳益气利水。

四、冠心病并病态窦房结综合征

医案

柴某,男,52 岁。于 2021 年 8 月 13 日初诊。

主诉:心悸、心慌、气短3月余,加重2周。

现病史:3月前患者自觉心悸、心慌、气短、乏力,活动、负重等运动量大时即感觉心前区不适,经某医院检查诊断为冠心病并病态窦房结综合征,间断服用"心宝丸"及西药治疗,效不明显。2周前患者自觉症状加重,伴有头晕,倦怠乏力,形寒肢冷,小便清长,大便稀溏。

诊查:舌淡黯,有瘀斑,苔薄白,脉沉迟无力。心率46次/min,心律不齐。心电图示:ST段下移,阿托品试验阳性。

西医诊断:冠心病并病态窦房结综合征。

中医诊断:心悸。

中医辨证:心肾阳虚,寒凝血瘀。

治法:温阳益气,活血化瘀。

方药:炙附子(先煎)12g,麻黄9g,细辛5g,炙黄芪50g,党参20g,桂枝18g,赤芍15g,丹参35g,补骨脂18g,桑螵蛸15g,炙甘草25g。6剂,每日1剂,水煎400mL,早晚分2次温服。艾灸关元、气海,日1次。

二诊(8月19日):服上方6剂,心悸、心慌、减轻,脉仍迟缓;大便成型,小便正常,上方附子改为18g。继服6剂。

三诊(8月26日):服药后症状明显减轻,脉搏59次/min。效不更方,继服6剂。

四诊(9月6日):药后症状消失。脉搏68次/分。活动后仍有轻度心慌头晕,上方继服6剂,坚持艾灸关元、气海辅助治疗,,以巩固疗效。

分析点评:病态窦房结综合征,又称窦房结功能不全。患者在临床中常表现心、脑、肾等脏器供血不足。主要为心悸、头晕、心慌、乏力,严重者可出现晕厥,究其原因,是因为心阳亏虚,无力鼓动血脉,气血无力充养全身所致。本案患者除表现为心慌、乏力气短之外,亦表现出形寒肢冷,大便溏,尿清长等脾肾阳虚之症状,舌质淡,有瘀点,脉象沉迟无力,故辨证为心肾阳虚,寒凝血瘀,方剂以麻黄附子细辛汤为基础方化裁,此处麻黄非为解表而设,而取其温散之性,助附子之阳通达周身,现代药理学研究,麻黄具有兴奋交感神经,使心率加快的作用,附子性大热,温振上中下三焦阳气,与麻黄相配温心阳,通心脉。炙黄芪、党参补元气以固其本,补骨脂、桑螵蛸温肾阳以固肾缩尿。丹参、赤芍祛瘀生新;重用炙草配细辛、桂枝温经通脉、散寒。又可建中益心脾,以资脉之本源,寒邪去,血瘀化,阳气充沛,则能恢复正常心律。二诊患者症状减轻,但脉仍沉迟,此为心阳虚所致,故附子加量继服 7 剂,三诊患者基本痊愈。本案属虚寒性疾病,每日艾灸关元、气海温补一身之气,故患者恢复如常。

五、急性胆囊炎

医案

石某,男,40 岁,2019 年 3 月 9 日初诊。

主诉:右上腹疼痛伴呕吐 3d。

现病史:3d 前疑因过食油腻导致右上腹疼痛伴呕吐,发热、恶寒,口干口苦,不思饮食,大便 2d 一行,干燥,小便色如浓茶。

诊查:体温 39℃,血压 135/80mmHg,热病面容,神清,巩膜黄染,腹肌紧张,胆囊可触及,墨菲征(+),右上腹压痛、无反跳痛,肝、脾未触及, B 超(西安市长安区医院 2019 年 3 月 7 日):急性胆囊炎。舌红苔黄厚腻,脉滑数。

西医诊断:急性胆囊炎。

中医诊断:胁痛。

中医辨证:湿热阻滞,胆腑不通。

治法:通腑泄热,利湿退黄。

方药:大柴胡汤加味。柴胡 30g,姜半夏 10g,黄芩 18g,赤芍 15g,枳实 15g,大黄 15g(后下),茵陈 30g,栀子 10g,木香 10g,郁金 15g,延胡索 15g,生姜 10g 。3 剂,水煎服,每日 1 剂。

二诊(3 月 12 日):服药后大便 3~4 次/d,不成形,小便色减,热势退,体温 38℃左右,腹痛减轻,呕吐止。舌红,苔黄腻,脉滑。上方大黄减至 10g,加黄连 6g,继服 6 剂。

三诊(3 月 18 日):上腹疼痛基本消失,体温正常,目黄、小便黄改善,大便 1~2 次/d,不成形。舌红苔黄,脉滑。上方大黄减至 6g,加陈皮 12g、炒白术 12g、白芍 10g,6 剂,水煎服,每日 1 剂。

四诊(3 月 25 日):黄疸消退,知饥思食,大便基本成形。舌淡红,苔薄黄,脉弦。上方继服 6 剂巩固。

分析点评:急性胆囊炎属中医学少阳病、胁痛范畴,病因病机为外邪侵袭,痰热互结,胆腑不通。邪气入侵,正邪交争,故恶寒发热;痰热互结,气机阻滞,故右腹痛;胆火上炎,故口干、口苦不思食。治疗选用大柴胡汤合茵陈蒿汤加减,方中柴胡、黄芩和解清热,除少阳之胆火;轻用大黄配枳实以利胆而泻阳明热结,行气消痞,邪去毒解则热除,加茵陈、栀子增强清利湿热之功;枳实、姜半夏破结化痰;白芍柔肝缓急止痛,配大黄可治腹中实痛,与枳实相配伍可以理气活血,以除右上腹部胀痛,排泄毒素从大便而出,使邪有出路;郁金、延胡索加强行气止痛之效;半夏、生姜和胃降逆,生姜以和营卫而行津液,并调和脾胃。全方治疗从整体出发,故能中的。

六、胆石症并胆系感染

医案

李某,男,45 岁,2019 年 4 月 10 日初诊。

主诉:间断性右上腹疼痛伴恶心、食欲不振 5 年,加重 3d。

现病史:曾患"胆结石"病史 5 年,饮食不慎易诱发右上腹疼痛伴恶心、食欲不振,3d 前食火锅后突感右上腹绞痛,伴恶心、食欲缺乏,恶寒、发热,口干、口苦,大便不畅,小便短赤。

诊查:体温 39℃,血压 145/85mmHg,巩膜无黄染,心,肺(-),右上腹疼痛拒按,墨菲征(+)。因上腹肌紧张,触诊肝、脾欠满意。血常规(西安市兵器五二一医院 2019 年 4 月 7 日):白细胞 25.0 ×

10^9/L ↑,中性粒细胞 85% ↑,淋巴细胞 15% ↓。B 超(西安市第九医院 2019 年 4 月 8 日)示:肝内胆管有 0.7cm×0.6cm 结石影。舌红,苔黄厚腻有瘀点,脉弦滑。

西医诊断:胆石症并胆系感染。

中医诊断:胁痛。

中医辨证:湿热郁结,胆腑阻滞。

治法:清热利湿,通络排石。

方药:大柴胡汤合茵陈蒿汤。

柴胡 30g,姜半夏 10g,黄芩 18g,赤芍 15g,枳实 15g,大黄 10g(后下),栀子 10g,金钱草 60g,茵陈 30g,木香 6g,郁金 15g,金铃子 10g,延胡索 15g。3 剂,水煎服,每日 1 剂。

二诊(4 月 14 日):服上方热退,体温恢复正常,恶寒、发热不著,右上腹绞痛伴恶心减轻,食欲缺乏,排便不畅。舌红苔黄厚腻有瘀点,脉弦滑。在上方基础上去柴胡、姜半夏,大黄减至 6g,加海金沙 15g、鸡内金 15g。6 剂,水煎服,每日 1 剂。

三诊(4 月 20 日):右上腹绞痛伴恶心基本消失,纳增,大便通畅,尿量多,但未排石,舌红苔白腻有瘀点,脉沉涩。

调整处方:炮穿山甲 8g,当归 10g,三棱 12g,莪术 12g,牡丹皮 12g,赤芍 15g,川芎 10g,桃仁 15g,红花 10g,金钱草 60g,郁金 15g,鸡内金 15g,大黄 10g(后下),木香 6g。6 剂,水煎服,每日 1 剂。

四诊(4 月 27 日):服上方 3 剂后排出狭长形小结石 4 块,右上腹疼痛未再发。继服 3 剂,身体舒适。

分析点评:胆石症的发生,多因肝失疏泄,胆腑气机通降失常,湿热内蕴,反复发作,日久不愈,正气渐虚,邪恋不去,湿热瘀结,久酿成石。结石成后,胆腑通降受阻,脾胃生化不足,脾虚失运,常常由于进食油腻或情志不舒,诱发肝胆湿热熏蒸而使本病急性发作。本病反复发作,有虚实两方面因素,既有肝胆湿热瘀结之实的一面,又有脾胃气虚之虚的一面。故治疗上,用柴胡、赤芍、枳实、郁金、鸡内金、金钱草疏肝利胆排石,且重用金钱草;枳实、木香、川楝子、延胡索行气祛瘀止痛;茵陈清利湿热;大黄引石下行,有力排石是黄老师治疗胆石症的独特经验。

七、慢性胃炎伴十二指肠球部溃疡

医案

宋某,男,44 岁,2021 年 9 月 5 日初诊。

主诉:间断胃胀、胃痛 6 年,发作 7d。

现病史:患者诉既往"慢性胃炎"病史 6 年余,情绪不佳、饮食不慎、受凉后易出现胃胀、胃痛。7d 前食寒凉食品后出现胃脘疼痛,热敷后缓解,饥饿时易发胃隐痛,稍食得缓,食后胃胀、嗳气,时有反酸,胃凉,纳食一般。眠可。大便 1~2 次/日,稀溏,小便利。

诊查:血压 128/75 mmHg,心、肺(-),腹痛喜按,肝、脾(-)。舌淡红苔白,脉弦紧。胃镜(咸阳市人民医院,2018 年 9 月 1 日):慢性非萎缩性胃炎;十二指肠球部溃疡。

西医诊断:慢性胃炎伴十二指肠球部溃疡。

中医诊断:胃脘痛。

中医辨证:脾胃阳虚兼气滞。

治法:健脾和胃,理气止痛。

方药:香附 15g,高良姜 10g,乌药 10g,砂仁 6g,陈皮 10g,木香 6g,枳壳 10g,白芍 20g,九香虫 10g,海螵蛸 30g,浙贝母 12g、炒麦芽 20g,白芨 10g,甘草 10g。6 剂,水煎服,每日 1 剂。

二诊(9 月 12 日):胃痛、食后胃胀减轻,胃凉、反酸亦有改善,嗳气在,便仍溏。舌淡红,苔白,脉弦。继以上方为基础去白芍,加炒白术 15g、旋覆花(包煎)12g、佛手 10g。6 剂,水煎服,每日 1 剂。

三诊(9 月 19 日):胃痛、食后胃胀偶发,反酸不著,嗳气减轻,大便成形。舌淡红苔白,脉弦。效不更方,12 剂,水煎服予以巩固。

分析点评:胃及十二指肠球部溃疡属中医学胃脘痛范畴。《类证治裁·胃脘痛》:"初痛宜温散以行气,久痛则血络亦痹,必辛通以和营,未可概以香燥例治也。其因胃阳衰而脘痛者,食入不运,当辛甘理阳。"

本案患者胃痛喜热、喜按,辨证为脾胃阳虚兼有气滞,故治宜良附丸加减健脾和胃,理气止痛。方中高良姜味辛大热,温中暖胃,散寒止痛,且用酒洗,以增强其散寒之力。香附疏肝开郁,行气止痛,且用醋洗,加强入肝行气止痛之功。两药相配,一散寒凝,一行气滞,共奏行气疏肝,散寒止痛之功,另加白芍加强柔肝止痛之功;乌药、砂仁以温胃散寒,理气助阳;木香、陈皮、枳壳、九香虫理气止痛;海螵蛸、浙贝母、白及用以制酸,保护胃黏膜;炒麦芽健脾开胃;甘草调和诸药。诸药合用,共奏疏肝健脾和胃之功,故诸症痊愈。

八、反流性食管炎

医案

夏某,男,42岁。于2020年10月10日初诊。

主诉:胃反酸,胃脘部及胸骨后烧灼感且痛3年余,加重2周。

现病史:去年在西京医院行胃镜检查示反流性食管炎,用西药治疗效果不明显,而且反复发作,伴有嗳气,肋部胀满,睡眠差,梦多,便秘每次2~3d。

诊查:血压120/82mmHg,舌淡黯,苔薄黄,脉沉细。

西医诊断:反流性食管炎。

中医诊断:胃脘痛。

中医辨证:肝胃不和,胃气上逆。

治法:疏肝和胃,降逆止呕。

方药:柴胡12g,香附12g,白芍20g,黄连6g,吴茱萸4g,海螵蛸15g,炒二芽各20g,苏梗12g,清半夏10g,竹茹6g,白蔻仁10g(后下),陈皮12g,刺猬皮15g,元胡12g,川楝12g,甘草12g。7剂,水煎服,每日1剂。

二诊(10月18日):药后胃反酸,胃脘部及胸骨后烧灼感明显减轻,嗳气缓解。便秘改善,眠仍差,肋部胀满,舌淡黯,苔薄,脉沉细。继以上方去元胡、川楝,加夜交藤30g,郁金12g,九香虫6g。7剂,水煎服,日1剂。

三诊(10月26日):药后上述症状明显减轻,偶尔嗳气,二便调。效不更方,守方连服2周,症状基本消失,气机已逐渐调畅,改用陈夏六君子汤加减,进一步调理脾胃气机升降,连服3周。随后患者一直坚持门诊治疗,每周复诊1次,方药随症加减,病情稳定。治疗3个月痊愈,随访1年无复发。

分析点评:本例病位在食管,却与脾、胃、肝、胆密切相关,证多为虚实夹杂、寒热错杂。方中选用了柴胡疏肝散合左金丸及温胆汤加减,重在反流性食管炎,中医辨证为肝胃不和,胃气上逆,以疏肝和胃,降逆止呕为主。而临床上多见情志抑郁是导致本病的一个重要因素,通常"胃不和则卧不安",脾胃调和了睡眠亦随之就改善了,故临证开始调理后睡眠仍未得到改善,考虑情志致病,后在三诊顾及了对情志的调节,重用了夜交藤悉症收效满意。

九、功能性子宫出血

医案

师某,女,40岁,2020年6月9日初诊。

主诉:月经淋漓不断1个月余。

现病史:既往月经正常,近两月工作劳累,经常加班,饮食不规律,持续至今淋漓不尽,量不多,色暗红,有血块,小腹刺痛。少气懒言,倦怠乏力,心悸失眠,纳呆,食少便溏,小便正常。

诊查:血压110/75mmHg,面色萎黄,心、肺(－),腹软,肝、脾不大,下腹压痛,固定不移。舌淡苔薄白有瘀点,脉微弱而涩。

月经史:$14\dfrac{5\sim6}{28\sim30}$ Lmp,2020年5月5日,孕2产2。

检查:血常规:血红蛋白90g/L ↓,红细胞3.2×10^{12}/L ↓。

西医诊断:(1)功能性子宫出血,(2)继发性轻度贫血。

中医诊断:崩漏。

中医辨证:心脾两虚,气虚血瘀。

治法:养心健脾,益气化瘀。

方药:黄芪30g,茯神15g,党参15g,炒白术15g,远志10g,木香6g,炒酸枣仁30g,当归10g,生地黄15g,熟地黄15g,炒蒲黄10g,三七粉3g(冲服),丹参30g,藕节炭30g、升麻15g,炙草10g。6剂,水煎服,每日1剂。

二诊(6月15日):服上方后月经量减少,腹痛减轻,心悸、睡眠改善,精神有所好转。舌淡,苔薄白有瘀点,脉微弱而涩。继以上方为基础加龙眼肉10g、血余炭15g,继服6剂。

三诊(6月21日):服上方2剂后月经干净,腹痛消失,心悸、睡眠继有改善,食欲增加。舌淡,苔薄白,脉弱。上方继服,6剂,水煎服。

四诊(6月27日):精神可,心悸消失,纳可,眠梦多。舌淡,苔薄白,脉弱。以人参归脾丸、六味地黄丸常规交替服用,以巩固疗效。

分析点评:此案患者长期熬夜,耗气失血,必有脾虚血亏。脾虚则统摄无权,血离经脉,《血证论·瘀血篇》认为:"吐衄便漏,其血无不离经。……然既是离经之血,虽清血鲜血,亦是瘀血。"瘀血内停阻滞胞脉,新血不得归经而妄行,故月经淋漓延期不净,经量增多。治疗以养血化瘀为原则,方用归脾汤加减。对于炭药的应用,黄老师认为:炭药用之不当,往往有留瘀之弊,故以少用或不用为佳,非用不可时,也要根据病情的寒热虚实,使用不同性质的炭药。本案止血只用了1味藕节炭,既可止血,又能化瘀。经后气血亏耗,又以健脾益气养血法,治气血之化源,使血有所统而不致妄行。由于辨证与辨病相结合,分期论治,标本兼顾,虚实并调,其效乃彰。

十、慢性附件炎

医案

王某,女,32岁,2021年4月10日初诊。

主诉:小腹疼痛1月余,加重10d。

现病史:患者诉1月前天气骤冷,晚上受凉后出现小腹胀痛,就诊于某医院,完善相关检查,诊断为附件炎。服中药治疗后小腹胀痛减轻,停药后腹痛复现,夜间加重,影响睡眠。近10d来小腹刺痛、腹胀、腰凉,不思饮食,二便正常。

诊查:血压120/80mmHg,心、肺(-),腹软,肝、脾不大,左下腹轻度压痛。舌淡红,苔薄白而润,有瘀点,脉弦紧。

月经史:$14\dfrac{4\sim5}{28\sim29}$ Lmp,2017年4月2日,孕1产1。

西医诊断:慢性附件炎。

中医诊断:疝癖。

中医辨证:寒凝气滞血瘀。

治法:温经散寒,行气活血。

方药:葱白散加减。当归15g,川芎10g,赤芍15g,熟地黄15g,枳壳10g,肉桂10g,厚朴15g,干姜10g,木香10g,青皮10g,三棱15g,莪术15g,小茴香10g,川楝子10g,葱白3节,乌药10g。6剂,水煎服,每日1剂。

二诊(4月16日):服上方后小腹刺痛、腹胀均减轻,腰凉改善。食欲欠佳。舌淡红苔薄白有瘀点,脉弦紧。上方加清半夏10g、陈皮10g,继服6剂。

三诊(4月23日):腹胀、腹痛基本消失,腰凉继有改善,食欲增加。舌淡红苔薄白,脉弦。上方继服6剂。临床治愈。

分析点评:《太平圣惠方》卷四十九:"夫疝癖者,本因邪冷之气积聚而生也。"即《素问·举痛论》所谓"寒气入经而稽迟,泣而不行……客于脉中则气不通,故卒然而痛"。所谓"寒气入经而稽迟",即寒邪侵袭经血之中,使血液稽留运行迟缓,导致寒凝气滞血瘀,不通则痛。本案腹胀、腹痛因受凉引起,故选《医宗金鉴》方葱白散温经散寒,行气活血,方中葱白通阳;肉桂、干姜、小茴香温经散寒;四物汤补血活血,促进血液循环;厚朴、枳壳、木香、青皮、乌药等消胀行气而导滞,气行则血行;久瘀成积,故用三棱、莪术消癥破积。全方有活血理气、温经散寒、行气消积之功,故治疗疝瘕证获效。

十一、慢性盆腔炎

医案1

张某,女,36岁,2021年4月20日初诊。

主诉:带下增多伴小腹痛10d余。

现病史:患者诉近10d余,带下量明显增加,色黄,质黏稠,味腥臭,伴小腹痛、外阴瘙痒,就诊于某医院妇产科后诊断为慢性盆腔炎,服中、西药(药名不详)罔效。口中黏腻,纳食一般,眠可,二便调。

诊查:血压125/80mmHg,心、肺(-),肝、脾不大,下腹部轻度压痛。舌红苔黄腻,脉滑数。

月经史:$14\dfrac{5\sim6}{28\sim36}$ Lmp 2017年3月25日,孕1产1。

西医诊断:慢性盆腔炎。

中医诊断:带下病。

中医辨证:邪毒侵袭,湿热下注。

治法:祛邪解毒,清热利湿。

方药:苦参15g,苍术10g,黄檗10g,土茯苓30g,山药30g,芡实30g,车前子20g(包煎),白果10g,白花蛇舌草30g,海螵蛸30g,通草3g。6剂,水煎服,每日1剂。

二诊(4月26日):带下减少,色黄、味腥,小腹痛、外阴瘙痒仍存在,口中黏腻。舌红苔黄腻,脉滑数。上方加川楝子10g、延胡索15g、椿根皮10g、地肤子10g。6剂,水煎服。

三诊(5月3日):带下量不多,色黄、味腥明显改善,下腹痛明显减轻,小腹痛、外阴瘙痒亦明显改善,口中黏腻减轻。舌红,苔黄,脉滑。继服6剂巩固疗效。

分析点评:《素问》云:"带下……皆湿热结于脉,故津液涌溢为赤白带下。"多为湿遇热郁伤及血分所致。本证即由湿热注于下焦所致。湿热下注于带脉与前阴,则为带下臭秽,色黄、质黏稠。方中黄檗寒凉苦躁,性沉降,苦以燥湿,寒以清热,擅清下焦湿热;苍术辛苦而温,性躁烈,一则健脾助运以治生湿之本,二则芳化苦躁以除湿阻之标;苦参、土茯苓、白花蛇舌草清热解毒;通草、车前子利水湿,分清浊;海螵蛸、炒山药、白果固精收涩,化浊止带。诸药合用,共使热毒清,湿热化,脾湿除,带下除,诸症痊愈。

医案 2

史某,女,40 岁,2020 年 5 月 6 日初诊。

主诉:间歇性下腹部坠胀,隐隐作痛 1 年,近日加重。

现病史:1 年来下腹部坠胀,隐隐作痛反复发作,伴腰骶部酸痛,带下量多,色白,月经 $14\dfrac{5\sim6}{28\sim36}$ Lmp 2020 年 3 月 25 日,孕 2 产 2,经期乳房胀痛,每遇情绪不佳、劳累、月经前后加重。睡眠及饮食一般,二便调。

诊查:血压 125/80mmHg,心、肺(-),肝、脾不大,下腹压痛(±)。妇科检查:诊断为慢性盆腔炎。B 超检查显示:双侧附件炎。舌质暗红,脉弦涩。

月经史:月经 $14\dfrac{5\sim6}{28\sim36}$ Lmp 2020 年 3 月 25 日,孕 2 产 2。

西医诊断:慢性盆腔炎。

中医诊断:妇人腹痛。

中医辨证:气滞血瘀。

治 法:活血化瘀,理气止痛。

方 药:当归 10g,赤芍 12g,丹参 20g,蒲黄 10g,五灵脂 10g,香附 10g,木香 6g,元胡 10g,川楝子 10g,乌药 10g,茯苓 15g,苍术 12g,薏苡仁 20g,败酱草 30g,白花蛇舌草 20g。10 剂,水煎服,日 1 剂。

中药保留灌肠方:虎杖 25g,土茯苓 25g,黄檗 15g,三棱 15g,莪术 15g,制香附 15g,蒲公英 30g,败酱草 30g,白花蛇舌草 15g。10

剂,水煎取液,保留灌肠。

二诊(5月18日):经用内服方及外用保留灌肠药后,腹痛减轻,白带减少,腰骶酸痛仍存。继续内服上方,减川楝子、乌药,加焦杜仲15g、川断15g。20剂,用法同上,并继续20剂外用保留灌肠药,用法同前。

三诊(6月11日):药后上症皆除,月经前后未再发作,余无不适。继续用内服方7剂巩固。

分析点评:本例为双侧附件炎。少腹两侧隐隐作痛1年。压痛(±)。舌质暗,当虑"久病必瘀",方从瘀血论治;经前乳房胀痛,每在情绪不佳时上述症状加重,当虑"久病必滞"之象,当从理气论治;腰低酸痛,白带量多,亦说明"久病必虚",当从健脾祛湿论治。方中当归、赤芍、丹参、蒲黄、五灵脂活血化瘀,以乌药、香附、木香、元胡、川楝子行气止痛,以薏苡仁、败酱草健脾除邪。全方从血瘀、气滞、脾虚论治,同时配合保留灌肠治疗而取效。

黄斌强教授诊治慢性盆腔炎选方用药小结如下:

一是衷中参西辨病辨证相结合。往往急性盆腔炎病情危重,控制不及时,可迅速发展为败血症、脓毒血症、感染性休克甚至危及生命。同时很容易与急性阑尾炎、卵巢囊肿蒂扭转、异位妊娠等疾病相混淆,故在诊断与鉴别诊断和治疗上一定要中西结合,以迅速控制感染为要。而慢性盆腔炎,西医难以奏效,中医药治疗有其独特的优势,但仍以保留灌肠治疗最有效。

二是在治疗上把握时机分缓急。急性盆腔炎期以西医为主,中医协同,给药途径以口服加灌肠为主;慢性盆腔炎以中医为主,给药途径以灌肠加口服为主。

三是分阶段辨证型选方用药。急性盆腔炎,该病初期热毒壅盛,多为热毒壅盛的实证证候,表现为恶寒高热,下腹疼痛拒按。治疗思路是清热解毒利湿为主,辅以通腑泄热。清热解毒利湿常选败酱草、忍冬藤、白花蛇舌草、公英、地丁、黄檗,通泄二便以泻热毒,常选大黄、厚朴、枳实,如五味消毒饮合小承气汤加味;湿热重者,选止带方加减(茯苓、猪苓、泽泻、赤芍、丹皮、茵陈、黄檗、栀子、川牛膝、车前子)。病到中期,临床表现为低热、下腹胀痛、胸闷、口腻、纳食差、苔黄腻、脉濡数等一派湿热瘀结之象,治疗思路是清热利湿,辅以活血化瘀。病至后期,患者热已全退。下腹隐痛或无痛,多表现为纳差、乏力、口干、口腻、脉细等一派气阴两虚证。治疗思路是益气养阴以扶正,辅以清热利湿药,以防病邪复燃,少佐活血化瘀以防包块形成。益气养阴药多选太子参、麦冬、白术、茯苓、五味子;活血化瘀多用当归、川芎、桃仁、红花。

四是对慢性盆腔炎首选保留灌肠给药。

盆腔积液的治疗。盆腔积液超过 1mL 者,多行保留灌肠治疗。其思路是:急性期清利湿热或清热解毒为主,辅以活血。慢性期是活血化瘀为主,辅以清利湿热。保留灌肠处方是根据证型清热解毒与活血化瘀之孰轻孰重而加减药与量. 治疗方法为每日保留灌肠 1 次,通常 10d 为 1 疗程。

盆腔炎性包块的治疗。治疗思路是调气活血、通瘀软坚。多用方药如荔核、橘核、夏枯草、炙鳖甲、元胡、川楝子、白芥子、海藻、昆布、当归、赤芍、香附、三棱、莪术。治疗方法,首选每日保留灌肠 1 次,10d 为 1 疗程,次选口服。

附件或盆腔腹膜增厚的治疗。治疗思路是疏肝理气活血。多选逍遥散加川楝子、橘核、元胡、香附、丹参、莪术等。治疗方法,首选每日保留灌肠 1 次,10d 为 1 疗程,次选口服。

输卵管积水的治疗。多选活血利水之桂枝茯苓汤加三棱、莪术、益母草。治疗方法,首选每日保留灌肠一次,10d 为 1 疗程,次选口服。

慢性期选方特色。病情缠绵,多有瘀血内阻,正气受损。临床上常见寒热错杂、虚实夹杂。基本思路是祛邪(清解湿热、祛瘀),扶正(健脾益肾)。气滞血瘀型多选四逆散合金铃子散加味,寒湿凝滞型多选少腹逐瘀汤加减,脾虚型多选完带汤加减,肾虚多选济生肾气丸加减。

止带药的选择。急慢性盆腔炎,多有带下多的症状。如何止带?我的用药特色是:实热带下者(色深、质稠、味臭秽),多选黄檗、败酱草、薏苡仁、土茯苓、萆薢、车前子、泽泻。虚性带下(色淡、质稀、无异味)脾虚为主者多选健脾燥湿药,如苍术、白术、山药、芡实;肾虚为主者多选温肾止带药,如金樱子、桑螵蛸、乌贼骨、覆盆子。

止血药的选择。急性盆腔炎多有月经过多,经期延长或不规则阴道出血。祛瘀止血多选益母草、蒲黄、五灵脂、枳壳、丹参;滋阴止血多选女贞子、旱莲草、地榆;收涩止血多选贯众炭、茜草根等。

十二、更年期综合征

医案

麻某,女,50岁,2021年1月6日初诊。

主诉:烘热汗出伴心烦、失眠3月。

现病史:患者诉绝经1年,时有烘热汗出,心烦失眠,咽干,头晕、头胀,腰酸腿困,倦怠乏力,不思饮食,大便干燥,小便利。

诊查:血压165/98mmHg,心、肺(-),腹软,肝、脾不大,舌红,苔白干燥少津,脉弦数。

西医诊断:(1)更年期综合征。(2)高血压。

中医诊断:经断前后诸证。

中医辨证:水不涵木,肝阳上亢。

治法:滋阴,平肝,潜阳。

方药:百合地黄汤合二仙饮加味。百合30g,生地黄30g,仙茅10g,淫羊藿15g,当归10g,巴戟天15g,知母10g,黄檗10g,牡丹皮10g,桑寄生15g,川牛膝15g,甘草5g。6剂,水煎服,每日1剂。

二诊(1月13日):服上方后头晕、头胀减轻,血压下降,120/75mmHg,烘热汗出减轻,心烦、失眠稍改善,精神好转。舌红,苔白干燥少津,脉弦数。上方加栀子10g、淡豆豉6g、珍珠母(先煎)30g,继服6剂。

三诊(1月19日):头晕、头胀消失,血压正常,烘热汗出、心烦失眠明显改善。精神可。咽干,食欲欠佳,大便偏干。舌红,苔白,脉弦。继以上方为基础,加玄参10g、麦冬12g、白术15g、枳实30g,6剂,水煎服。

四诊(1月25日):烘热汗出、心烦失眠不著,咽干减轻,食欲改善,便干稍改善。舌红,苔白,脉弦。继以上方加减变化,调治月余,诸症消失。

分析点评:妇女在绝经前后,肾气渐衰,天癸渐竭,冲任二脉虚衰,月经将断而至绝经,生殖能力降低而至消失,此本是妇女正常的生理衰退变化。但由于体质因素,肾虚天癸竭的过程加剧或加重,或工作和生活的不同境遇,以及来自外界的种种环境刺激等的影响,难以较迅速地适应这一阶段的过渡,使阴阳失去平衡,脏腑气血不相协调,因而围绕绝经前后出现诸多的证候。

此案似《金匮要略》之百合病,故选百合地黄汤合二仙汤加减,方中百合清心润肺、调气解郁;生地黄滋肾阴、凉血;二仙(仙茅、淫羊藿)、巴戟天、桑寄生补肾益精;当归养血活血;知母、黄檗滋肾降火;牡丹皮凉血而清肝热,川牛膝苦泄下降而引血下行,并且活血祛瘀,强筋健骨。全方有清心润肺、滋阴降火、平肝潜阳之功,药证相对,故本案获效较快。

十三、痛经

医案1

刘某,女,23岁。于2021年3月6日初诊。

主诉:行经期间小腹疼痛不适3年。

现病史:近3年来每次经期之前常感胸闷不畅,乳房胀痛,烦躁易怒,情绪波动较大,经行时小腹拘急疼痛,难以忍受。经血色暗,有块,量少。经后则诸证减轻,纳食较差,夜眠多梦,大便稀溏,小便正常。

诊查:舌质暗淡,苔薄白,脉弦细。

西医诊断:原发性痛经。

中医诊断:痛经。

中医辨证:肝郁气滞。

治法:疏肝解郁,理气止痛。

方药:醋柴胡 12g,炒当归 12g,炒白芍 15g,炒白术 15g,茯苓 15g,青皮 12g,醋香附 15g,元胡 15g,薄荷 5g,干姜 4g,炙甘草 6g。3 剂,每日 1 剂,水煎 400mL,早晚分 2 次温服。嘱患者调畅情志,注意休息,尽量避免精神刺激。

二诊(3 月 10 日):月经已行,胸闷、乳房胀痛较之前大减,但小腹仍时有胀痛不适,脉弦涩,舌质淡红,苔薄白。前方减去干姜,加丹参 15g,郁金 15g,木香 5g,益母草 18g。继服 3 剂,每日 1 剂,水煎 400mL,早晚分 2 次温服。

三诊(3 月 14 日):药服尽,未诉特殊不适,情绪较前好转,二便调。效不更方,继服 6 剂。嘱患者下次经期前来就诊。

四诊(3 月 20 日):月经将至,少腹胀痛不适较上月明显减轻。脉稍弦,苔薄白。继续按三诊方药,继服 6 剂以巩固疗效。

随访患者在月经期仍有轻度疼痛感,但已不影响正常生活。

分析点评:痛经是指妇女在经期或其前后出现小腹或腰部疼痛,严重者可伴恶心呕吐,冷汗淋漓,手足厥冷,甚至晕厥,严重影响日常生活及工作。中医认为痛经病因虽有气滞、寒凝、血虚。但临床多为气滞所致,而气滞多责之于肝,女子以肝藏为本,肝藏养血、藏血、调血,肝主疏泄,调畅一身之气机。肝郁则气滞,气滞则血瘀遂至痛经。本案患者每至经期之前,则胸闷不畅,乳房胀痛不适,故见经行不畅,量少。气滞则血瘀,不通则痛,故见小腹疼痛难耐。结合舌脉,本证属肝郁气滞,兼有瘀血。本方以逍遥散为基础方化裁,逍遥散既能疏肝解郁,又能养血健脾,但其活血理气之作用偏弱,故加青皮、元胡、香附以加强理气活血之功效。3剂则症状减轻大半,但仍有小腹不适,时时作痛。故加丹参、益母草养血活血;郁金疏肝理气;加木香理气止痛。至再次月经,症状基本消失,继续守方治疗,巩固疗效。

医案2

钱某,女,19岁,2021年4月9日初诊。

主诉:经前、经期小腹疼痛5年。

现病史:自月经初潮开始,每次经前及经期即感小腹疼痛,甚伴头痛、呕吐、手足不温,常需服止痛药方可稍缓解,因学业较重,未能系统治疗。今日月经至,月经量少,色暗,夹有血块,昨日至今小腹痛甚,小腹凉,伴头痛、泛吐涎沫、手足不温。纳差,眠一般,大便不成形。

诊查:血压110/70mmHg,心、肺(-),腹软,肝、脾未及,月经史:$14\frac{4\sim5}{28\sim30}$ Lmp 2018年4月9日。舌淡红,苔白,脉细弱无力。

西医诊断:原发性痛经。

中医诊断:痛经。

中医辨证:寒凝胞宫,阳气郁遏。

治法:温阳暖宫,化瘀止痛。

方药:方用当归四逆汤加减。

当归15g,桂枝15g,白芍30g,细辛6g,木通6g,吴茱萸9g,补骨脂15g,茴香15g,生姜15g,甘草6g,大枣3枚。6剂,水煎服,每日1剂。

二诊(4月15日):服上方后头痛、泛吐涎沫止,小腹痛明显减轻,小腹凉,手足不温稍改善,月经干净。舌淡红,苔白,脉细弱无力。继以上方为基础加熟地30g、川芎12g,6剂,水煎服。

三诊(4月21日):继续治疗痛经,现无明显不适。舌淡红苔白,脉细弱无力。上方加黄芪30g,12剂,水煎服。

四诊(5月3日):月经将至,现小腹隐痛,较前明显减轻。舌淡红,苔薄白,脉沉细。上方加延胡索10g,继服6剂。

五诊(5月9日):Lmp5.4,量增,色较前红,血块减少,经期腹痛、腹凉较前明显缓解,手足不温改善,未发头痛、呕吐。舌淡红,苔薄白,脉沉细。继以上方加减治疗2月余,痛经未发。

分析点评:痛经以"不通则痛"和"不荣则痛"为主要病机。非行经期间,由于气血平和,致病因素尚不足以引起冲任、胞宫气血瘀滞或失养,故不发生疼痛,而值经期前后,血海由满盈到泻溢,泻后暂虚,冲任、胞宫气血变化较平时急骤,故易受致病因素干扰,导致痛经。

此案乃由营血虚弱,寒凝经脉,血行不利所致。素体血虚而又经脉受寒,寒邪凝滞,血行不利,阳气不能达于四肢末端,营血不能充盈血脉,遂呈手足不温。治当温阳暖宫,化瘀止痛。治疗以当归四逆汤加减,方药桂枝汤去生姜,倍大枣,加当归、通草、细辛、吴茱萸、补骨脂、小茴香组成。方中当归甘温,养血和血;桂枝辛温,温经散寒,温通血脉,为君药。细辛温经散寒,助桂枝温通血脉,加吴茱萸、补骨脂、小茴香增强散寒止痛之功;白芍养血和营,助当归补益营血,共为臣药。通草通经脉,以畅血行;大枣、甘草,益气健脾养血,共为佐药。重用大枣,既合归、芍以补营血,又防桂枝、细辛燥烈太过,伤及阴血。甘草兼调药性而为使药。全方共奏温经散寒,化瘀止痛之功,且温阳与散寒并用,养血与通脉兼施,温而不燥,补而不滞,故疗效较佳。

十四、闭经

医案

王某,女,18岁,2019年5月29日初诊。

主诉:停经6月。

现病史:患者诉半年前因高考压力大,至今已半年余月经未来潮。平素月经应时而至,量、色均尚可,经期腹痛,5～6d 身净,Lmp 2018.11.16。近日赤白带增多,伴下腹胀痛。咽干,不思饮食,二便正常。

诊查:心、肺(－),肝、脾不大,下腹轻度压痛。舌红,苔白,脉弦数。

西医诊断:继发性闭经。

中医诊断:闭经。

中医辨证:肝郁脾虚,瘀热互结,阻遏胞宫。

治法:疏肝健脾,化瘀清热,凉血止带。

方药:四物汤加味。

柴胡15g,当归10g,赤芍15g,川芎10g,合欢花15g,郁金15g,生地10g,苦参10g,黄檗10g,椿根皮10g,生地榆30g,土茯苓30g,炒麦芽30g,炮姜6g。6 剂,水煎服,每日 1 剂。

二诊(6月4日):赤白带减少,下腹痛减轻,咽干,仍不欲饮食。舌红,苔白而干,脉弦数。在上方基础上加玄参10g、山楂15g、白术12g,6 剂,水煎服。

三诊(6月11日):赤带消失,白带量少,下腹痛明显减轻,咽干缓解,食欲改善。舌红苔白而,脉弦数。上方加益母草20g,继服6 剂。

四诊(6月17日):腹痛止,带下尚可。6 月 13 日月经来潮,色暗,量可,经期腹痛不著,身将净。欲继续调经,以中药治疗 3 月余,经、带均正常。

分析点评:闭经有虚实之异,《济阴纲目》引朱丹溪云:"因七情伤心,心气停结,故血闭而不行。"此患者由于高考精神过于紧张,影响肝的疏泄功能,肝气郁结。血为气滞,运行不畅,阻滞冲任,故冲任不通,使经闭不行;气滞肝经则小腹胀痛;肝郁乘脾,脾运失健,加之肝郁气滞,气不行水,水湿内停,湿郁化热,故带多色赤白。在治疗上,黄老师认为:治经必治血,治血先治气。方中柴胡、合欢花、郁金疏肝解郁,生地黄、赤芍、当归、川芎行气活血化瘀;苦参、黄檗、椿根皮、生地榆、土茯苓清热凉血止带。故本方用行气化瘀、清热凉血止带,调理冲任为法治之。可谓辨证准确,立法得当,选药精良,效宏功殊。

十五、行经吐衄

医案 1

王某,女,20 岁,未婚,2020 年 6 月 30 日初诊。

主诉:月经 4 月未潮,每次月经即发鼻衄,共计鼻衄 5 次。

现病史:患者既往月经一直正常,$13\dfrac{4\sim6}{28\sim90}$ Lmp 2020 年 4 月 25 日。已 2 个月余未行月经,但每月至月经应潮时即发鼻衄,共计鼻衄 5 次,用多种止血药不能止血。今日鼻中又开始出血,量较多,色鲜红。同时伴头晕,腰痛,小腹胀痛,口干,喜冷饮,曾经多方治疗无效,特来中医求治。

诊查:血压 125/85mmHg,心、肺(-),肝、脾不大,舌色红,舌苔黄,脉滑数。

西医诊断:行径鼻衄。

中医诊断:倒经。

中医辨证:肝胃之火上炎,气血随之上行。

治法:清火养阴、降逆兼以调和气血。

方药:沙参 12g,麦冬 15g,半夏 10g,生地黄 15g,丹皮 10g,牛膝 15g,桃仁 10g,黄芩 18g,乌药 10g,绿萼梅 15g,赤芍 10g,益母草 15g,白茅根 30g。3 剂,水煎服。

二诊(7 月 4 日):药后 2 日鼻血止,月经即来潮,但经量较少,色暗红,伴腰及小腹胀痛。脉搏 89 次/min。舌色红,舌苔中心黄腻滑数。气火已降,衄止经潮。继宜活血理气,佐以清热。予生化汤加减。

方药:当归 12g,川芎 10g,桃仁 10g,姜炭 6g,甘草 3g,黄芩 10g,

川牛膝 15g,红花 6g,香附 12g,乌药 10g,木香 6g,益母草 15g。3 剂,水煎服。

三诊(8 月 8 日):经 2 次治疗后,患者已无不适,继续二诊(7 月 4 日),方药 6 剂水煎服巩固。半年后随访,月经每月按时来潮,鼻血未发,效果显著。

分析点评:本案患者停经 2 个月,每于月经应潮时而发生鼻衄,鼻衄之时感小腹胀这是肝气郁结的征象,因小腹为肝经所过之处,肝气不疏则小腹胀,瘀血阻滞下焦则腰痛,气滞血瘀日久化火,火气上炎,则发鼻衄及口干、头晕等症状。治法以清热降逆入手,佐以调和气血。方用沙参麦门冬汤加减,方中用黄芩、丹皮清热凉血,白茅根清热止血,沙参、麦冬、生地黄、养阴清热,又于清热养阴药中加入半夏 1 味,取其下气之功而无辛燥之弊,以降逆上之气。热清气下,使得鼻衄停止。本例鼻衄的起因在于闭经,若闭经得不到治疗,则鼻衄势必复发,所以又于诸药之中加乌药以调气,入桃仁、赤芍、益母草以活血通经,更佐牛膝以引血下行,绿萼梅平肝和胃、调畅气机。3 剂后鼻血止,月经来潮,但经量少,色暗红,腰腹仍胀痛,是热逆渐平而气滞血瘀之征象仍然存在,此时已是经期,则以活血调经为治。取生化汤活血祛瘀生新,加牛膝、红花以增强活血化瘀之力,更加乌药、木香、香附理气,使气血得以调和,仍佐黄芩继续清热以防其死灰复燃。连进 3 剂,诸症得以解除。

医案 2

孙某,女,19 岁,未婚,2020 年 3 月 10 日初诊。

主诉:来月经即鼻孔流血。

现病史:近 2 月来月经潮时鼻孔即开始出血,量多,直到月经结束鼻血方止。月经 $12\frac{4\sim6}{25\sim30}$ Lmp 2020 年 2 月 4 日。量中,色暗红,平素白带多,现感头晕,腰痛,胸闷,腹部胀满,食欲不振,肢软无力,二便尚调。

诊查:血压 110/85mmHg,心、肺(-),肝、脾不大,舌色淡红,舌苔黄腻,脉滑数。

西医诊断:行径鼻衄。

中医诊断:逆经。

中医辨证:湿热内蕴,迫血上溢。

治法:清热利湿,佐以凉血。

方药:黄芩12g,滑石20g,茯苓皮15g,大腹皮10g,炒麦芽20g,蔻仁10g(后下),通草6g,竹叶8g,白茅根30g,牛膝10g,丹皮10g,白芍10g。3剂,水煎服。

二诊(7月4日):患者服药后,头晕、腰痛减轻,白带减少,胸闷腹胀渐开,纳食增加。舌色红,舌苔黄,脉滑。此刻气分之湿邪渐去,继宜着重清血分之热,拟清热凉血法。予半夏泻心汤化裁,用药如下。

方药:半夏10g,黄连6g,黄芩15g,甘草3g,玄参15g,麦冬15g,生地10g,丹皮10g,白芍15g,白茅根30g。3剂。

1年后随访,患者诉月经来潮时未鼻衄,经行顺利。

分析点评:妇女行经期间或行经前后出现有规律的吐血或衄血,称为"经行吐衄"。因其发病与月经周期有关,常伴有月经量减少或月经不行。所以前人认为是经血随气上逆所致,故又将此证称为"倒经"或"逆经"。本案患者平素白带多,是因为水湿停于体内,下注胞络所致。水湿之邪未得及时清除,蕴久化热,湿热相搏,留滞经络则现腰痛,肢软无力。脾为湿困则见胸闷,食欲不振。湿热久蕴化火伤津,火热上逆,脉络受伤则发生经来鼻孔出血及头晕等症状。治疗主要抓住"湿热内蕴"的病机,先用黄芩滑石汤加减,苦寒清热,淡渗利湿,并佐以凉血药。方中茯苓皮、滑石、通草、竹叶淡渗利湿,大腹皮化气利湿,蔻仁化浊除湿和中,黄芩、丹皮、白芍、茅根清热凉血,并佐牛膝以引血下行。二诊时胸闷渐开,纳食增加,白带减少,是为湿邪渐去。其头晕,舌色红,舌苔黄乃热邪未解,此时治疗法则又宜清热凉血为主,用半夏泻心汤化裁。方中黄连、黄芩、丹皮苦寒清热凉血为君药,佐以玄参、生地、麦冬,着重增液养阴,加白芍、白茅根清热敛阴,预防鼻衄再发,更用半夏1味,取其辛开降逆和胃,加于清热药中兼有降平火逆的作用。全方泻热凉血,热清血安,故以后经行未曾鼻衄。

经行吐衄,临床常见的大致有肝火型、湿热型、脾虚型、阴虚型等。肝火型是因为肝气不疏,气机不利,气郁日久化火,肝火灼伤肺胃之络,火性炎上,导致下行之经血反而随火气上逆发为吐衄。湿热型是因水湿停于体内,蕴结日久化热,湿热相搏,化火上行,肺胃络脉受伤,经血随火上行而致病。脾虚型则是由于脾脏统血的功能失职,血溢脉外发生的鼻衄证。阴虚型是由于阴虚不能制阳,浮阳外越,灼伤络脉,虚火上炎,经血随火上行而致衄证。

医案1患者属肝郁气滞,气郁化火所引起,血分病变,其经闭4个月。以清热养阴,降逆止血为宗旨,但鼻衄一经止后,则以闭经为主要矛盾,因此在治疗上以活血通经为法,药随病转,收到了较好的疗效。

医案2患者由于湿热内蕴化火,血随火溢所引起的鼻衄,其发病原因与湿热有关,其治法又从苦辛淡渗,使湿去热清,鼻衄自然停止。治疗经行吐衄,固宜止血,但必须审证求因,随因论治,加入血分药味,或经用止血养阴药,以求药性能直达血分,起到止血的作用。

据临床观察,经行吐衄发病多见于青年妇女,病多属实属热,故治疗上多投以苦寒泻火药味。但实热之邪往往易于伤阴,因此黄老师注重在清热之中须顾及阴液,防其阴伤,而加甘润生津之品。对于少数脾虚气弱的患者,除甘温益气之外,还需要佐以养血,使气血调和,则经行吐衄不再复发。

十六、妊娠恶阻

医案

卞某,女,26岁,于2020年1月3日初诊。

主诉:恶心呕吐1周余。

现病史:停经45d出现恶心呕吐,在西安市第四医院以孕吐收住院治疗15d,症状好转出院。近1周来,恶心呕吐逐渐加剧,呕吐物中带有血丝,进食喝水即吐,甚至吐苦水,自觉胸闷,常感胸脘部阻闷不适,精神较差,大便1次/d,小便黄。

诊查:舌质淡红,苔薄黄,微厚,脉沉弦滑。

西医诊断:妊娠恶阻。

中医诊断:恶阻。

中医辨证:痰热内阻,胃失和降。

治法:清热化痰,降逆止呕。

方药:半夏10g, 陈皮10g,茯苓10g,黄芩10g,枳壳10g,麦冬10g,竹茹10g,枇杷10g,甘草10g。3剂,水煎服,每日1剂。

二诊(1月6日):经频频用药后,恶心呕吐稍有减轻,进食物仍吐,精神欠佳。舌质淡红,苔薄黄,脉沉滑。继续上方加减,具体如下:

半夏10g, 陈皮10g,茯苓10g,黄连3g,苏叶10g,麦冬10g,生晒参10g。3剂,水煎服,每日1剂。

三诊(1月10日):已能少许喝药,恶心呕吐进一步减轻,可以频频用流食。仍觉口苦,咽干,恶心,时有泛清水,舌质淡红,苔薄黄,脉沉弱。此时热势已去,仍用1月6日处方加生姜9g,大枣g。3剂,水煎服,每日1剂。

四诊(1月14日):已能进食,昨日中午吃凉菜凉食,又感胸脘部阻闷不适,恶心,时时欲呕,时有泛清水,舌尖红,苔薄,脉沉滑。用三诊(1月10日)处方加藿香10g(后下)。3剂,水煎服,每日1剂。

五诊(1月18日):恶心呕吐明显减轻,可以正常用食。其他症状逐渐改善,于2020年8月3日顺产一男婴。

分析点评:本例为痰热阻遏中脘的妊娠恶阻证。其恶心呕吐,胸脘部阻闷不适,吐甚伤及胃络,故呕吐物中带有血丝,呕吐不止而胆汁反流,故呕吐苦水,恶心呕吐日久损伤气阴,则见精神更差。治宜清热化痰,降逆止呕为法。方用温胆汤加减。方中二陈汤降逆和胃止呕,枳壳苦寒下气,竹茹、黄芩清热化痰,枇杷叶清泻苦降,能增加和胃降逆之功。呕吐日久,络脉受伤,胃阴不足,胃气虚弱,故加麦门冬汤以生津益胃,止逆下气。全方以泄实为主,少佐补虚,服用数剂后呕吐逐渐改善,后因饮食不节,引动宿疾,而见复发,故加藿香等芳香化浊,宽中止呕之品,疾病向愈。此时,乃仰原方,稍事加减而愈。

十七、甲状腺功能亢进

医案

张某,女,46岁,于2021年5月6日初诊。

主诉:心烦,急躁,易怒,多汗2月余。

现病史:2月前在西京医院诊断为甲状腺功能亢进症,近1月以来,自觉心烦易怒,呼吸不利,心悸,多汗,容易饥饿,大便溏,2~3次/d。

诊查:颈部漫肿,舌质红,苔薄黄,脉弦。

西医诊断:甲状腺功能亢进症。

中医诊断:气瘿。

中医辨证:肝郁化火,气滞痰凝。

治法:清肝解郁,化痰散结痛。

方药:醋柴胡12g,丹皮15g,栀子10g,炒白芍15g,绿萼梅15g,青皮8g,陈皮10g,夏枯草15g,玄参15g,丝瓜络15g,浙贝15g,薄荷8g。7剂,水煎服,每日1剂。

二诊(5月13日):服药后心烦,急躁,易怒,多汗明显减轻,颈部甲状腺漫肿略轻。仍容易饥饿,大便溏,2~3次/d。继续上方加石斛10g,炒山药30g,炒白术15g。7剂,水煎服,每日1剂。

三诊(5月20日):服完上方后,大便略成型,呼吸已畅快,效不更方,继续服7剂。

四诊(5月28日):服药后上述自觉症状皆消失,复查甲状腺功能正常。1年后患者再诊其他疾病时,得知此病未发。

分析点评:本例出现的临床症状和辨病与辨证相结合的诊断,历代医家多从肝郁论治,然而只是疏肝解郁,难消其本,因肝郁之后,由于患者体质的不同,又易化火、伤阴、痰凝、血瘀等,故辨证论治是关键,同时不能忽视西医的辨病。本案为肝郁化热型,方中柴胡、白芍、绿萼梅、青皮疏肝解郁,栀子、丹皮、夏枯草清降上炎之火,用薄荷辛香宣散之性以泄郁热,肝郁日久,气滞痰凝,用夏枯草、浙贝、玄参、丝瓜络化痰散结通络。可谓舒、清、散、通并用。另外,治疗本病要分期论治。早期以实证为多,以泻实为主,中期以痰凝为多,虚实夹杂,宜攻补兼施,后期以虚为多,以补虚为主。一旦甲亢并发症出现,如突眼、心悸,或是西药副作用出现,如白细胞减少、胃肠道反应,用中医药全面调理,预防复发方面有很大的优势。再就是注意疗程宜缓图,本病疗程长,服药见效慢,故应告知患者长期治疗,总疗程应在一两年。中药虽然改善症状针对性强,效果稳定,毒副作用小,但早期控制症状应西药同时见效快,待其化验指标基本正常后,仍继续以中医药,间断治疗,巩固疗效。

十八、甲状腺腺瘤

医案1

史某,女,38岁,于2020年11月3日初诊。

主诉:颈前下部肿大1年余。

现病史:1个月前在唐都医院诊断为甲状腺腺瘤,B超检查:甲状腺腺瘤1.4cm×0.9cm。化验甲状腺功能正常。最近以来,自觉胸闷善叹息,心烦,大便干1次/d。

诊查:颈部甲状腺边缘清楚,局部光滑,按之不痛。血压136/85mmHg,心、肺(-),腹软,肝、脾未及,舌质红,苔薄黄,脉弦。

西医诊断：甲状腺腺瘤。

中医诊断：瘿瘤。

中医辨证：气郁痰阻。

治法：理气解郁，化痰软坚，通络消瘿。

方药：醋柴胡 12g，郁金 12g，香附 10g，炒白芍 15g，绿萼梅 15g，青皮 6g，陈皮 6g，夏枯草 15g，玄参 15g，昆布 15g，浙贝 15g，薄荷 8g。7 剂，水煎服，每日 1 剂。

二诊（11 月 11 日）：服药后心烦、胸闷、叹息症状减轻，自觉结节变化不大。继续上方加黄药子 6g，丹参 15g，地龙 10g。15 剂，水煎服，每日 1 剂。

三诊（11 月 28 日）：服药后 B 超检查，甲状腺结节缩小为 0.9cm×0.5cm。效不更方，继续二诊（11 月 11 日）处方。15 剂，水煎服，每日 1 剂。

四诊（2021 年 1 月 29 日）：上方前后服药近 3 个月，触诊颈部甲状腺结节已无，B 超检查甲状腺腺瘤已消失。

分析点评：瘿瘤无结节者称瘿气，多从气郁论治，通常方选逍遥散、四逆散、柴胡疏肝散等。有结节者多从痰、气交阻论治，在选用疏肝理气的基础上，配用软坚散结通络的药以消结节。黄老师认为，此病治疗无通络之药难达病所，无软坚散结之品难消结节，而且无疏肝药难治其本，故该病全方舒、消、通三法并用，缺一不可，临床观察，疗效显著。

医案 2

邱某，女，36 岁，2019 年 3 月 12 日初诊。

主诉：于 1 年前发现颈部肿块并逐渐增大，随之精神忧郁，喉中有堵塞感。

现病史：在周至县医院诊断为甲状腺腺瘤，建议手术治疗。患者计划先服中药治疗，如果无效再做手术。为此商治于余。

诊查：颈部甲状腺腺瘤约鸡蛋大小，随吞咽而上下活动，血压

138/88mmHg,心、肺(－),腹软,肝、脾不大,脉象弦滑,舌苔白厚。

西医诊断:甲状腺腺瘤。

中医诊断:瘿瘤。

中医辨证:湿痰凝结,肝郁气滞。

治法:消痰散结,疏肝理气。

方药:四海舒郁丸加减。海藻20g,海带20g,海浮石15g,蛤粉20g,牡蛎20g,昆布10g,夏枯草12g,浙贝15g,黄药子10g,陈皮10g,青木香10g,柴胡10g,香附10g,姜半夏10g,甘草6g。患者遵方连服30剂,诸症改善,瘿瘤消除,而告痊愈。

分析点评:甲状腺腺瘤,属于中医学中的"瘿瘤",多属痰、属热,或气郁凝结于肝经而所致。肝阴不足,阴虚则生内热,挟痰凝结而成瘿瘤;情志内伤,肝气郁结,失于疏泄,脏腑失和,故精神忧郁;湿痰随肝气上逆凝结于颈部,则见喉部堵塞,脉与舌象显示肝郁痰湿阻滞。柴胡、香附疏肝解郁;陈皮理气化痰;海带、海藻、海浮石、蛤粉、牡蛎、浙贝、黄药子等消痰散结;青木香、夏枯草等以行气清热而消肿。共奏软坚化痰,疏肝理气之效,故服之而获痊愈。其方中黄药子对各种类型的甲状腺肿均有效,余于临床曾治愈甲状腺囊肿62例,甲状腺腺瘤98例,均获得了满意的效果。

十九、甲状腺功能减退症

医案

柴某,女,46岁,2020年7月5日初诊。

主诉:双手及眼睑部晨起憋胀3年余,近来加重。

现病史:3年来经常感疲倦乏力,畏寒肢冷,性欲减退,食欲不振,腰膝酸软,在西京医院诊断为甲状腺功能减退症,口服优甲乐片替代治疗,但药后失眠,心烦心慌,故未能坚持用药,已停药3个月,症状加重,大小便正常。

诊查:血压110/65mmHg,心、肺(－),腹软,肝、脾不大。表情倦怠。化验:T$_3$ 0.84nmol/L, T$_4$ 21.6nmol/L,TSH 37MIU/L,血清甲状腺微粒体抗体,甲状腺球蛋白抗体均呈阳性,舌淡,苔白,脉沉细。

西医诊断:甲状腺功能减退症。

中医诊断:虚劳。

中医辨证:脾肾阳虚。

治法:温肾益气,健脾助运。

方药:熟地15g,山茱萸15g,山药15g,黄芪20g,桂枝10g,附子10g(先煎),仙茅10g,淫羊藿15g,红参10g,白术15g,泽泻10g,车前子15g(包煎),茯苓10g,赤芍10g。生姜6g,大枣6g。7剂,水煎服,每日1剂。

二诊(7月13日):服药后患者精神好转,腰困怕冷现象改善,继续上方减附子5g,去白术、黄芪。30剂,水煎服,每日1剂。

三诊(8月13日):甲状腺功能检查:T3、T4、TSH已正常。嘱其继服金匮肾气丸,常规服,以巩固疗效。

分析点评:甲状腺功能减退是一种难治之症,西医治疗主要是用甲状腺素代替生理分泌,辅以对症治疗,但根本不能改变甲状腺本身的病变,在治疗过程中,特别是老年患者出现心动过速、心律失常等副作用。中医药通过整体调节,从根本上改善甲状腺功能,虽然起效较慢、疗程较长,但疗效理想。本案例为脾肾阳虚之症,故主选济生肾气丸以温肾阳,次选红参、山药、黄芪、白术、配桂枝、附子,以合黄芪桂枝五物汤温通脾阳,助脾运湿,兼舒筋通络以消浮胀。脾肾双补,脾肾双温,是本方的组方原则。温肾助阳、健脾益气是治疗甲减的主要原则。黄老师认为本病主在温肾补肾,其次是健脾益气。临床常用熟地、附子、肉桂、淫羊藿、红参、黄芪等药;多选桂附八味丸、右归丸、金贵肾气丸、济生肾气丸加减。由于肾阳虚每因肾阴不足,即"无阴则阳无以生"之病理基础发生,因此在治疗时要守"善补阳者,必于阴中求阳"及"救其肾者益其精"的思路,从肾阴肾阳两方面论治。黄老师临床体会是:阴阳双补多有较好的远期疗效,但一定要掌握好补阳补阴药味与剂量的比例,尤其是颜面及四肢浮胀的患者主温阳益气,兼活血通络效果甚佳。

甲减轻症,选纯中药治疗;中、重度甲减宜中西医结合治疗。甲减轻症单用中药即可治愈。如已服甲状腺素片治疗者,可在加服中药治疗一段时间后,开始减少甲状腺素片的用量,并密切观察甲状腺功能的化验指标。对于中、重度甲减患者,单纯中药治疗难以保证远期疗效,故临床上配合少量甲状腺素效果更为满意,尤其是在甲减合并心脏病理改变,如心脏扩大、心包积液、心动过缓、心音低钝、心律失常时,必须中西医结合治疗效果更好。

二十、缺血性脑卒中

医案

王某,男,48岁,2021年3月6日初诊。

主诉:突然晕厥伴口角㖞斜、半身不遂1d。

现病史:患者"高血压"病史8年,时有头晕,今晨突然加重,出现晕厥,伴口角㖞斜、肢体麻木,就诊于我院诊断为"缺血性脑卒中(脑血栓形成)",西医给予积极溶栓治疗,患者家属希望能中西医结合治疗,特邀余会诊。现症见:头晕伴口角㖞斜、流涎,语言謇涩,右侧肢体麻木,活动不灵,大便秘结,2~3d一行,小便短赤。

诊查:神志尚清,体型较胖,血压145/95mmHg,心、肺(-),腹胀,肝、脾未及。舌暗红,有瘀斑、瘀点,苔黄腻,脉弦滑。

西医诊断:缺血性脑卒中(脑血栓形成)。

中医诊断:中风。

中医辨证:风痰瘀血痹阻脉络,痰热腑实

治法:化痰祛瘀,活血通络,通腑泄热。

方药:栝楼30g,桃仁15g,红花10g,胆南星10g,竹沥10mL(口服),大黄(后下)12g,丹参30g,赤芍15g,鸡血藤30g,葛根30g,川芎15g,僵蚕10g,全蝎10g。3剂,水煎服,每日1剂。配合中成药"大活络丹",1 粒/次,2 次/d。

二诊(3 月 9 日):头晕减轻,流涎减少,大便通畅,余症无明显改善。舌暗红有瘀斑、瘀点,苔黄腻,脉弦滑。继以上方为基础加石菖蒲 12g,继服 3 剂。

三诊(3 月 12 日):流涎止,口角㖞斜改善,言语稍清,纳食增加,右侧肢体麻木,活动不灵,小便不利。黄腻苔转为白腻苔,舌质暗红,脉弦。

调整处方:桂枝 10g,桑寄生 30g,茯苓 30g,牡丹皮 15g,赤芍 15g,丹参 30g,川芎 10g,红花 10g,鸡血藤 30g,石菖蒲 10g,桑枝 30g,车前子(包煎)10g。6 剂,水煎服,每日 1 剂。配合中成药"人参再造丸",1 粒/次,2 次/d。

四诊(3 月 19 日):口角㖞斜、言语謇涩较前明显减轻,左侧肢体活动较前灵便,小便利。舌暗红,苔白,脉弦。效不更方,上方继服 9 剂。

五诊(3 月 29 日):口角㖞斜、言语謇涩继有减轻,左侧肢体活动亦明显改善。舌暗红,苔白,脉弦。停服中药汤剂,继服"人参再造丸"巩固疗效。

分析点评:脑中风与风、火、痰(水)、瘀、虚等有关,而痰瘀闭阻脑络是脑中风邪实主要病机,且贯穿于疾病始终。脉管是相对封闭的管道,具有"壅遏营气,令无所避"之功能,一旦血行停滞,即留而为瘀;瘀血内阻,津液凝聚,痰浊内生,痰瘀互结,阻遏气机,郁而化热,脑脉闭阻,气血不能上充营养脑髓,则出现神志不清、半身不遂、偏身麻木、口舌歪斜、舌强不语等症。本病急性期主要病理因素为瘀、痰、风、火,治以凉血化瘀、祛痰通络、开窍醒神,而瘀热阻窍与阳明通降失司有关,故用凉血散瘀又以通降为要。其中大黄通腑泄实可引浊气下降,直折病势;栝楼、胆南星、竹沥、僵蚕、全蝎息风化痰,通络开窍,可祛除脑中蓄血而醒神;丹参、葛根、鸡血藤、赤芍、川芎、红花通脉散瘀,可疏调血气壅滞而缓解症状。配合大活络丹以加强活血通络、破血逐瘀力度。通腑下瘀热,又有上病下取、釜底抽薪、平抑肝风痰火和顺降气血作用。后期以人参再造丸益气养血,祛风化痰,活血通络善其后。法随理变,方药合拍,故诸症次第减轻,疗效满意。

二十一、脑梗死

医案

吴某,男,67 岁。于 2020 年 10 月 30 日初诊。

主诉:突发言语不清 9h 余。

现病史:言语含糊不清,喉有痰涎,左侧口角流涎,纳可,夜眠尚可,二便正常。现口服阿司匹林肠溶片 100mg,1 次/d。

诊查:舌质暗红,苔白腻,脉弦滑。左侧鼻唇沟变浅,口角右歪。

西医诊断:脑梗死。

中医诊断:中风。

中医辨证:风痰阻络。

治法:熄风化痰通络。

方药:解语丹加减。

白附子 12g(先煎),石菖蒲 12g,胆南星 8g,天麻 12g,半夏 10g,全蝎 6g,僵蚕 15g,栝楼 15g,茯苓 15g,炒白术 15g,木香 6g(后下)。6 剂,开水煎服,每日 1 剂。

二诊(11 月 7 日):服上方 6 剂,患者能交流,但仍言语欠清。舌苔微黄腻。在原方基础上,将白附子减为 6g,加黄连 6g。水煎服,每日 1 剂。

三诊(11 月 14 日):服上方 6 剂,患者语言明显较前流利、清晰,仍苔微黄腻,去白附子,加竹茹 10g。继服 7 剂巩固疗效。

分析点评:解语丹为治疗中风不语而创,用于治疗心脾经受风,痰阻廉泉,舌强不语,效果显著。方中白附子味辛,性温,有毒,故先煎去其毒性。有祛风痰,逐寒湿之功效。患者服用第一方后,舌苔由白腻转为微黄腻。知痰湿已除大半,且有化热之象。故减少其用量,并加黄连以清湿热。但服药后,患者仍苔稍黄腻。考虑白附子性温且有毒,不可久用。故去白附子,加竹茹以清热化痰。根据黄老师的临床经验,中风不语常用解语丹加减,只要药症相符,每每奏效,不失为治疗中风不语之有效良方。

二十二、难治性痤疮

医案

吴某,男,26 岁。于 2021 年 1 月 3 日初诊。

主诉:颜面丘疹样痤疮 7 年余,近日加重。

现病史:7 年来颜面丘疹样痤疮时轻时重,时有瘙痒,近来脸上局部有散在脓疱,头面部油脂较大,皮肤油腻,大便干燥。

诊查:舌质暗红,苔黄厚腻,脉濡。

西医诊断:难治性痤疮。

中医诊断:粉刺。

中医辨证:肺热肠燥。

治法:清肺解毒,凉血活血,润肠化湿。

方药:枇杷叶 15g,桑白皮 30g,三叶青 20g,金银花 20g,乌梢蛇 15g,白鲜皮 30g,丹参 20g,紫花地丁 20g,炙大黄 12g,茵陈 20g,生薏苡仁 30g,八月札 20g,白花蛇舌草 30g,甘草 6g。7 剂,水煎服,每日 1 剂。

二诊(1 月 10 日):服上方后,大便畅快,瘙痒感消失,继续守方 7 剂,用法同前。

三诊(1 月 18 日):颜面部痤疮明显好转,局部散在脓疱已痊愈,头油大,皮肤油腻均减轻。舌质暗红,苔薄微黄,脉濡。在二诊(1 月 10 日)方基础上去乌梢蛇、茵陈,加黄芪 20g,苍术 12g。7 剂,水煎服,每日 1 剂。并嘱饮食清淡,忌辛辣刺激及甜腻食物,生活规律,按时作息。

四诊(1月26日)：颜面部痤疮基本痊愈，再随症加减巩固治疗2周，彻底痊愈。

分析点评：本案例西医名为痤疮，俗称"青春痘"是一种发生于毛囊与皮脂腺的慢性炎症性皮肤病。它的发病与内分泌因素、微生物感染、饮食、年龄、季节等密切相关。男女均有发病，女性常在月经前后加重，好发于颜面、颈部、胸背部等皮脂溢出的部位。轻者自觉轻度瘙痒，或无任何感觉，炎症明显时自感疼痛，病程长短不一。中医认为，痤疮的发病机理主要为肺经蕴热和脾胃湿热，素体阳盛之故。肺经蕴热，蒸发于面部而发；脾气虚弱，湿邪内停，郁旧化热，热伤津液，煎炼成痰，湿热痰瘀凝滞皮肤而发痤疮。治疗方法上多采用疏风解肺，清热解毒，除湿化痰，活血散结等。黄老师认为痤疮的发病机理可从湿、热、郁、瘀四端论治，其中热邪贯穿其发病的始终，主要机理为肺经风热，肝郁血瘀，肺胃实热。治则应以清利湿热、凉血解毒、活血化瘀为主。

黄老师诊治难治性痤疮常用基本方组成：枇杷叶12g，桑白皮30g，三叶青20g，金银花20g，乌梢蛇15g，白鲜皮30g，紫花地丁20g，生薏苡仁30g，白花蛇舌草30g，甘草6g。

临证时应按照病情灵活选用。其中肺经风热型痤疮，表现为红色丘疹样痤疮，时有痒痛感，面部丘疹黑头或白头粉刺多见，舌质红，苔薄黄，脉浮滑数，黄老师常用桑白皮、枇杷叶、金银花、蝉蜕、金荞麦、连翘等清热肃肺之品；脾虚湿热型痤疮，通常表现为疼痛性丘疹或脓疱，颜面及胸背部油腻，毛孔粗大，并可见便秘、口臭等一系列脾胃蕴热之象，临床常选用薏苡仁、茵陈、黄芩、焦栀子、大黄等清理胃肠湿热之品；肝郁血瘀型痤疮，常表现为结节样或囊肿样，色较暗，易形成疤痕，常伴有口干，烦躁易怒、郁郁寡欢之征，常选用柴胡、香附、绿萼梅或玫瑰花、郁金等疏肝行气解郁类药物，疤痕明显者，常加入夏枯草、皂角刺、生地黄等清热散结类药物。

二十三、渗出性胸膜炎

医案

司某,男,40岁,2020年9月3日初诊。

主诉:右侧胸痛伴胸闷、气短2d。

现病史:2日前无明显诱因开始出现发热,下午尤甚,温度最高达38.7℃,咳嗽、咯白色泡沫痰,右侧胸痛伴胸闷、气短,呼吸、咳嗽加重,稍动汗出,倦怠乏力,口舌干燥,不思饮食,腹胀满,大便干,小便灼热感。

诊查:体温38.2℃,血压120/70mmHg,心(-),右肺叩浊,呼吸音低,胸膜摩擦音,腹软,肝、脾不大,胸部X线(陕西省人民医院2020年9月1日):右侧胸腔积液。舌淡红,苔黄腻,脉弦数。

西医诊断:渗出性胸膜炎。

中医诊断:悬饮。

中医辨证:水热互结,阻遏气机,肺气上逆。

治法:开胸逐饮,泻肺平喘。

方药:已椒苈黄汤加味。葶苈子15g,防己15g,椒目15g,大黄10g(后下),杏仁12g,白芥子20g,茯苓30g,泽泻30g,大枣12枚。3剂,水煎服,每日1剂。

二诊(9月7日):药后大便2~3次/d,稀水样便,小便量多,腹胀减,热退,右侧胸痛伴胸闷、气短明显减轻。舌淡红苔黄腻,脉弦。上方去大黄,继服3剂。

三诊(9月11日):大便1~2次/d,不成形,小便量多,灼热感不著,右侧胸痛伴胸闷、气短继有减轻,乏力、汗出。舌淡红苔黄,脉弦。继以上方为基础加黄芪30g、五味子10g,3剂,水煎服,每日1剂。

四诊(5月13日):右侧胸痛伴胸闷、气短消失,乏力、汗出改善。复查胸部X线示:右侧胸腔积液基本消失。舌淡红,苔白,脉弦。上方继服 3 剂予以巩固。

分析点评:渗出性胸膜炎属中医之"悬饮""澼饮"范畴。病发初期发热、气急,胸腔中大量积液,咳引胸痛,病情急迫,多先求治于西医,经抗炎、利水治疗后,仍有部分患者残留少量饮邪不消,经治不愈,胸透证实胸膜有炎性粘连,形成包裹性积液,难以消退,往往用中医辨证施治效果非常理想。

此案乃水热互结,阻遏气机,肺气上逆遂至胸闷、气短,符合己椒苈黄丸证,疗此症黄老师多重用白芥子。《本草经疏》说:"白芥子味极辛,气温,能搜剔内外痰结及膈膜寒痰。"因其功善豁涤停痰伏饮,善去皮里膜外之痰涎,逐胸腔水饮,故多用之。《辨证录》说:"白芥子能消膈膜之痰。""非多用白芥子断不能消,白芥子消痰而不耗气,且能助补血之药以生血,故始终之所必需,但其力少薄,不比半夏、贝母之力,是以必宜多用,而不可少用也。"因此,黄老师通常重用白芥子 15~30g,配合以活血化瘀,软坚破饮,可使饮邪消散,投之效果如神。

二十四、肺脓肿

医案

赵某,男,30 岁,2020 年 3 月 8 日初诊。

主诉:恶寒发热伴咳嗽、胸痛 5d。

现病史:5d 前因外出感寒后出现恶寒、高热,体温最高达 39.4℃,阵发性连声咳,伴有胸痛,咯脓性痰,味腥臭,于当地检查后诊断为肺脓肿,经抗菌消炎、祛痰及对症治疗后,效不佳。食欲欠佳,眠差,大便 2d 一行,偏干,小便正常。

诊查:体温 39℃,血压 120/70 mmHg,心(−),右上肺叩诊呈浊音,可闻及湿啰音,腹软,肝、脾不大。血常规(三原县医院 2015 年 3 月 5 日):红细胞 $4.5 \times 10^{12}/L$,白细胞 $25.0 \times 10^{9}/L$ ↑,中性粒细胞 85% ↑,淋巴细胞 15% ↓。胸部 X 线(三原县医院 2015 年 3 月 5

日）：右上肺大片浓密模糊浸润阴影，渗出性病变中出现圆形透亮区及气液平。舌红苔白腻,脉滑数。

西医诊断：肺脓肿。

中医诊断：肺痈。

中医辨证：痰热壅肺,毒伤肺络。

治法：清热解毒,祛痰排脓。

方药：苇茎30g,桔梗25g,桃仁15g,冬瓜仁30g,薏苡仁30g,鱼腥草50g,蒲公英30g,金银花30g,连翘20g,紫花地丁30g,蜜紫菀30,甘草6g。6剂,水煎服,每日1剂。

二诊(3月14日)：服上方后体温正常,体温36.8℃,胸痛止,痰量减少,无腥臭味,咳嗽,食欲好转,大便1次/d,不成形。复查胸部X线示：右上肺脓疡病灶吸收,但脓腔未闭。

调整处方：苇茎30g,桃仁10g,冬瓜仁30g,薏苡仁30g,合欢皮15g,白及10g,大黄炭15g,金银花15g,连翘15g,鱼腥草30g,甘草6g。6剂,水煎服,每日1剂。

二诊(3月21日)：偶尔咳嗽,咯白痰,复查胸部X线示：脓腔已闭,临床基本治愈,继服上方6剂以巩固疗效。

分析点评：肺脓疡属于中医学肺痈范畴,其病机为脓、痰、瘀、热互结,故出现发热、咳嗽、吐脓血痰、痰味腥臭、胸痛等症状。吐脓痰是由于血败而肉腐;吐血是由于热壅血瘀,肺络受伤,即《金匮要略》所谓"热之所过,血为之凝滞"。治疗以祛邪、凉血、化痰、排脓为主,毒邪清则发热消,凉血化瘀则咳血自止,排脓解毒则脓肿自消。本病到化脓期,尤以排脓为第一要义。化脓症的治疗原则是"有脓必排",否则病情会进一步加重。治疗以祛痰排脓为主,清热解毒为辅。方选桔梗汤、苇茎汤、五味消毒饮加减。方中桔梗、甘草、苇茎、桃仁、冬瓜仁、薏苡仁、蜜紫菀祛痰排脓;鱼腥草、蒲公英、金银花、连翘、紫花地丁清热解毒。全方共奏清热解毒、祛痰排脓之法,脓痰出,症状减,疾病愈。临床治病,瞬息万变,定遵从古人之教导"观其脉随症治之",如此方可诊病,如桴应鼓。

二十五、乳腺结节

医案

宁某,女,42 岁,2019 年 5 月 3 日初诊。

主诉:右乳腺肿块 2 月余。伴有经潮胸胀稍痛,腰酸。

现病史:于 2 月前发现右乳腺肿块,每次月经来潮前胸胀且痛,腰酸。食欲不振,眠差梦多,四肢困倦,大便 2d 一行,偏干,小便正常。

诊查:体温 36℃ ,血压 120/70 mmHg,心(-),腹软,肝、脾未及。

B 超示:右乳纤维瘤大小约为 1.5cm×1.3cm。舌暗红,苔黄,脉弦滑。

西医诊断:右乳腺纤维腺瘤。

中医诊断:乳核。

中医辨证:肝郁脾虚,浊瘀凝结。

治法:疏肝健脾,化浊行瘀。

方药:柴胡 12g,八月札 30g,白芍 30g, 赤芍 30g,莪术 20g, 川断 30g, 藤梨根 60g,穿山甲 6 g,丝瓜络 15g,山慈菇 15g,蜈蚣 3 条,鸡内金 15g,甘草 6g。30 剂,水煎服,每日 1 剂。

二诊(6 月 4 日):服上方后,患者经潮胸胀明显减轻,B 超检查右乳纤维瘤大小约为 0.9cm×0.6cm。较前明显缩小,食欲改善,大便正常,唯睡眠仍差,继续原方加夜交藤 30g,30 剂,水煎服,每日 1 剂。

三诊(7 月 6 日):服上方后睡眠好转,B 超检查右乳纤维瘤大小约为 0.5cm×0.4cm。效果理想,守方继续 1 个月。

四诊(8 月 8 日):自觉诸证若失,复查 B 超右乳纤维瘤完全消失。

分析点评:此案患者的右乳腺纤维腺瘤发现较早,治疗及时,并能坚持治疗,故效果理想。乳腺纤维腺瘤是乳腺结节的一种良性病变。乳腺结节是中青年妇女最常见的乳房良性肿瘤,以 20~45 岁为发病高峰。本病多与月经周期密切相关,以乳痛和肿块为突出症状,B 超可辅助诊断。黄老师综合历代医家论述及自身临床观察,总结该病常见证为肝郁气滞型、痰瘀互结型和肝肾虚损型 3 类,前 2 类以青年女性多见,后一类以中年女性多发,但无论哪一证型,其基本病机都存在"瘀滞不通"的特点,治疗应抓住"以通为用,通则不痛"的要点而立法。

基于对妇科肿瘤病因病机的认识,结合"肝体阴用阳""肝得阴血则柔"的生理病理特性,黄老师每每强调,治疗妇科肿瘤,当以疏肝养血、运脾和胃、行瘀化浊、清热解毒、消瘤散结、扶正抗癌为总纲。黄老师诊治妇科肿瘤除了桂枝茯苓丸外,常用妇科肿瘤经验方:柴胡 10g,八月札 30g,白芍 30g,赤芍 30g,猫爪草 30g,莪术 20g,半枝莲 60g,白花蛇舌草 60g,穿山甲 6 g,丝瓜络 15g,山慈菇 15g,蜈蚣 3 条,甘草 6g。方中以柴胡、八月札疏肝解郁;白芍柔肝养血;赤芍、莪术、丝瓜络、穿山甲、活血化瘀、消癥散结;山慈菇、猫爪草、蜈蚣化痰散结、清热解毒;半枝莲、白花蛇舌草抗癌解毒、利水消肿;甘草调和诸药。纵观全方,扶正祛邪、燮理阴阳、消瘤解毒而标本同治。此基础方在临证可加减化裁,包括剂量根据患者体质,灵活应用,效果理想。

二十六、精神疾病抑郁症

医案

柳某,女,30 岁,2020 年 6 月 5 日初诊。

主诉:心情压抑,焦虑,失眠 2 年余,加重半年。

现病史:近半年来悲观失望,睡眠差,梦较多,早醒,食欲不振,焦虑,胸闷、胁痛、善叹息,心情沉重,精神萎靡,四肢困倦,伴有经潮胸胀微痛,腰酸,大便 2d 一行,偏干,小便正常。

诊查:体温36℃,血压120/70 mmHg,心(-),腹软,肝、脾未及。舌淡,苔白,脉弦。

西医诊断:抑郁倾向。

中医诊断:郁证。

中医辨证:肝气郁结,心脾两虚。

治法:疏肝理气,补益心脾。

方药:柴胡12g,当归10g,白芍20g,枳壳15g,川芎10g,茯神15g,佛手10g,生龙齿30g,生牡蛎30g,石菖蒲15g,炒麦芽30g,太子参20g,川断15g,炙甘草10g。10剂,水煎服,每日1剂。

6月16日二诊。服上方后,患者情绪稳定,胸闷、胁痛、善叹息已除,睡眠稍改善,二便正常。继续上方加炒枣仁15g,夜交藤30g。30剂,水煎服,每日1剂。

三诊(7月20日):诸症状均有改善,继续守方30剂。水煎服,每日1剂。

四诊(8月22日):经2个多月诊疗后,诸症皆除。继续每周2剂,水煎服,以巩固疗效。

分析点评:本病为心身疾病,多由情绪应激后引发。本例辨证为肝郁气滞影响心脾,故首选四逆散疏肝,逍遥散理气健脾,加用川芎、炒麦芽、佛手以活血健脾理气,石菖蒲醒心神,生龙齿、生牡蛎镇心安神,枣仁、夜交藤养心神。综观全方,心、肝、脾同治而获效。

黄老师对于此病的辨治体会是:病之初起,情志所伤,肝气郁结,伤在气分,多属实证,治疗以疏肝理气解郁为主。《证治汇补·郁证》中提出:"郁病虽多,皆因气不调,法当顺气为先。"此法既是抑郁症初期的常见治法,也是治疗抑郁症最基本、最重要的法则,如病情迁延日久,由气及血,化火伤阴,病及心脾肾,多属虚证。治疗原则分别采用养血安神、补益心脾、滋补肝肾等方药。黄老师常选用柴胡疏肝散、甘麦大枣汤、丹栀逍遥散等。

病至中期、缓解期,以疏肝、柔肝、养肝、补肝、清肝为主治疗本病,以柴胡疏肝散、归脾汤、甘麦大枣汤、半夏厚朴汤等比较常用。原发性抑郁症多用疏肝理气、补虚、清热类。柴胡用之最多,因为抑郁症的基本病机是肝气郁结;补虚药居第二位,因为久郁伤正,脾失健运,气血生化乏源是导致虚证的重要原因;清热药居第三位,因为肝气郁结还可以生痰、化火、动风;第四位是多用安神药。因为心在感情活动中起主导统师作用,因此,安神在此过程中具有镇静除烦的作用。

除此之外,心理治疗贯穿始终。当患者工作压力过重、人际关系紧张、家庭出现矛盾、患有躯体疾病等因素的困扰时,可能出现焦虑、担心、抑郁、苦闷、无助或悲观情绪,这时家庭和社会的心理支持对患者非常重要,须引导患者讲出苦闷的原因,进行心理疏导,综合治疗与整体调节配合,结合中医药治疗及辨证论治的优势所在,通过调节人体阴阳气血,调动人体正气,调整人体体质,从而有效减轻抑郁情绪,缓解相关症状,阻断及扭转抑郁症病情进展,达到尽快痊愈的效果。

二十七、复发性口疮

医案

刘某,男,42 岁,2021 年 4 月 5 日初诊。

主诉:患口腔溃疡 5 年,反复发作,加重半年。

现病史:近 8 年来患口腔溃疡反复发作,有家族史。平时易感冒,口腔溃疡局部灼热疼痛,口臭,说话进食疼痛加剧。悲观失望,睡眠差、梦较多、并早醒,食欲不振,焦虑,胸闷,胁痛、善叹息,心情沉重,精神萎靡,四肢困倦,伴有经潮胸胀微痛,腰酸,大便 2d 一行,偏干,小便正常。

诊查:体温 36℃,血压 120/70 mmHg,体形瘦弱,患者口腔左颊黏膜有一溃疡,形状凹陷,大小直径约 1cm,周围组织红肿而隆起,扪之较硬,触之痛甚,表面附有白黄色假膜。大便偏干,3d 一行。小便黄赤。心（－），腹软,肝、脾未及。舌质红,苔薄黄腻,脉滑数。

西医诊断:复发性口疮。

中医诊断:口疮。

中医辨证:脾肾不足,阳明伏火。

治法:补脾益肾,清泻阳明。

方药:黄连10g,肉桂3g,山药30g,山萸肉30g,蒲公英20g,生地10g,连翘10g,木通6g,竹叶10g,升麻10g,丹皮15g,生石膏15g,熟军8g,藿香叶6g,白花蛇舌草50g,甘草10g。7剂,水煎服,每日1剂。

二诊(4月13日):药后口腔溃疡略有好转。大便溏,小便清而不黄。嘱原方去木通、熟军,继服7剂。

三诊(4月20日):继服7剂后,口腔溃疡变浅周围黏膜隆起稍平,大便正常。嘱其上方继服10剂,隔日1剂。服完后再诊。

四诊(5月20日):药后溃疡面基本愈合,溃疡周围隆起组织红肿已消,黏膜变为常色。

分析点评:本例口疮属于重型病例。以病程长,溃疡面大而深,周围组织隆起为特点。方中选自拟口疮汤,既培补脾肾,重用山药、山萸肉以固本。又选交泰丸交通水火;导赤散清胃泻火之剂,使伏火从二便排出。此乃标本兼顾,对慢性单纯性的反复发作性的口腔溃疡临证加减应用屡屡显效。

黄老师辨治复发性口疮思路与方法小结如下:

一是根据病势和轻重选方用药。口疮有轻重,轻者溃疡数量较少,亦较表浅,愈后不留瘢痕。此型最常见,最适宜纯中医治疗。重者溃疡多为单个,大而深,为重型口疮,需综合治疗或内外结合、中西医结合。

二是对实火口疮,宜先清后调理。口疮病机总不离"火",或为实火,或为虚火。实火型口疮:脾火宜泻黄散;胃火宜清胃散;心火宜导赤散;肺胃之火宜凉膈散;脾胃伏火者,宜泻黄合清胃散;心脾积热者,宜泻黄合导赤散;肺胃邪热者,宜凉膈散合清胃泻火汤。实火宜清,但一定要注意证型之转化,千万不可一清到底,以免削伐阳气,促发阴虚口疮。同时,在清解实火之时,可适当加入1~2味热药,如肉桂,一以制约诸药之凉寒,以免伤阳,一以起引火归原之效。

三是虚火口疮,宜先清后补或攻补兼施。虚火口疮,或为肝肾阴虚,或为脾虚湿困,或为脾肾两虚,或为阴虚浮火。虚者当补,但虚火也是火,故治疗思路宜先轻清后缓补,或攻补兼施,千万不能重清到底、急补或一补到底。

四是综合调理防复发。口疮是一种难治疾病,由于口腔黏膜经常发生散在的小溃疡,病情反复发作,时愈时作,常年累月经久不愈。因而,减少复发是临床上的难点,预防复发是临床上的重点。

五是对有家族史、反复发作的口疮,宜体质调理。由于患者禀赋体质具有寒热虚实的偏差,加之平时饮食不节,过食辛辣厚味,嗜好烟酒,或七情内伤,劳倦过度而致病。在发病之前,可针对患者的先天禀赋素质之偏差,辨证用药,及时调理。素体阴虚者,六味地黄汤经常煎服;素体脾虚者,可予四君子汤、补中益气等经常服用。上述方法,能纠正病人体质之偏,防病于未然。

六是间歇期综合论治。间歇期,症状未发,口腔溃疡愈合,大部分病人即停止治疗。然而临床观察,间歇期治疗非常重要。黄老师在间歇期的治疗思路是,重在全身整体调节用药,内服中药或用丸药,或者膏方,以减少复发。

七是内服和外治相结合。病发咽喉,邪气聚集,内服药多嘱其患者缓缓咽下,以涤荡咽喉部的邪热之气。外治方面,或针刺合谷、曲池,或在少商、商阳、耳穴、耳尖放血,或用中药煎剂漱口,综合歼灭之。

二十八、过敏性鼻炎

医案 1

刘某,女,34 岁,2019 年 4 月 25 日初诊。

主诉:鼻塞流涕,伴有头昏头痛6年余,加重1周。

现病史:反复性发作鼻涕黄浊黏稠,香臭不闻,近1周来较甚,伴有头昏头痛。经医院确诊为慢性副鼻窦炎,历经6年有余,缠绵难愈,中西医乏效,每遇风寒之邪,上述症状加重,畏寒乏力,大便溏薄。

诊查:体温36℃,血压110/70 mmHg,舌淡黯,苔腻,脉细浮滑。

西医诊断:过敏性鼻炎。

中医诊断:鼻渊。

中医辨证:脾肺两虚、浊瘀毒结。

治法:健脾补肺,固表清热,化瘀利浊,解毒通窍。

方药:生黄芪30g,防风10g,焦白术60g,辛夷花15g(包煎),苍耳子10g,川芎15g,蒲公英30g,白花蛇舌草60g,白毛藤30g,鱼腥草60g,茯苓30g,车前子30g(包煎),露蜂房10g,鱼脑石15g,生甘草15g。7剂,水煎服,每日1剂。

二诊(4月13日):药后患者自觉鼻窍较为通畅,可辨气味,浊涕减少,头昏头痛、畏寒乏力稍瘥,大便转干。舌淡黯,苔薄腻,脉细濡。诸症好转,药中肯綮,效不更法,再予前方加减调理1个月,顽疾尽消。其间每嘱患者避风寒、节饮食,并嘱其入冬服膏方调理,善后巩固以断宿根。

医案2

安某,女,18岁,2020年11月3日初诊。

主诉:间断性复发打喷嚏、流清鼻涕多年,加重10d。

现病史:间断性复发打喷嚏、流清鼻涕,近10d加重。尤其是晨起外出后较甚。每年冬、秋季易发,平时易感冒,伴有鼻塞、头痛、记忆力减退。

诊查:体温36℃,血压100/70 mmHg,舌淡,苔白,脉虚无力。

西医诊断:过敏性鼻炎。

中医诊断:鼻鼽。

中医辨证:肺气虚弱,复感风寒。

治法:温肺固表,祛风通窍。

方药:生黄芪30g,黄芪20g,防风10g,白术15g,辛夷12g,苍耳子6g,白芷10g,细辛3g,五味子10g,徐长卿10g,柴胡10g,蝉蜕6g,乌梅10g,鹅不食草10g,薄荷6g。

分析点评:此例选用玉屏风散合苍耳子散加减。方中黄芪、防风、白术益气固表以治本,用于调节机体免疫功能;辛夷、苍耳子、白芷、细辛、薄荷发散风邪,通窍治标,以减轻过敏症状;选徐长卿、鹅不食草、柴胡、乌梅加强抗过敏作用,以利消除过敏反应。

黄老师诊治过敏性鼻炎辨治思路与方法及常用方药小结如下:

一是在发病前,重在未病先防。该病的发病季节以夏秋与冬春之交多发。在此季节将近之时服用中药固本断后,可截断该病的复发概率。

二是在发作期,重在缓解症状以治标,多辨证祛邪。从临床症状看,鼻鼽多为风寒之邪,但亦见风热之邪。风寒之邪,清涕量多难止。多选苍耳子散为主方以祛邪;风热之邪,多见鼻塞、涕稠,多选连翘、二花、菊花、薄荷、桑白皮、黄芩以清热宣肺、止涕、通窍为治。

三是在缓解期,重在针对肺脾肾虚以治本,多辨证选方。肺气虚者,多见恶风怕冷易感冒,多选玉屏风散加味;肺脾气虚者,神疲气短,腹胀,肢重,多选补中益气汤加味;脾虚者,纳呆便溏,多选四君子汤加味;肾虚者,手足不温,形寒肢冷,多选金匮肾气丸加味。

四是在缓解期急性发作,当标本兼治,多选复方加减。肺气虚弱,感受风寒者,玉屏风合苍耳子散加减;肺脾气虚,水湿泛鼻者,当健脾补肺,补中益气汤加味;肾气亏虚、肺失温煦者当温肺助阳,补肺止涕。用金匮肾气丸合玉屏风散;脾气虚弱痰浊困阻者,当健脾化痰,化浊通窍,用六君子汤合苍耳子散加味。

五是用药特色方面,不论中医辨为何型,西医诊为何期,皆选当代大家祝谌予的脱敏煎(防风、银柴胡、乌梅、五味子)加减。其药虽平淡,但组方严谨,临床疗效卓著,被学者称为当代经方,方中有收有散,有补有泄,有升有降,真乃大家之作。黄老师在临床亦常选用苍耳子散,依据寒热加减连翘与二花,每每奏效,但苍耳子有毒,不可久服;通鼻腔选辛温解表药;抗过敏选补气药;抗炎症选清热解毒药;减少炎性分泌物选健脾化湿药;缓解鼻痒选祛风药;缓解打喷嚏选虫类药。

第二节 常见杂病医案

一、呼吸系统疾病

医案1:支气管炎

袁某,男,55岁。于2021年11月12日初诊。

主诉:反复咳嗽半年余,加重1周。

现病史:患者自诉半年前因感冒导致咳嗽,经治疗1月后感冒症状基本痊愈,但仍咳嗽咳痰,迁延不愈。1周前患者受凉后咳嗽加重,遂来就诊。现症:咳嗽咯痰,色白质稀,咳声无力,恶寒,不发热,鼻塞,头痛,体倦乏力,动则气短,多汗,食欲不振,二便正常。

诊查:体温36.8℃。舌质淡,舌体胖,苔薄白,脉细弱。

西医诊断:支气管炎。

中医诊断:虚劳、咳嗽。

中医辨证:肺脾气虚,复感外邪。

治法:益气健脾,祛风解表,宣肺止咳。

方药:炙黄芪30g,党参25g,炒白术20g,柴胡8g,当归10g,橘红10g,升麻5g茯苓18g,桂枝6g,桔梗10g,杏仁15g,防风6g,白芷6g,炙甘草6g。6剂,每日1剂,水煎400mL,早晚分2次温服。

二诊(11月18日):鼻塞、头痛症状消失,咳嗽咯痰明显减少,乏力症状改善,汗出减少,纳食不佳,胸腹胀满,舌质淡红,苔薄白,脉沉细。上方去白芷、桂枝,加枳壳 12 g、厚朴 15 g、砂仁(后下)6g。6 剂,每日 1 剂,水煎 400mL,早晚分 2 次温服。

三诊(11 月 25 日):精神明显好转,食欲正常,病情痊愈,继服补中益气丸以巩固疗效。

分析点评:本案患者因感冒导致患者咳嗽迁延数月不愈,外感寒邪是诱因,通常患者感冒后 1 周左右症状均可痊愈,但患者咳嗽持续数月,源于气虚。脾胃为气血生化之源,脾胃亏虚,则气血生化之源不足,卫气不足则无力抗邪,肺失宣发肃降,脾为生痰之源,肺为贮痰之器,则见咳嗽咯痰,故本病应以扶正为主,辅以祛邪,正如李东垣言"内伤不足之病,苟误作外感有余之病而反泻之,则虚其虚也"。故首选甘温之品益气补虚,方选甘温之剂的补中益气汤加减。原方加桔梗、杏仁以宣肃肺气、止咳化痰;配合桂枝汤以调和营卫,祛邪外出;加白芷一味以通鼻窍。二诊感冒已愈,鼻窍已通,故去白芷、桂枝。因患者腹胀纳差,故加枳壳、厚朴、砂仁以醒脾、理气、和胃,三诊诸症尽失,故服成药补中益气丸以善其后。

医案 2:喘息型支气管炎

王某,男,63 岁。于 2021 年 3 月 8 日初诊。

主诉:咳嗽、气喘、喉中痰鸣 1 月余。

现病史:患者自述咳嗽、气喘 10 年余,遇寒即发,痰多清稀,甚则喘急不能平卧。1 个月前因受风寒而感冒咳嗽,治疗 1 周咳喘未减,且逐渐加重,入某医院治疗。胸部 X 线片提示支气管炎合并肺部感染,用头孢类、氨茶碱等药 1 周,病情有所控制而出院。出院后 1 周病情再次加重,胸闷气短,喘息不得卧,喉间痰鸣。复用抗生素、止咳平喘药治疗效果不佳。现症:喘促胸闷,不得平卧,入夜尤甚,面色晦暗无华,表情痛苦,形体消瘦,形寒怕冷,咳嗽气逆,痰多色白,喉间痰鸣,腹胀纳差,大便溏薄。

诊查:舌质淡,苔白稍腻,脉沉滑无力。

西医诊断:喘息型支气管炎。

中医诊断:咳嗽、喘证。

中医辨证:寒饮伏肺,肺失宣降。

治法:宣肺平喘,散寒祛痰。

方药:小青龙汤合二陈汤加减。

麻黄8g,杏仁15g,细辛5g,干姜10g,五味子6g,桔梗12g,前胡12g,紫苏子15g,陈皮12g,法半夏12g,炙桑白皮15g,炙款冬花12g,茯苓18g,地龙10g,蝉蜕10g,甘草6g。3剂,水煎服,每日1剂。

二诊(3月12日):喘息胸闷,已能半卧位休息,喉间痰鸣大减,吐痰量减少,仍咳嗽,脘腹胀满。舌质淡,苔薄白,脉弦滑。原方加枳壳12g,砂仁8g(后下)。6剂,水煎服,每日1剂。

三诊(3月19日):病情稳定,已无咳喘,尚能平卧,诸症悉平。舌质淡,苔薄白,脉稍数。

方药:香砂六君子汤合玉屏风散加减。

黄芪20g,党参15g,白术12g,茯苓18g,陈皮12g,法半夏12g,木香6g(后下),砂仁8g(后下),厚朴18g,枳壳12g,桔梗12g,山药30g,防风10g,甘草6g。21剂,水煎服,每日1剂。6个月后随访,无不适感,恢复正常。

分析点评:本案患者素有顽痰宿饮,因感受风寒之邪,形成痰邪交阻于肺,阻塞气道,肺失宣降,肺气上逆,故咳嗽、气喘,痰多色白;痰气搏结,上涌气道,故喉中有痰而发哮鸣,喘息不能平卧;肺病日久,影响脾之运化功能,故出现形体消瘦、形寒肢冷、腹胀、食欲不振的中焦虚寒证。急则治其标,要用麻黄辛温解表,散寒平喘;杏仁宣肺通气,下气定喘;干姜、细辛温肺化饮,外散寒邪;五味子敛肺止咳;二陈汤燥湿化痰,降气平喘;地龙、蝉蜕祛风搜络解痉,诸药配伍使风寒得散,寒痰得以温化,肺气得以宣畅,则表邪解,咳喘止,病情得以缓解。黄老师认为病愈之后,谨防反复。预防之法以防止感冒和忌生冷寒凉最为重要。用药则以健脾助消化为主。脾胃健则痰湿不生,元气固则外邪难侵。故为根本之法。

医案 3:肺源性心脏病

邹某,女,50 岁,长安区人。于 2021 年 12 月 8 日初诊。

主诉:咳嗽、气喘、心慌 4 年余,加重半个月。

现病史:患者自述于 2018 年冬季不慎受凉感冒,病情持续月余始愈,此后出现咳嗽、呼吸急促、心慌等症状。每年反复发作,冬季尤甚。长安区医院诊断为肺源性心脏病,给予氨茶碱、心律宁、沙丁胺醇气雾剂等药,病情时轻时重。于 2 周前因天气寒冷自觉上述症状加重,半月来经服以上药物尚未奏效。现症:咳嗽阵作,呼吸急促,喉中痰鸣有声,胸膈满闷不舒,心悸气短,劳则加重,面色㿠白,精神不振,神疲乏力,恶风多汗。

诊查:舌质暗淡,苔白腻,脉细弱。

西医诊断:肺源性心脏病。

中医诊断:喘证、心悸。

中医辨证:肺脾气虚、痰涎壅阻。

治法:益气健脾养心、平喘止咳化痰。

方药:四君子汤合三拗汤加味。

党参 18g,白术 15g,茯苓 18g,橘红 8g,细辛 3g,桂枝 10g,法半夏 10g,远志 10g,炒酸枣仁 15g,石菖蒲 10g,紫苏子 10g,桔梗 10g,杏仁 10g,白果 10g,炙麻黄 8g,地龙 10 g,炙甘草 6g。12 剂,水煎服,每日 1 剂。

二诊(12 月 21 日):咳嗽、气喘、心慌减轻,痰涎减少,仍恶风多汗。舌质淡,苔薄白,脉细。上方加黄芪 30g,防风 8g。20 剂,水煎服,日 1 剂。

三诊(2022 年 1 月 15 日):咳嗽、气喘、心慌基本消失,心电图提示无异常改变,心率正常。舌质淡红,苔薄白,脉细。上方继服 1 个月。1 年后电话随访,病未复发。

分析点评:本案患者咳喘日久,久咳伤肺,肺主气,司呼吸,外合皮毛,肺虚则气失所主,卫外不固,易受风寒外邪侵袭,可见咳喘。

感冒日久不愈,肺脏虚损,气虚则血行无力而瘀滞,故现心悸、胸闷等症。肺虚则通调水道功能失司,水湿内停,久必湿胜伤脾,脾虚更生痰湿,故见痰涎壅盛。陈修园曰:"土气日虚,不能生金,每至咳嗽,唯补其中土,则百病自愈。"脾健则水湿得化,肺内停聚之痰再生无源,肺气宣降协调,诸症可解。治以补肺健脾益气,止咳平喘化痰为法,方以党参、白术、茯苓、陈皮、甘草健脾益气,培土生金;炒酸枣仁、远志养血安神;紫苏子、旱半夏、杏仁、桔梗、石菖蒲理气止咳,燥湿化痰;炙麻黄、白果一散一敛,共具平喘之功;桂枝、细辛温通心脉,全方以补益为主,宣化为辅。二诊加黄芪、防风,与初诊方中之白术相合,为玉屏风散,以益气散邪,固表止汗。三诊诸症消失,但考虑病人哮喘合并心悸,病情多顽固,稍有不慎,即易复发,故效不更方,继服二诊原方30d,以为善后。

医案4:慢性支气管炎 肺气肿

武某,男,60岁,2019年11月10日初诊。

主诉:咳喘伴恶寒、发热5d,加重2d。

现病史:素有"咳喘"病史5年,秋冬季易诱发、加重。5d前受凉后出现身恶风寒,发热汗出,温度最高38.5℃,头痛,咳嗽喘息,咯泡沫痰,胸闷,呼吸困难,不欲食,腹胀,大便2d一行,干燥。

诊查:体温37.2℃,血压110/70mmHg,喘促貌,桶状胸,肋间隙增宽,肺呼吸音延长,散在干啰音;心(-),腹胀,肝、脾不大。舌红苔白腻有瘀点,脉浮缓。

西医诊断:①慢性支气管炎,②肺气肿。

中医诊断:肺胀。

中医辨证:风邪袭表,痰瘀阻肺。

治法:疏风解肌 化痰祛瘀。

方药:桂枝加厚朴杏仁汤加味。桂枝10g,白芍10g,生姜10g,大枣4g,甘草6g,厚朴15g,杏仁15g,炒紫苏子15g,炒莱菔子15g,姜半夏10g,陈皮10g,茯苓15g,丹参25g,桃仁15g,牡丹皮15g,赤芍15g。

6剂,水煎服,日1剂。

二诊(11月17日):恶寒、发热、头痛基本消失,体温正常,胸闷、咳喘、腹胀明显减轻,仍咯泡沫痰,纳增,大便2~3d一行,干燥不畅。舌淡红,苔白有瘀点,脉浮缓。上方基础去桂枝、白芍,加紫菀30g、白芥子10g。生晒参(另煎)10g。6剂,水煎服,日1剂。

三诊(11月24日):胸闷、咳喘、腹胀继有减轻,泡沫痰减少,便干改善,舌淡红苔白有瘀点,脉浮缓。继服上方,加火麻仁10g、郁李仁10g,6剂。

二诊(11月30日):胸闷、腹胀不著,受凉则咳一两声,咯少量白痰,大便通畅,舌淡红苔白有瘀点,脉浮缓。继服上方6剂。

此后再以中药治疗月余,诸症消失,精神好转。

分析点评:本案患者慢性支气管炎、肺气肿,若久治不愈,易并发肺源性心脏病,预后极差,此案属中医学"肺胀"范畴,本方系由《伤寒论》方桂枝加厚朴杏仁汤加味而成,并有"喘家作,桂枝汤加厚朴、杏子佳"的记载,专为宿有喘疾,又患太阳中风证而设。方用桂枝汤解表,厚朴宽胸消胀,杏仁下气平喘,紫苏子降气化痰,莱菔子消食化痰,且能消胀,《本草备要》谓其化痰有"冲墙倒壁之功";姜半夏、陈皮、茯苓燥湿化痰;丹参、桃仁、牡丹皮、赤芍以活血化瘀,痰消瘀去,则咳喘自愈。

医案5:慢性阻塞性肺气肿

黄某,男,65岁,2020年11月3日初诊。

主诉:咳嗽吐痰、气短6年,加重1周。

现病史:患老慢支已10余年,肺气肿5年余,每年冬天加重,靠反复输抗生素维持。近1周来咳嗽、咯白痰、质稀、呈泡沫状,气短、乏力、胸闷,呼吸不畅,二便调。

诊查:体温37.1℃,血压136/86mmHg,喘促貌,桶状胸,肋间隙增宽,肺呼吸音延长,散在干啰音;心(-),腹胀,肝、脾不大。伴有舌淡、苔白、脉虚。

西医诊断:慢性阻塞性肺气肿。

中医诊断:肺胀。

中医辨证:脾虚湿盛。

治法:健脾运湿,化痰止咳。

方药:红参 10g,炒白术 15g,茯苓 15g,法半夏 10g,陈皮 10g,杏仁 15g,苏子 10g,白芥子 6g,炒莱菔子 15g,地龙 10g,炙甘草 6g。7剂,水煎服,每日 1 剂。

二诊(11 月 11 日):咳痰减少,气短减轻。继续上方又服 20 剂后停服观察,当年冬天上症平稳,未输抗生素治疗。以后近 3 余年的冬季,他都靠服本方维持过冬,自我感觉良好。

分析点评:慢性咳嗽的治疗,尤其是在平稳期,健脾化湿以除生痰之源,首选六君子汤。止咳首选二陈汤,重在降肺之气,化痰首选三子养亲汤,重在排化气道分泌物,再加搜络解痉之虫药地龙效果更佳。黄老师在临床对此类患者,以此法每每奏效。其体会如下:

一是本病的特征是咳、痰、短气,咳源于肺气不降,痰源于脾虚湿聚,短气源于肺肾气虚。故对于慢性咳嗽的治疗,主要应注重调整好肺、脾、肾三脏的虚损。治肺在不兼表证的情况下,应选用补肺气的党参、黄芪、山药等,敛肺气的五倍子、五味子、乌梅等。治脾以健脾化湿为主,注意不可伤及脾气,更不可伤及胃阴,可选用白术、茯苓、山药等。治肾以补肾纳气为主,因肾为先天,为诸脏腑正气之根,所以应用菟丝子、山萸肉、补骨脂等。

二是此病必须排除肺结核、肺癌等疾病,辨证需辨实咳实喘、虚咳虚喘、上实下虚,不可枉投。

总之,该病的治疗宜补不宜泻,宜收不宜散,宜温不宜寒。黄老师强调慢性咳嗽的治疗,尤其是在平稳期,治肺宜收敛不宜宣散,宣散则更耗伤肺气;治脾宜温补不宜清降,清降则更伤脾气;治肾宜温固不宜滋补,滋补则易滞腻而致痰阻气道。故应慎重辨证施治。

二、循环系统疾病

医案1:冠心病、不稳定型心绞痛

裘某,男,49 岁。于 2020 年 2 月 9 日初诊。

主诉:间断性胸前区憋闷疼痛半年余。

现病史:患者间断出现胸闷,心前区疼痛不适,劳累后易发,休息后缓解,症状反复发作,曾间断服用理气宽胸之品,胸闷症状不减,反增胃脘部疼痛不适。患者来诊时活动后心前区憋闷疼痛、胸闷气短,夜间阵发性心前区刺痛,语声低怯,体态偏胖,面色㿠白。自诉活动量较前明显下降。

诊查:舌质暗,苔白腻,舌体淡胖,脉沉细。

西医诊断:冠心病、不稳定型心绞痛。

中医诊断:胸痹。

中医辨证:胸阳不振,痰瘀互结。

治法:通阳开痹,祛痰散结。

方药:栝楼 50g,薤白 35g,枳壳 18g,桂枝 12g,半夏 12g,茯苓 30g,丹参 25g,檀香 10g(后下),砂仁 8g(后下),降香 10g(后下),黄芪 50g,黄酒 100mL,生姜 3 片,大枣 5 枚,加水 2000mL,煎取 500mL,分次温服,1 剂服完后患者胸部憋闷症状较前好转,活动耐量较前明显提高,3 剂后诸症若失,日常活动无明显不适。遂续服 3 剂,未诉任何不适症状。再诊时嘱患者间隔 3d 即服上方 1 剂,连续 2 月共服 20 余剂,随访 6 个月未再复发。

分析点评:栝楼三方系《金匮要略》枳实薤白桂枝汤、栝楼薤白半夏汤、栝楼薤白白酒汤,本案方剂系枳实薤白桂枝汤和《时方歌括》丹参饮诸方的合方。《医宗金鉴》曰:胸背者,心肺之宫城也,阳气一虚,诸寒阴邪,得以乘之,则胸背之气痹而不通,轻者病满,重者病痛,理之必然也,主以栝楼薤白白酒汤。用辛以开胸痹,温以行阳气。平人无寒热,短气不足以息者,实也,不可责其虚,此必邪在胸中,痹而不通,阻碍呼吸,当责其实也,或痰,或食,或饮,碍其气机之升降,然患者服宽胸理气之品却效果不佳,且胃脘部疼痛,胸闷气短之证加剧,可知患者证属虚实夹杂,当攻补兼施,当疏栝楼三方以涤痰宽胸、通阳散结。但患者体态偏胖,语声低怯,面色㿠白,气虚之征明显,遂减下气之厚朴,易破气之枳实,佐健脾之茯苓,加补气之黄芪;患者舌质偏暗,夜间心前区刺痛比较明显,心胸之瘀血症状较重,佐以丹参饮活血化瘀。诸药合用共奏通阳散结,祛痰开痹之功,药证合拍则效如桴鼓。

医案2:冠心病

仝某,男,78岁。于2021年2月8日初诊。

主诉:胸闷、气短、心慌30余年,加重1周。

现病史:近1周来自感胸闷、心慌、气短,活动后为甚,双下肢乏力,手足心热,纳食可,夜眠差,小便正常,大便干。

诊查:舌光红,无苔,脉沉细。心律不齐,可闻及早搏(6~8次/分)。

西医诊断:冠心病。

中医诊断:心悸。

中医辨证:气阴两虚。

治法:益气养阴。方选炙甘草汤加减。

方药:太子参20g,生地18g,阿胶6g(烊化),麦冬18g,熟地18g,山茱萸18g,茯苓18g,白术15g,大枣5枚,炙甘草12g。6剂,水煎服,每日1剂。

二诊(2月15日):服上方药6剂,患者已无胸闷、心慌,双下肢乏力感好转,仍足心热,大便干燥。在原处方基础上,合青蒿鳖甲汤、调胃承气汤加减,具体处方如下:太子参18g,生地15g,麦冬15g,熟地15g,山茱萸15g,茯苓10g,炒白术12g,鳖甲30g(先煎),青蒿12g,银柴胡12g,知母15g,玄参15g,大黄3g(后下),芒硝10g(冲服),炙甘草10g。6剂,水煎服,每日1剂。

三诊(2月21日):上方3剂,患者双下肢乏力感消失,已无足心热,大便正常,原方基础上去大黄、芒硝,再进6剂巩固疗效。

分析点评:炙甘草汤在临床常用于治疗伤寒病后或重病恢复期心血不足,心阳不振,而见心动悸、脉结代之症。患者舌光红无苔、脉细为阴虚之象,劳累后加重可知为心阳不振,故选炙甘草汤以养心血、益心气、温心阳。但患者舌光红无苔,且有足心热,知阴虚内热之象明显,故去人参,用太子参,并去桂枝、生姜。服药后患者已无胸闷、心慌等不适,但仍足心热、大便干,提示阴虚火旺,故合青蒿鳖甲汤透热以引邪外出,结合调胃承气汤化裁以导热下行。在首诊时,考虑患者气阴亏虚之甚,未敢祛邪,经扶正之后,再联用泄热、导下之剂,提示我们治病需有层次,对于病机复杂的患者,遣方用药需有侧重,并及时根据病机调整治法。

医案3:高血压病3级

麻某,男,69岁。于2021年8月1日初诊。

主诉:反复头晕15年余,加重1周。

现病史:患者既往高血压病史20余年,间断服药治疗,未系统监测血压,反复头晕15年,严重时恶心呕吐。1周前,患者症状无明显原因加重,在当地医院治疗效果不佳,遂来就诊。现症:头晕,恶心,前额胀痛,胸闷心悸,脘腹胀痛,进食后欲吐,双下肢浮肿,口干不欲饮,纳差,睡眠尚可,小便不利,大便正常。

诊查:血压158/125mmHg。舌红,苔薄黄,舌下青紫,脉弦滑。双下肢凹陷性水肿。

西医诊断:高血压病3级。

中医诊断:眩晕。

中医辨证:肝阳上亢,血瘀水停。

治法:平肝潜阳,活血利水。

方药:白蒺藜15g,天麻10g,赤芍10g,香附12g,陈皮10g,炒枳壳12g,炒白术20g,茯苓20g,泽泻30g,枸杞子15g,菟丝子15g,淫羊藿 15g,补骨脂 15g,丹参 30g,益母草 30g。6 剂,每日 1 剂,水煎400mL,早晚分 2 次温服。

二诊(8 月 7 日):服药完后,头晕减轻,心悸依然,食欲改善,小便利,大便可,睡眠较差,脘腹胀痛。下肢水肿明显减轻。舌质红、苔薄黄、脉弦滑。上方加桂枝 12g,半夏 12g,厚朴 18g,生姜 3 片,焦三仙各 20g。6 剂,每日 1 剂,水煎 400mL,早晚分 2 次温服。

三诊(8 月 13 日):头晕、胸闷、心悸已不明显,纳食尚可,腹胀减轻,双下肢未再水肿,大小便调。苔薄白,舌下暗,脉弦滑。效不更方,继续守方巩固治疗。上方 6 剂,每日 1 剂,水煎 400mL,早晚分 2 次温服。

分析点评:眩晕是由于情志、饮食内伤、体虚久病、失血劳倦及外伤等病因,引起风、火、痰、瘀上扰清空或精亏血少,清窍失养为基本病机,以头晕、眼花为主要临床表现的一类病证。本案患者年岁较大,精血亏虚,肝肾不足。一者肾主水,肾气亏虚,不能制水,内生痰饮,二者肝阴不能制阳,风阳挟痰饮上扰清窍,故见头晕;饮邪凌心,则见心悸、胸闷;饮入于胃,故见恶心呕吐,纳食不佳,结合舌质红,舌下青紫,脉象弦滑,本病属中医之眩晕。证属肝阳上亢,血瘀水停证。治宜平肝潜阳,活血利水。方中白蒺藜、天麻平肝潜阳;赤芍既能滋养肝阴,又能配伍丹参、益母草活血利水;陈皮、枳壳理中焦气机,助脾胃运化水湿,白术、茯苓健脾利水,且白术配伍泽泻以健脾利水而防止眩晕;枸杞子、菟丝子、淫羊藿、补骨脂 4 味药为李可老先生之肾四味,可补肾阴、温肾阳,以图其本。二诊患者症状减半,但仍觉脘腹胀满,仍有心悸发作,此为饮邪作祟,在原方上加桂枝与茯苓、白术相配伍,取苓桂术甘汤之意以温振心阳,化气行水;加半夏、生姜与茯苓相配,取小半夏加茯苓汤之意以消胃肠之痰饮,辅以厚朴以燥湿下气以除胀。三诊患者诸症明显好转,守方治疗,以善其后。

三、内分泌系统疾病

医案1：Ⅱ型糖尿病

雒某，男，60岁。于2021年8月3日初诊。

主诉：患糖尿病10年余。

现病史：血糖控制不佳，精力不济，肢体困乏，口干，夜寐不安，不思饮食，大便稀溏，尿频色浊。

诊查：面色黄而无华，舌质黯红，苔薄白而腻，脉象濡细。

西医诊断：糖尿病。

中医诊断：消渴。

中医辨证：脾胃亏虚，兼有瘀血。

治法：健脾运中，益气养阴，兼以活血。

方药：山药30g，知母12g，黄芪20g，栝楼根20g，生地黄18g，黄连10g，肉桂3g，炒白术20g，丹皮18g，红花12g，砂仁5g，鸡内金20g，丹参18g，黄精20g。6剂，水煎服，每日1剂。

二诊（8月10日）：肢体困倦、口干眠差、大便溏、小便频诸症明显好转，继续7剂巩固。

分析点评：患者确诊糖尿病10年余，属中医"消渴"病范畴。现困乏无力、口干、小便频，是典型消渴的临床表现。又有肢体困乏，夜寐不安，饮食不佳，面色黄而无华。苔薄白而腻，脉象濡细。当属脾胃虚弱之证。舌黯红当为兼有血瘀，脾胃共存于中焦。胃主受纳、主降；脾主运化、主升。脾具有行津液、布精微的作用，上滋养肺脏，下补给肾脏。消渴患者多因饮食不节、情志失调等原因而发病，而这些原因都可损伤脾胃。脾胃受损则运化不利，故见乏力懒言、便溏；水谷精微输布失常，上不能滋养肺脏而至津液输布失常，津不上承，可见口干、口渴、多饮，下不能补益肾脏而使小便频数，脾不摄津，水津下趋则见尿频色浊，肾虚使肾水不能上济于心，而心肾不交故夜寐不安。加之气血生化受阻，血运不畅，还容易发生血瘀。因此,脾胃虚弱往往可见血瘀。诊治消渴从脾胃论治,补益脾胃兼以活血。

所用方中黄芪补中气,升清气,健脾胃;山药补脾胃,益肺气,固肾精;鸡内金健脾开胃,消水谷,助运化;炒白术、砂仁健脾助运化,补脾胃虚弱;丹参、丹皮、红花活血;天花粉生津止渴除烦;生地滋阴补肾;黄精补益肺、脾、肾之虚;黄连、肉桂以交通心肾此取交泰之义;考虑到该患者久病消渴,疾病传变,受损脏腑不仅仅局限于脾、胃,肺、肾、大小肠都受到了一定损伤。而这些受损脏腑又相互影响,使病证更加复杂化。例如脾胃虚弱,水谷精微输布失调,脾胃本身失去濡养,而肺脏输布津液也因此不畅,肾精也不能得到滋助而出现阴虚火旺。肺脏津液输布失常,肾精不足阴虚火旺又会导致脾胃为燥热所伤,脾胃运化更加不利。全方以健运脾胃为重,辅以活血之品,共奏益气养阴,醒脾运中,活血通络,升运灵机,补而不滞。

医案 2:Ⅱ型糖尿病

李某,女,65 岁,2021 年 4 月 14 日初诊。

主诉:口干渴且口苦,食欲亢进,夜尿频数半年,加重 1 月余。

现病史:患糖尿病 15 年,现在服用格列苯脲 2mg,每天 1 次。近期没有检测血糖,由于比较固执而尚未控制饮食。困倦乏力,烦躁。

诊查:血压 138/85mmHg,检查快速血糖 18mmol/L,舌质红苔薄白干燥少津,脉细。欲望中西医结合降糖治疗。

西医诊断:Ⅱ型糖尿病。

中医诊断:消渴 。

中医辨证:三消。

治法:清热养阴,益气补肾。

方药:太子参 20g,生地 15g,黄芪 15g,黄连 6g,天冬 12 g,天花粉 24g,女贞子 15g,枸杞 10g,葛根 18g,覆盆子 15g,旱莲草 10g。6 剂,水煎服,每日 1 剂。

在服药的同时注意控制饮食,少量多餐,减少高脂及甜食摄入。

二诊(4月20日):服上方后口渴有所减轻,困倦改善,舌质红,苔薄白,脉细。上方加知母12g,继服7剂。

三诊(4月28日):服药后口渴改善明显,体力好转,夜尿4次,在二诊处方基础上加山萸肉12g,桑螵蛸15g。继服7剂。

四诊(5月5日):体力基本恢复正常,无异常不适,饥饿感改善,夜尿1~2次,效不改方7剂,予以巩固。

分析点评:本例糖尿病15年,有口渴,食多,尿频为三消症,病机为阴虚燥热之故。肺胃蕴热,则消谷善饥,胃热熏灼,移热于肺,肺阴耗伤,肺津失布则烦渴欲饮,夜尿频多为肾气虚弱而不能固摄。太子参、黄芪、补气;二至丸加枸杞、山萸肉、覆盆子、桑螵蛸补肾固精;黄连、知母清热,葛根、生地、天冬、天花粉清热养阴,生津止渴,加之节制饮食,收效满意。

医案3:高脂血症

陈某,男,55岁,2021年5月10日初诊。

主诉:间断头晕、乏力1年。

现病史:患者诉平素晚睡,近1年来时觉头晕、乏力,今年体检发现血脂升高,诊断为高脂血症,未服药治疗。现症见:头晕耳鸣,头重脚轻,体倦乏力,腰膝酸软,咽干口燥,食欲尚可,大便干燥,1次/d,小便有灼热感。

诊查:血压138/87mmHg。心、肺(-),腹软,肝、脾未及。舌红苔薄黄而干,边尖有瘀点,脉弦。

西医诊断:高脂血症。

中医诊断:眩晕。

中医辨证:肝肾亏虚,瘀阻络脉。

治法:滋补肝肾,活血化瘀。

方药:丹参30g,何首乌10g,女贞子15g,墨旱莲15g,枸杞子15g,巴戟天15g,泽泻15g,焦山楂30g,决明子15g,赤芍15g,牡丹皮15g。6剂,水煎服。

二诊(5月17日):头晕、乏力减轻,腰膝酸软改善,口咽仍干,大便偏干、小便灼热。舌红,苔薄黄少津,边尖有瘀点,脉弦。继以上方为基础加麦冬10g,玄参10g,生地10g,瞿麦10g。6剂,水煎服。

三诊(5月23日):头晕、乏力、腰膝酸软继有减轻,口咽干减轻,大便成形、不干,小便灼热基本消失。舌红,苔薄黄,脉弦。上方继服,12剂,水煎服。

四诊(6月7日):诸症基本消失,复查血脂,指标恢复正常。舌淡红苔薄白,脉弦。继以上方为基础,调整处方,制2月水丸,巩固疗效。

分析点评:高脂血症形成与肝、肾有着密切关系。肝主疏泄、主藏血,肾为气之根,主藏精,患者年过半百,气、血、阴、阳渐亏,又经常晚睡,暗耗阴血,精血不足,则清窍失养,出现头晕、耳鸣;阳气不足,可致水液代谢失常,变生痰浊;或命火失温,健运失职,内生痰湿。痰浊(或痰湿)随血流窜,壅塞经络,阻碍气血,故痰瘀阻于脉管之中而形成本病。

此案总属本虚标实,本虚为肝肾不足,标实为痰瘀阻滞,治疗当标本兼顾。何首乌味苦甘、涩,性温,归心肝肾经。《本草备要》记载何首乌"补肝肾,涩精,养血祛风,为滋补良药";女贞子味甘、苦,性凉,入肝肾经,具有养阴气,平肝火,滋补肝肾等功效,两药滋补肝肾,共为君药,并佐枸杞子、巴戟天、墨旱莲加强滋补肝肾之功。决明子能清肝泄浊,润肠通便,使气血顺畅而不病。《本草纲目》云泽泻能"渗湿热,行痰饮。"用之则浊气自降,而清气上升,与决明子二者共为臣药。焦山楂味酸甘,性微温,归脾胃肝经,能消食积,散瘀血。丹参、牡丹皮、赤芍具有活血化瘀,清热凉血,三药辅助君臣,使补中有通。诸药相合,共奏化痰降浊,滋补肝肾,活血化瘀之功,标本兼治,直切病机。

医案4:脱发

邱某,女,28岁,某中学教师,2020年2月15日初诊。

主诉:产后脱发7个月余。

现病史:产后7个月,头发用手轻抹即脱,洗头时脱发更甚,面色萎黄,腰酸畏寒,纳差乏力,大便溏每日1次。

诊查:血压110/65mmHg。心、肺(-),腹软,肝、脾未及。舌质黯淡,脉细尺弱。

西医诊断:脱发。

中医诊断:油风。

中医辨证:生化乏源,气血亏虚。

治法:健脾生血,补肾生发。

方药:黄芪30g,当归10g,太子参10g,补骨脂30g,骨碎补30g,制何首乌15g,干石斛12g,葛根30g,菟丝子30g,川断30g,白茯苓30g,怀山药60g,川芎15g,炒鸡内金15g,炙甘草10g。

二诊(5月17日):服药15剂后胃纳转佳,精神状态大有好转,前来复诊,坚持治疗2个月后,诸羔渐消,面色红润,脱发已明显好转。

分析点评:脱发是临床常见病症,可发于任何年龄,属于中医"斑秃""油风""鬼剃头"等病范围。脱发从西医角度可分为斑秃、脂溢性脱发、老年性脱发、化疗性脱发等多种类型。一般来说,1个正常成年人1日掉50~60根头发属正常现象,掉头发超过100根就是脱发信号。目前临床上对脱发疾病按其严重程度划分为7个等级。1~2级是轻度脱发,3~4级是严重脱发,4级以后属于秃头。西医治疗主要有药物治疗及手术治疗,西药副作用较大,且无法根治,手术主要采用毛发移植,仅适用于脂溢性脱发,临床适用面窄,且存在较大后遗症和并发症。中医在脱发的治疗上具有个体化、整体化、多方位等优势,疗效显著。中医对脱发的最早记载见于《黄帝内经》,称之为"毛拔""发落""发坠"。中医学认为,本病的发生与肝肾、气血关系密切。过食肥甘厚腻之品,脾胃湿热,湿热上蒸,毛发失固,或情志抑郁,久郁化火,损阴耗血,血热生风,风热上窜巅顶,毛发失于阴血濡养而脱发;久病或产后体质虚弱,气血不足,毛发失于濡养而脱发;还有跌仆损伤,瘀血阻络,血不畅达毛发失养而脱发等。本例属产后体质虚弱,脾虚气血生化之源不足,气血亏虚,血不养发所致。方中黄芪当归补益气血;补骨脂、骨碎补、菟丝子、川断等补肾助阳,制何首乌补肝肾,益精血,乌须发,太子参、茯苓、山药等健脾益气。全方健脾生血,补肾生发,故2周后即有改善,2月后效果明显。黄老师老认为,脱发病因复杂,既有机体自身因素,又有外界环境、饮食精神等因素影响。其发病多与肝、脾、肾有关,"发为血之余,发为肾之华",毛发的生长荣枯与脏腑、气血的关系密切,肝藏血,肾藏精,肝肾亏虚则气血不足,脾为后天之本,脾虚则气血生化乏源,气血亏虚则发根失养易脱落。对于脱发的治疗,黄老师通常采用疏肝、健脾、补肾之法,临床运用时应结合患者具体情况,灵活运用。

现代药理研究证明葛根可以改善微循环,提高局部微血流量,川芎活血行气,何首乌、补骨脂、骨碎补等以补益肝肾为主,尤其骨碎补有较强的生发作用,茯苓益心脾而宁心安神,黄芪补中益气,现代研究发现何首乌含卵磷脂,卵磷脂对于细胞的再生具有重要的意义和作用。全方以补益肝肾、健脾益气为主,肝肾强盛,脾气振发,则气血生化充沛,毛发得以濡养,则发根强固不易脱落。

四、消化系统疾病

医案1:功能性消化不良

徐某,女,42岁。于2021年9月3日初诊。

主诉:反复胃脘胀半年,加重1周。

现病史:患者半年前无明显原因出现反复胃脘部胀满,时轻时重,近1周来胃脘胀满较前加重,进食后尤甚,时有嗳气,腹部怕冷,喜温喜按,无胃痛、反酸等症状,平素手足心热,性情急躁,食欲不振,大便干燥,隔日1次,小便正常。

诊查:舌质淡,苔薄白,脉弦细。

西医诊断:功能性消化不良。

中医诊断:痞满。

中医辨证:肝郁脾虚。

治法:理中汤合小柴胡汤加味。

方药:党参 20g,炒白术 20g,干姜 3g,茯苓 18g 柴胡 12g,黄芩 12g,半夏 12g,陈皮 10g,厚朴 18g,白芍 25g,炙甘草 10g。6 剂,每日 1 剂,水煎 400mL,早晚分 2 次温服。

二诊(9 月 10 日):服药后,患者胃脘胀满明显减轻,嗳气减少,大便困难较前好转,手足心仍觉热。舌质淡,苔白,脉弦。上方加丹皮 12g,栀子 10g。继服 6 剂。

三诊(9 月 17 日):药后胃脘部已不胀,食欲尚可,手足心热减轻,大便畅快,每日 1 次。舌苔薄白,脉细。效不更方,继续上方 6 剂。

四诊(9 月 24 日):药后,诸证消失。予以香砂养胃丸服用 2 周以巩固疗效。

分析点评:患者胃胀时轻时重,喜温喜按,结合舌质淡,苔薄白,可知此为脾胃虚寒证。脾胃气虚,无力运化,故进食后胃胀加重、早饱、嗳气,纳食不香,患者手足心热,结合性情急躁,脉象弦细,可知此为肝气郁结。气郁化热所致,患者大便干少,此为胃气不降,腑气不通所致。故一诊时方选理中汤重用党参、白术以温脾健胃;少火生气,壮火食气,小剂量应用干姜以温补中焦之火;合用小柴胡汤可疏肝清热,和胃降逆。柴胡、黄芩疏利肝气,清解郁热,以除手足心热,心烦急躁;小剂量应用半夏厚朴以和胃降逆;茯苓、半夏一升一降以调中焦气机,助脾胃之运化,少佐理中焦气机之陈皮使补气而不气滞;患者脉象弦细,加白芍 1 味以护肝阴;炙甘草则调和诸药。二诊见症状减半,唯手足心热症状依然,乃清解郁热之力不足,遂加丹皮、栀子以清热除烦则诸症悉愈。此案最能体现黄老师肝胃同治的学术思想。

医案2：小儿疳积

刘某，男，4岁半。于2020年2月18日初诊。

主诉：自幼纳差，加重1月余。

现病史：近月余来小儿不思饮食，食则饱胀，大便溏稀而臭，1~2次/d，时有潮热，喜欢俯卧。

诊查：形体消瘦，面色萎黄，舌淡胖苔黄腻，脉细缓滑。

西医诊断：营养不良、消化不良。

中医诊断：小儿疳积。

中医辨证：脾胃虚弱，气虚湿滞。

治法：消疳理脾，运导中州。

方药：太子参12g，炒白术10g，茯苓10g，胡黄连6g，地骨皮10g，鸡内金12g，炒枳壳6g，焦三仙各10g，炒干蟾皮5g，乌梅丸12g（包煎），炙甘草9g。水煎服，每日1剂，分2次服，共6剂。

复诊（2月25日）：随诊家人满心欢喜，其母告诉已不挑食，胃口已开，食后无饱胀，但大便仍溏。上方加地锦草15g，继服6剂。

三诊（3月3日）：食欲及睡眠均正常，二便调。按上方继服12剂巩固疗效。

分析点评：该患儿主要是脾胃虚弱，无力运化水谷所致。通常在临床中，疳积的实证比较常见，虚证相对较少，由于小儿脾常不足胃常有余，易积而化热，导致脾失健运，治疗中应注重运脾之法，且不可一味地消积或健脾，应顾及祛邪不伤正，补正不留邪。本方消疳运脾，振奋中州，其四君子汤健脾益气，兼利水湿；胡黄连退虚热，除疳热，清湿热；地骨皮凉血除蒸；焦三仙消食和胃；炒枳壳行气消胀导滞，乌梅丸缓肝调中；炙甘草补益中气、调和诸药。综观全方，振奋中州，消除疳积，方证对应，故奏速效。

医案3：肠易激综合征。

孙某，男，35岁，2020年10月9日初诊。

主诉:腹痛、腹泻5d。

现病史:患者诉平素性情急躁易怒,5d前因生气后出现腹痛、腹泻,便前腹痛,便后痛减,大便2~3次/d,稀水样便,便后肛门下坠,小便正常。体倦乏力,食欲下降,睡眠可。

既往史:"高血压、动脉硬化"病史3年,平素血压控制尚可。

诊查:血压155/85 mmHg,心、肺(-),腹软,无压痛,肝、脾未及,舌暗红,苔白腻,脉沉弦。

西医诊断:肠易激综合征。

中医诊断:泄泻。

中医辨证:肝旺脾虚。

治法:调和肝脾,缓急止痛。

方药:痛泻要方加减。黄芪30g,党参15g,炒白术15g,白芍15g,防风10g,陈皮12g,升麻10g,茯苓10g,炙甘草6g。6剂,水煎服,每日1剂。

二诊(10月15日):腹痛、腹泻减轻,肛门下坠感改善,精神好转。舌暗红,苔白腻,脉沉弦。上方加苍术15g,青皮15g,炒山药30g。6剂,水煎服,每日1剂。

三诊(10月21日):腹痛止,腹泻明显减轻,肛门下坠感消失,食欲改善。上方继服,加炒薏苡仁30g,6剂。

随访1年,未复发。

分析点评:西医对肠道易激综合征疗效欠佳。中医认为本病属"泄泻""腹痛""肠澼"范畴,泄泻的成因与湿邪最为密切,《素问·阴阳应象大论》云"湿胜则濡泻",而湿邪有内外之分:外感之湿,实多虚少,祛邪外出为当务之急,但脾胃内伤,内生痰湿之症,虚实夹杂,过早补益,则易闭门留寇。本案患者因情志不畅出现腹泻,故可辨证为肝旺脾虚之证,方选痛泻要方加味,药用白术苦温,补脾燥湿为君药,脾喜燥恶湿,祛湿即能健脾,更加茯苓以助健脾祛湿之功;白芍酸寒,柔肝缓急止痛,与白术配伍,为臣药;陈皮辛苦而温,理气燥湿,醒脾和胃,为佐药;防风燥湿以助止泻,为脾经引经药,故为佐使药;黄芪、党参、升麻、补气升提,甘草调和诸药,全方以补脾柔肝,缓急止痛,祛湿止泻为治疗原则,辨证准确,用药精确,最终获满意疗效,构思之精妙,直让后辈望尘莫及。

黄老师诊治肠易激综合征的基本思路和方法小结如下:

首先是鉴别诊断要排除器质性病变。只有排除器质性疾病才可确立诊断。但有时可与某些器质性疾病同时存在,临床应予注意。诊断确立后,给患者解释病情以提高治疗该病的信心。本病治疗目标是缓解腹痛和改善肠道功能,病位在肠道,但与肝、脾、肾脏功能失调有关。因此,治疗多从肝、脾、肾、肠道着手论治,以达到改善肠道功能,恢复正常通降的作用。

其次是治疗思路要分型论治。腹痛明显用痛泻要方加减;泻泄明显用参苓白术散加减;便秘明显用麻子仁丸加减;腹痛加便秘,痛泻要方、四逆散、麻子仁丸并方加减;腹痛合泄泻,痛泻要方、四逆散、参苓白术散并方加减。两方或三方组合为黄老师治疗本病的基本思路和方法。

对本病的预防还须要提供膳食和生活方式调理的指导。

五、泌尿系统疾病

医案1:急性尿路感染

孙某,女,32岁,2020年7月2日初诊。

主诉:突然少腹胀痛3d,伴有尿频、尿急、排尿热涩刺痛。

现病史:患者于5d前出现尿急、尿痛、尿频现象,小便色黄浑而且热涩刺痛,1d小便20余次,排尿时,疼痛自脐部向下腹放射至尿道。无腰痛。

诊查:神清,发育营养一般。体温37.5℃,血压120/80 mmHg,心、肺(−),腹软,少腹中部有明显压痛,肾区无叩击痛,肝、脾未及,小便常规:黄,微浑,蛋白少量,白细胞(+++),红细胞(++)。

脉濡,苔薄白腻,舌尖有红刺。

西医诊断:急性尿路感染。

中医诊断:热淋。

中医辨证:湿热下注证。

治法:清利湿热。

方药:篇蓄10g,瞿麦10g,车前子15g,木通6g,生山栀10g,生地15g,黄檗10g,甘草梢3g,灯芯草6g,琥珀屑3g,滑石10g。3剂,水煎服,每日1剂。

二诊(7月5日):服药3剂后,小便刺痛已消失,排尿次数亦从20余次减为6次左右,少腹仍有轻度胀痛及压痛。尿常规:色黄,清,蛋白(-),白细胞少许,红细胞(-)。原方继续服用,3剂,水煎服,日1剂。

三诊(7月9日):少腹胀痛及压痛均消失,尿频亦除,排尿次数正常,尿液化验恢复正常。

分析点评:本病例是由湿热下注膀胱而致的小便热涩刺痛,所以用八正散清利湿热,使湿热从尿而排。加琥珀屑祛瘀通淋,对尿道刺痛和出血者效佳。

黄斌强教授诊治急性尿路感染选方用药小结如下:

一是辨证与辨病结合。急性尿路感染病性属实证、热证,湿热之邪蕴结膀胱是其主要发病机制,因此治淋大法在于通淋,使湿热之邪从二便分利而出,故清热解毒、利湿通淋药贯穿治疗之始终。西医辨病方面,尿路感染系菌毒所致,故无论何型一般可配合清热、解毒、利湿之品,往往可提高疗效。

二是治则以清利为先。急性期膀胱炎,中医辨证以实热证为主,由于湿热下注膀胱或瘀热蓄于膀胱,导致水道不能宣通而见小便淋滴频数。治疗上急则治其标,以清利为主,常选用清热利湿、清热解毒类中药。如湿重于热,重在利湿通淋;如热重于湿,重在清热解毒。如发现小便色赤,甚至全为血尿,宜用小蓟饮子清热凉血止血为主,单用清利湿热药疗效欠佳。

三是注意事项。本病用药一派苦寒,易于伤胃。在上方中加木香、砂仁,以护脾胃,同时嘱患者多饮水冲洗尿路以利康复。

医案2:慢性膀胱炎

何某,女,23岁,2020年6月10日初诊。

主诉:尿频、尿短、尿道有灼热感3d,伴有尿频、尿急、排尿热涩刺痛。

现病史:患者于2019年患过急性膀胱炎,服西药好转。今年2～5月份复发4～5次。近3d来尿频、尿短、尿道有灼热感,大便正常。

诊查:B超检查提示为膀胱炎。尿常规检查:脓细胞少许。舌质暗红,苔白腻。

西医诊断:慢性膀胱炎。

中医诊断:劳淋。

中医辨证:湿热蕴郁膀胱。

治法:清热化气,利水除湿。

方药:茯苓10g,猪苓6g,泽泻12g,白术15g,桂枝10g,乌药10g,蒲公英20g,地丁20g,败酱草15g。7剂,水煎服,每日1剂。

二诊(6月18日):服上药7剂后,尿频、尿短、尿道灼热感症状改善。复查尿常规:蛋白(-),红细胞(-),白细胞少许。此为膀胱余邪未清,守前法加扶正补气之品:黄芪20g、太子参10g、赤芍10g,丹参20g,马鞭草15g。7剂,水煎服,每日1剂。

二诊(6月18日):服上方7剂后,尿道不适症状皆无。间隔半年后随访,未见复发。

分析点评:此案例以五苓散加味治疗慢性膀胱炎,取其五苓散原方化气利水、健脾祛湿,加乌药以理气化气,加蒲公英、地丁、败酱草、马鞭草以清热解毒。二诊又加黄芪、太子参以扶正补气,加赤芍、丹参以活血。全方标本兼顾,气血同治,补而不留邪,清利而不伤正。对于复发性的慢性膀胱炎、复杂性的慢性膀胱炎以及尿道综合征(尿频—排尿困难综合征),多有较好疗效。

辨治体会:

黄斌强教授诊治慢性膀胱炎选方用药小结如下:

一是在发作期首选五苓散。五苓散为利水之剂,用于治疗小便不利。因其小便不利源于膀胱气化不利,故选二苓、泽泻配桂枝,取通阳化气利水之意。慢性膀胱炎亦有小便不利证,但慢性膀胱炎之小便不利、气化不利是主要矛盾,而余邪未清则是次要矛盾,故选五苓散为主方使余邪从尿中排出,加乌药以强化膀胱气化功能;加公英、地丁或篇蓄、瞿麦,以清解余邪,使病菌得到控制。

二是在缓解期加用理气活血药。尿路感染迁延不愈时,多有气滞血瘀。气滞多与尿残留有一定的关系;血瘀与血液循环障碍有关。加乌药、木香、沉香、青皮等理气药有调整尿道括约肌的功能和减少残余尿的作用,通常加活血药如桃仁、红花、丹参、赤芍、五灵脂等药,可增加肾血流量,提高肾小球的滤过率,增加尿量,加强尿路细菌的排泄,并可促进肾脏局部血液循环,使病灶内抗菌药物浓度提高,从而提高疗效。

三是在复发性尿路感染需除邪务尽,宜加扶正升陷药以调节免疫功能。本病反复不愈,多属虚证或虚实夹杂证,多伴有不同程度的免疫力低下。虽然中医有淋症忌补之说,但黄老师认为,劳淋当补。补脾气用太子参、黄芪、白术;补肾气用熟地、山萸、枸杞;升提下陷之气用升陷汤,对于老年患者,要注意补肾填精。临床上中药在改善尿路感染的症状方面的确优于西药,临床对此用西药通常在细菌转阴方面效果不甚明显。所以临床应用中药,特别注意除邪务尽,药物的剂量要足,疗程要够。当临床症状消除时,应守方服用一段时间,以防止余邪未清,死灰复燃。

四是防止反复感染重在预防。对于女性患者,合并月经不调、带下异常者,在辨证的基础上兼以调经止带,可使疗效提高。本病的发生与复发和患者的不良生活习惯密切相关。尤其对于女性患者,一定要告诫患者养成良好的生活习惯,如多饮水、勤排尿、注意阴部清洁。性生活前要洗浴,性生活后要排尿。在尿路感染治疗期和恢复期,则应尽量避免性生活。

医案3:急性肾小球肾炎

崔某,男,13岁。于2020年6月30日初诊。

主诉:颜面部浮肿、尿少3d。

现病史:1周前受凉后出现发热,体温达39℃,伴头痛、咽痛,在当地医院诊断为"急性扁桃体炎",静脉输液治疗后好转(用药不详)。于3d前,患者晨起出现颜面部浮肿,以眼睑为著,伴有尿少,昨日四肢亦出现轻度肿胀,小便量少,纳差,大便正常。

诊查:血压140/85mmHg。舌质红,苔白腻,脉浮数。尿常规:红细胞(++),白细胞(+),蛋白(+++),颗粒管型(+)。

西医诊断:急性肾小球肾炎。

中医诊断:水肿。

中医辨证:风水相搏。

治法:宣肺解表,清热解毒,利尿消肿。

方药:炙麻黄10g,连翘15g,赤小豆20g,防风10g,杏仁12g,桑白皮15g,大腹皮15g,茯苓皮30g,陈皮10g,益母草15g,白茅根18g,通草6g。6剂,每日1剂,水煎400mL,早晚分2次温服。

二诊(7月6日):服上方6剂,患者汗出较多,尿量较前增多,浮肿渐消。效不更方,继服6剂。

三诊(7月13日):尿量正常,浮肿全消,情况良好。血压110/75mmHg。化验尿常规正常。

分析点评:本案患者正值少年,有明显的外感病史,结合其颜面水肿,不难诊断出此为中医水肿中的阳水水肿。腰以上肿着,当发汗乃愈,故方选麻黄连翘赤小豆汤化裁。患者伴见咽红,扁桃体肿大,此为热毒蕴结,在宣肺利水的同时应清热解毒。患者四肢均肿,辅以利尿消肿。方中麻黄、杏仁宣肺利水;连翘解毒利咽,消肿止痛;防风引药走表,直达病所;桑白皮、大腹皮、茯苓皮、陈皮为五皮饮化裁以理气化湿利水;赤小豆、益母草、白茅根、通草活血利水,给邪以出路。二诊患者汗出较多,此为药汗,为邪从表散之表现。此病案患者得病迅速,治疗及时,易趋康复。

医案4:急性肾小球肾炎

钱某,男,33岁,2019年5月20日初诊。

主诉:面睑、四肢浮肿伴小便量少6d。

现病史:患者诉10d前因身发淡红色风团伴瘙痒就诊于当地医院,诊断为荨麻疹,服西药治疗4d,荨麻疹消退,继而出现面、睑浮肿,肿势从颜面逐渐蔓延至四肢,小便量少,大便干,纳呆乏力。

诊查:血压145/91mmHg,颜面浮肿,双下肢凹陷性浮肿,咽微红,扁桃体不大,心、肺(-),腹软,肝、脾不大。舌红苔白,微黄有瘀点,脉浮数。

诊查:尿常规(武警陕西总队医院2019年5月18日):红细胞(+++),白细胞(+),蛋白(+++),颗粒管型(++)。

西医诊断:急性肾小球肾炎。

中医诊断:水肿(风水)。

中医辨证:瘀热互结。

治法:疏风清热,凉血化瘀,利尿消肿。

方药:麻黄连翘赤小豆汤加味。麻黄10g,连翘15g,赤小豆30g,杏仁10g,桑白皮30g,大腹皮15g,茯苓皮30g,陈皮10g,益母草20g,车前子25g(包煎),白茅根30。6剂,水煎服,每日1剂。

二诊(5月26日):服上方尿量多,面睑、下肢浮肿减轻。血压140/88mmHg,复查尿常规示:红细胞(++),白细胞(+),蛋白(++),颗粒管型(+)。舌红,苔白,微黄有瘀点,脉浮数。效不更方,上方继服6剂。

三诊(6月2日):血压135/85mmHg,尿量继续增多,面睑、下肢浮肿完全消退。尿常规示:红细胞(-),白细胞(-),蛋白(++),颗粒管型(+)。舌红苔白有瘀点,脉沉。调整处方:麻黄 9g,连翘 15g,赤小豆 30g,益母草 30g,小蓟 30g,藕节 30g,蒲黄 10g,生地黄 30g,竹叶 10g,栀子 10g,金银花 20g,白茅根 30。6剂,水煎服,每日 1剂。

四诊(6月8日):诸症均改善,小便清长,尿常规示:红细胞(-),蛋白(-),管型(-)。血压 130/79mmHg,食欲欠佳,乏力。舌淡红苔白,脉沉。继以上方为基础加减治疗半月,诸症皆除。

分析点评:《金匮要略·水气病脉证并治》:"诸有水者,腰以下肿,当利小便;腰以上肿,当发汗乃愈。"患者面、睑浮肿,肿势从颜面逐渐蔓延至四肢,系因肺脾肾三脏不足,水液运化失常,水湿困脾,脾失健运,水溢肌肤,复因风热外袭,侵袭肺卫,致肺失宣肃所致,故用麻黄连翘赤小豆汤合五皮饮加减治疗,方中麻黄、杏仁意在辛温宣发,解表散邪;连翘、桑白皮、赤小豆旨在苦寒清热解毒;陈皮、茯苓皮、车前子、白茅根、益母草行气清热利尿,全方共奏辛温解表散邪,解热祛湿之效,后又结合小蓟饮子用以凉血止血为主,利尿通淋为辅,方以止血之中寓以化瘀,使血止而不留瘀;清利之中寓以养阴,使利水而不伤正,故取效迅捷。

黄斌强教授诊治急性肾小球肾炎通常对体虚患者,可酌情选用黄芪、白芍,既扶正补虚,又抗链球菌感染。恢复期主要是正气已损,余邪未清,最常见的是顽固性血尿,是急性肾炎恢复期的治疗难点。对于血尿的治疗在辨证的基础上,可重用两类药:一类是清热凉血利尿药,如白茅根、茜草、大小蓟、益母草等;另一类是活血散瘀药,如红花、丹参、蒲黄、泽兰、紫草等。正确合理地选用这些药物,常可有效地控制血尿。

医案 5:泌尿系感染

周某,女,28岁,于2019年8月5日初诊。

主诉:反复尿频、尿急、尿痛1年余,再发2d。

现病史:近半年来反复出现尿频、尿急、尿痛,少则 2 个月发作 1 次,多则几日发作 1 次,发作时一般服用诺氟沙星等消炎药症状可以缓解,症状严重时需静滴消炎药方可缓解,因反复发作,苦不堪言。近 2 日再次出现尿频、尿急、尿痛,发热,伴腰痛,大便正常。

诊查:血压 130/80mmHg。尿常规示:潜血(+),维生素(+)。舌淡暗,苔薄黄,脉细数。

西医诊断:泌尿系感染。

中医诊断:淋证。

中医辨证:厥阴湿热。

治法:清肝经湿热。

方药:柴胡 10g,金钱草 30g,茯苓 20g,萆薢 30g,薏苡仁 30g,甘草 10g,车前子 15g,旱莲草 10g,小蓟 20g,太子参 20g。6 剂,水煎服,每日 1 剂。

二诊(8 月 13 日):服上方发热已退,体温正常,尿频、尿急、尿痛等症消除,无口干口苦,胃纳一般,大便正常,舌淡略暗,苔薄白,脉细数。继续上方加白术 15g,浮小麦 20g,泽泻 15g。6 剂,水煎服,日 1 剂。

三诊(8 月 20 日):服上方诸症痊愈。守方 3 剂备用。

半年后遇见后告知,泌尿系感染鲜有发作,偶觉尿道不适时即服用上方 1~3 剂,觉通体舒畅。

分析点评:尿路感染是肾内科的常见病,属中医淋证范畴。《金匮要略》言:"淋之为病,小便如粟状,小腹拘急,痛引脐中。"《诸病源候论》记载:"热淋者,三焦有热……其状小便赤涩。"尿路感染临床表现为尿频、尿急、尿痛,甚或有发热及腰痛。关于病因病机的分析,《诸病源候论》认为:"诸淋者,肾虚而膀胱热故也。"《丹溪心法》进一步提出《丹溪心法·淋》说"淋有五,皆属乎热",一般多认为淋证乃湿热蕴结膀胱致膀胱气化不利所致。故淋证从湿热论治者众多,黄老师认为膀胱连阴器,而阴器属厥阴肝经,因此湿热不只在下焦膀胱,亦在厥阴,治疗时须清肝经湿热。本案以柴胡、金钱草合用清理肝经湿热。黄老师治疗淋证的另一特点是注意调理脾胃,黄老师认为湿热生成不外乎外及内,生于内者往往因为脾虚运化失职,致湿邪内蕴,久则生成湿热之邪。尿路感染的病变部位在肾与膀胱,与肝、脾密切相关,亦可波及心、肺。病邪以湿热为主,平素饮食不节、过食辛辣肥甘之品,或下阴不洁,秽浊之邪侵及膀胱,发为热淋;尿液煎熬,阴阳乖舛,发为石淋;膀胱气化失利,清浊相干,发为膏淋;热盛伤络,迫血妄行,发为血淋。主张急性期以清热通淋、利水渗湿为治法;缓解期以扶正固本、补肾填精为治法。本案中二诊时以太子参、白术健脾,即反映黄老师治疗时注重中焦脾胃的学术特点。

医案 6：慢性肾炎

郑某,男,17 岁,2019 年 11 月 5 日初诊。

主诉:颜面及下肢反复出现浮肿 2 年,近来加重。

现病史:于 2 年前曾患急性肾炎,经住院治疗后好转,此后经常感冒,在西京医院诊断为慢性肾炎。

诊查:血压 138/87mmHg,现颜面色白,经常浮胀,下肢出现浮肿(+),舌质淡,苔白,脉濡细。

西医诊断:慢性肾炎。

中医诊断:水肿。

中医辨证:脾肾两虚,水湿潴留。

治法:通阳利水。

方药:五苓合五皮饮玉屏风散加减。

桂枝 10g,陈皮 12g,猪苓 15g,茯苓皮 15g,泽泻 10g,木防己 10g,大腹皮 10g,生姜皮 6g,川朴 5g,大赤豆 20g,黄芪 20g,防风 10g,白术 15g。10 剂,水煎服,每日 1 剂。

二诊(11 月 16 日):上方服 10 剂后,临床症状消除。又拟六君子汤合二仙汤以健脾补肾治其本:

方药:党参 15g,仙茅 10g,淫羊藿 15g,黄芪 20g,白术 15g,茯苓 15g,山药 30g,炙甘草 6g,50 剂,水煎服,每日 1 剂。

三诊(11 月 27 日):共服两方 60 剂后,患者以上症状未发,精神佳,饮食增。尿常规检查正常。

分析点评:本案例辨证为脾肾两虚,运化无力,先用通阳利水法,后用健脾补肾法。以通利加补益之法,为扶正祛邪之法,亦为慢性肾炎的常用之法。

黄斌强教授对慢性肾炎的治疗思路与方法总结如下:

慢性肾炎临床表现复杂多样,黄老师治疗按照不同阶段进行。发作期以标实为主,治以祛邪为原则;缓解期以本虚为主或虚实夹杂,以益气健脾固肾为要。对于没有高血压、感染等并发症者,单纯用中医药进行治疗;若合并有严重高血压、感染、水肿及并发急、慢性肾衰竭的患者,即以中西医结合治疗,待病情缓解之后再用中药进行调理以巩固疗效。

黄老师强调中药治疗本病,不应单纯追求消除蛋白尿、血尿,而应把重点放在有效保护肾功能、延缓肾衰的发生上。这一阶段,黄老师的用药思路是,补脾肾兼活血。对于慢性肾炎的治疗方法有:

一是慢性肾炎急性发作。急则治标,以祛邪为主。慢性肾炎急性发作,其主要诱因是上呼吸道感染与尿路感染诱发,故其治疗原则仍是以祛邪为主。如风热,用桑菊饮、银翘散等;尿路感染可选用五苓散加蒲公英、地丁、红藤等药。

二是慢性肾炎缓解期。缓则治本,以补脾肾为主。慢性肾炎病程长,缠绵难愈,与肺、脾、肾功能失调密切相关,因此,黄老师对脾肾气虚的患者多选六君子汤合二仙汤加减;肺肾气虚,多选玉屏风散合补肾气之药加减;脾肾阳虚,选济生肾气汤为主方;肝肾阴虚,选六味地黄汤合二至丸加减;气阴两虚,选参麦散加味。

三是慢性肾炎稳定期。以调节免疫功能为重点。慢性肾炎病情稳定期其免疫功能常常表现为低下,临床可选用具有增强免疫作用的中药或方剂。如补气类人参、黄芪、党参、四君子汤、补中益气汤、生脉散,补阳类有肉桂、鹿茸、冬虫夏草、杜仲、补骨脂、菟丝子、淫羊藿、仙茅、肉苁蓉、八味地黄丸等,临床可根据辨证情况选择。

四是对于蛋白尿的辨证用药。黄老师认为慢性肾炎蛋白尿较为顽固,必须长时间服药才能收效,不能急于求成,以免半途而废。气虚兼有蛋白尿者可选用太子参、党参、黄芪、山药等;阳虚兼有蛋白尿者可选用仙茅、淫羊藿等;血虚兼有蛋白尿者可选用熟地黄、何首乌等;阴虚兼有蛋白尿者可选用龟甲、黄精、生地黄、女贞子等;兼有湿浊者可选用利湿类药,如生薏仁、土茯苓、车前子、茯苓等;兼有血瘀者可选用活血化瘀类药,如桃仁、红花、丹参、川芎等;如为纯虚之证,可加少量收涩类药,如金樱子、芡实、煅龙牡等。

五是对于血尿的辨证用药。血尿用药原则是辨证论治,不能单纯止血。补气摄血多选黄芪、党参、太子参等;清热凉血多选茜草、大小蓟、生地、丹皮等;活血止血多选紫草、三七参、五灵脂、炒蒲黄、琥珀屑等;对症止血多选白茅根、仙鹤草、荆芥炭、阿胶等。

合理选用活血化瘀药。瘀血内阻是慢性肾炎病变持续发展的关键,临床每多加用川芎、丹参,可通过改善血流以提高疗效。

黄老师认为中医药治疗细菌、病毒类疾病,其治则主要是"祛邪"。急性期祛邪之法主要是杀死、抑制、排除致病菌,最常用的是清热解毒药,它可以降低细菌的黏附作用,使之不粘附在黏膜上,就引起不了感染。缓解期主要是用中药的偏性(寒、热、温、凉)纠正和治疗因虚实寒热的病性引起人体内环境的失调,彻底改变致病菌在人体内赖以生存的环境,使致病菌无法生存而自主消亡,这叫生态和谐。

细菌、病毒性疾病,类似中医的热性病和温热病。从消炎的角度看,西医确占优势,但炎症有轻重,病位有深浅,病势有缓急、病菌有不同。临床上急症、重症首选西药,中医中药可辅助治疗,但在缓症、轻症、无菌性炎症、炎症后期、卡他性炎症、慢性炎症、病毒、真菌类疾病,更应选择中医药主导治疗。因为中医药的卫气营血辨证、三焦辨证、脏腑辨证,可弥补西医之不足。如果中西医结合恰当,可收事半功倍的疗效。尤其是病毒性疾病,中医治疗更具优势。

六、生殖系统疾病

医案 1:输卵管炎症阻塞

田某,女,27 岁,2020 年 2 月 3 日初诊。

主诉:婚后 3 年以未避孕未孕求诊。

现病史:结婚 3 年,性生活正常,亦未避孕,迄今未孕。月经周期按月而至,经、量、色正常。唯经前稍有少腹胀痛,平日无任何不适,二便调。

诊查:血压 120/78mmHg,妇科检查:提示双侧输卵管不通。舌质淡,苔白,脉沉细。

西医诊断:输卵管炎症阻塞。

中医诊断:血瘀胞脉。

中医辨证:气滞血瘀,胞脉不通。

治法:养血活血,化瘀通脉。

方药:桃仁 10g,红花 10g,当归 10g,川芎 10g,赤芍 10g,鸡血藤 20g,丹参 20g,马鞭草 15g,败酱草 15g,红藤 30g,皂角刺 15g,穿山甲 6g,路路通 10g。15 剂,水煎服,每日 1 剂。每早口服半剂每晚保留灌肠半剂,经期停灌。

二诊(2 月 20 日):上方治疗 15d 后,经前少腹胀痛明显减轻,现以右胁胀闷为甚。

方药:柴胡 10g,枳壳 12g,郁金 15g,当归 10g,川芎 10g,赤芍 20g,白术 15g,茯苓 20g,丹参 20g,路路通 15g,皂角刺 15g,炙草 10g。30 剂,水煎服,每日 1 剂。

三诊(3 月 8 日):上方共服 30 剂,共行保留灌肠 30d 后,诸症消失。停药半月后,在西安市第四医院复行通液术检查,示双侧输卵管已通畅。术后腰微困，大便溏。于上方加生晒参15g,补骨脂15g,菟丝子20g,苍术15g,以善其后。

分析点评:中医虽无输卵管阻塞的病名,但根据本案脉证可辨为气滞血瘀、胞脉不通。治宜理气活血,化瘀软坚,疏通胞脉。一诊在活血化瘀的基础上,加用理气药、通经药、软坚药,借其走窜之性直至病所。二诊,着眼于右胁胀闷,以逍遥散为主方舒肝经之瘀滞。三诊,在疏肝理气、活血化瘀、通络散结的基础上,加健脾补肾之品以善后而助孕。

输卵管炎症阻塞常见于慢性盆腔炎,西医难以奏效,以中医药治疗有其独特的优势,给药途径以口服加灌肠为主。但仍以保留灌肠治疗最有效。黄老师在临床选灌肠与口服,配合应用,疗效满意。在诊断与鉴别诊断和治疗方面,黄老师通常尊中参西,中西结合,对于急性盆腔炎病情危重,可迅速发展为败血症、脓毒血症、感染性休克甚至危及生命,应注意及时控制。同时易与急性阑尾炎、卵巢囊肿蒂扭转、异位妊娠等疾病相混淆,故以迅速控制感染为要。

黄老师诊治妇科感染性疾病基本法则总结如下:

在妇科病辨证选方药方面:注重辨病与辨证相结合而选药,辨证是基础,辨病用药亦不可少。在辨证的基础上,细菌性阴道炎,偏热多加红藤、白花蛇舌草、败酱草、龙胆草;偏湿白带多,多选薏苡仁、白术、苍术;下焦湿热甚,多选龙胆草、生薏苡仁、土茯苓、墓头回;辨病为老年性阴道炎,多加淫羊藿、补骨脂;辨病为真菌性阴道炎,多加苦参、蛇床子、白鲜皮;辨病为滴虫性阴道炎,多加川椒。白带多而阴痒不甚者,以口服给药为主;白带多阴痒明显者,以口服加熏洗共同给药效果显著。白带色黄稠,无异味的患者,多选丹栀逍遥散加减;白带黄而有异味者,选龙胆泻肝汤加减。

在妇科病辨痒选方药方面:带量少,呈黄色或黄赤稀水样,多为老年性阴道炎,多选知柏地黄汤加减;阴部瘙痒为主者,湿浊重选萆薢分清饮加减;黄稠臭秽者,选龙胆泻肝汤或止带汤加减。

在妇科病辨人选方药方面：幼女因"天癸未行"，防御力差，易为外界邪毒感染而诱发阴部瘙痒、潮红甚至疼痛，就诊时必须寻找病因，明确诊断。治疗必须及时，用药要稳妥，勿过于苦躁，稍加调治即可痊愈；生育期妇女，肾气旺盛，然经、孕、产、乳易耗阴血，邪毒易侵，阴部致病亦多，突出表现为阴部瘙痒或刺痛，带量增多，色质异常，治疗应以祛邪为主；轻病和新病之人，以内服为主，每日 1 剂；久病之人，内服治疗加局部给药，以增强疗效。为防苦寒之药太过伤伐中气，故在显效之后改为隔日间服和隔日外用；老年阴道炎或因绝经，或卵巢功能早衰，或因手术切除双侧卵巢，均应以益肾养血滋阴扶正为主。

医案 2：阴道炎

耿某，女，27 岁，2020 年 2 月 3 日初诊。

主诉：白带量多 1 年余，近来加重。

现病史：近 1 年来白带量多，质稀薄无异味，不瘙痒。伴有神疲倦怠，眼睑微肿，下肢憋胀，大便溏薄不成形。在西安市中心医院诊断为阴道炎。

诊查：血压 128/85mmHg，化验：尿系列（－）。舌淡，苔白，边有齿痕，脉沉缓。

西医诊断：阴道炎。

中医诊断：白带量多。

中医辨证：脾虚湿盛。

治法：健脾益气，利水除湿。

方药：炒白术 15g，炒山药 30g，党参 15g，苍术 15g，茯苓 15g，生薏苡仁 20g，猪苓 10g，泽泻 10g，炙草 6g，黑芥穗 12g，车前子（包）20g。7 剂，水煎服，每日 1 剂。

二诊（2 月 10 日）：服上药 7 剂，白带量少，大便仍不成形，眼睑和下肢肿胀减轻，神疲纳呆改善。嘱用上方加砂仁（后下）6g、豆蔻 5g。继续 7 剂，水煎服，每日 1 剂。

三诊(2 月 17 日):患者告知上症皆愈,继续 7 剂,以巩固疗效。

分析点评:本案例系中年妇女慢性阴道炎,体质较弱,其临床特点是白带稀薄,诊见神疲,其便溏,肿胀,由脾虚湿盛之故,属带下病白带范畴,故以完带汤合五苓散加减治疗。完带汤以健脾益气为主,脾气旺,则中运健,为治本之法;五苓散以除湿为辅,水湿除,则白带无以生,故带下之患可除。二诊因纳呆加蔻仁、砂仁,以醒脾化湿,亦为标本兼治之法。三诊患者告知上症皆除获痊愈。

医案 3:滴虫性阴道炎

王某,女,32 岁,已婚,2020 年 2 月 4 日初诊。

主诉:阴部瘙痒灼痛 2 月余,伴腥臭气味。

现病史:近 2 月来带下量多,色黄,质稠异味大,在西安市第四医院妇科检查诊断为滴虫性阴道炎。先后用中西内外治疗未愈。

诊查:血压 120/76mmHg,苔黄腻,脉滑数。

西医诊断:滴虫性阴道炎。

中医诊断:黄带。

中医辨证:湿热下注。

治法:泻肝清热,除湿杀虫。

方药:龙胆草 10g,马鞭草 15g,当归 10g,柴胡 10g,败酱草 15g,泽泻 10g,百部 10g,黄芩 10g,栀子 10g,黄檗 10g,蒲公英 20g,苦参 10g,蛇床子 10g,白芍 15g,紫花地丁 20g,车前子 15g(包)。7 剂,水煎服,每日 1 剂。同时阴部外洗方药如下:

方药:百部 30g,苦参 15g 苦楝根皮 15g,川椒 10g,蛇床子 15g,枯矾 30g,白鲜皮 15g,黄檗 15g,木瓜 15g,鹤虱 15g,艾叶 10g。7 剂,水煎外洗。

二诊(11 月 16 日):经内服外用治疗后,黄带颜色转为白黄,量减过半,阴部瘙痒灼痛稍减,苔转薄。此乃湿热衰减。嘱其守上方间日 1 剂,局部用药间日 1 次,用药 14 剂后痊愈。

分析点评:本案例为湿热下注型阴道炎,归属急性阴道炎范畴,多见于细菌性阴道炎、真菌性阴道炎、滴虫性阴道炎,并在中壮年、邪实较甚的患者。本例方选龙胆泻肝汤清肝经湿热,加黄檗以清下焦之热,蒲公英、地丁、马鞭草、败酱草加强清热解毒之力,辅以苦参、蛇床子、百部、川椒杀虫止痒。外用方清热解毒,燥湿止带,杀虫止痒。全方针对湿、热、虫三邪治疗以祛邪为主。服药显效后,恐一派苦寒,清热解毒之品伤正、伤胃,改为间服(隔 1d 内服和局部用药),以图缓治而取效。

黄老师对带下病辨证施治,选方用药的思路与方法小结如下:

黄老师临证首先要求分清生理之带与病理之带、生理之白淫与病理之白崩之别。正常健康女子阴道内有少量无色或略带白色、无味、黏而不稠的液体,为生理性白带。妇女在排卵期或妊娠期带量增多,色白,无阴痒,均属生理性带下。若白带量多,质地如水或稠厚或气味改变,并伴有局部或全身的不适,则为病理性白带。临床常见的白淫病是指欲念过度、心愿不随或纵欲过度、过贪房事时,从阴道内流出的白色液体,与男子遗精相似。而通常见到的白崩,是指阴道内流出大量白色如米泔水一样或透明样黏液,其量多如崩者,称为白崩,临床所见多为妇科恶性肿瘤引发。

其次是辨别带色、带量、带质、带味和伴随症状。白带颜色有白、黄、赤、青、绿、黑 5 色带之分,数量有多少之别,夹杂有泡沫、豆腐渣样之异,气味有无味、臭味之殊,质地有稠、稀、水样之不同,感觉有灼热、痒等。因此,辨带结合辨伴随症状,是辨证虚、实、寒、热分型的关键。

再次就是辨带选方,用药思路。对于白带稀薄的患者,黄老师通常选完带汤、参苓白术散补中益气汤、陈夏六君子汤加减;白带稀而色微黄者,选易黄汤合二妙散加减;白带色黄稠,无异味的患者,多选丹栀逍遥散加减;白带黄而有异味者,选龙胆泻肝汤加减。

在辨痒选方药方面。阴部瘙痒为主者,湿浊重选草薢分清饮加减;黄稠臭秽者,选龙胆泻肝汤或止带汤加减;带量少,呈黄色或黄赤稀水样,多为老年性阴道炎,多选知柏地黄汤加减。

在辨人选方药方面,参照本章节生殖系统疾病,医案1输卵管炎症阻塞后面的部分。

在辨病辨证选药方面。辨证是基础,辨病用药同样重要。在辨证的基础上,细菌性阴道炎,偏热多加红藤、白花蛇舌草、马鞭草、败酱草、龙胆草;偏湿白带多,多选薏苡仁、白术、苍术;下焦湿热甚者,多选龙胆草、生薏苡仁、土茯苓、墓头回;辨为真菌性阴道炎,多加苦参、蛇床子、白鲜皮;辨为滴虫性阴道炎,多加川椒;辨为老年性阴道炎,多加淫羊藿、补骨脂。

在给药途径方面。带多而阴痒不甚者,以口服给药为主;带多阴痒明显者,以口服加熏洗给药为主。

医案4:排卵期出血

主诉:排卵期出血半年余。

现病史:近1年来每在月经干净后10d左右见少许血丝,月经 $13\frac{6-8}{25-30}$ Lmp 2020 - 12 - 06。月经量少,时有血块。颜色时红时为咖啡色,需四五天才能干净。曾在当地医院检查,诊为排卵期出血。现症见经间期出血已2d,量稍多,色红,无血块,腹不痛,夜寐不宁,大便2d一行,偏干,小便色黄。

诊查:体温36℃,血压120/80 mmHg,心(-),腹软,肝、脾未及,舌红,脉细弦。

西医诊断:排卵期出血。

中医诊断:经间期出血。

中医辨证:阴虚火旺,迫血妄行。

治法:益肾滋阴,固冲止血。

方药:生地黄10g,熟地10g,玄参15g,麦冬15g,地骨皮15g,炒白芍20g,阿胶10g(烊化),女贞子15g,旱莲草10g,地榆15g,藕节炭12g,夜交藤30g,珍珠母20g。7剂,每日1剂,水煎服。

二诊(1月10日):服上方后出血止,伴随症状减轻,再服3剂后停药,观察下次月经情况。

三诊(1月14日):末次月经按时而至,经间期未见出血,伴随症状虽已减轻,但未尽除。拟上方去地榆、藕节炭,滋阴补肾以固本。

分析点评:经间期出血归属西医功血范畴,本病最常见的证型为肾阴不足型,最常用方是两地汤,治疗目的是调节雌激素波动。此案由于该期(经间期)阴精已亏,当在补肾阴两地汤的基础上加滋阴止血的二至丸以标本兼治。

黄老师在治疗经间期出血时,一是注重辨证用药。本病最常见的证型是肾阴不足型,最常用方是两地汤。如属气滞血瘀,见经间期出血量少或多,色紫黑或有血块,少腹两侧胀痛或刺痛,胸闷烦躁,舌有紫点,脉弦涩,可用行气化瘀止血,方用逐瘀止血汤。如属脾气亏虚,见经间期出血量少,色淡,质稀,神疲乏力,气短懒言,食少腹胀,舌淡,苔薄,脉缓弱,可用健脾益气止血法,方用归脾汤加减。二是辨证与辨病相结合,并要把握好中医治疗的病种与病期。本病的临床特征是经间期出血,自行停止,临床上应与月经先期、经漏、赤带、宫颈息肉、盆腔炎等相鉴别。三是注意排除受精神及饮食等因素的影响,因而,在经间期子宫出血患者应避免精神刺激,心态要平和。饮食当以素淡为主,避免辛辣、酒类、冷食等有刺激性的食品。并应在此期间要保持外阴清洁,出血期间要禁止性生活,以防并发症。

七、免疫系统疾病

医案1:肾病综合征

王某,女,40岁,2019年3月10日初诊。

主诉:面睑及肢体浮肿半月,加重1周。

现病史:半月前无明显诱因出现双下肢浮肿,未予以重视,继而出现面睑部及全身浮肿伴腹胀、纳差、尿少,遂于当地医院就诊,完善相关检查后诊断为肾病综合征,西医建议住院并接受激素治疗,患者顾虑激素治疗的不良反应而拒绝,特来寻求中医治疗。现症见:颜面浮肿,腹部胀满,腹水征阳性,双下肢按之如泥,纳差,小便量少。舌淡红苔白厚,脉沉。

诊查:尿常规(咸阳市长武县人民医院 2018 - 03 - 08):蛋白(+++),潜血(++)。

生化检查(咸阳市长武县人民医院 2018 - 03 - 08):血清总蛋白42.5g/L↓,白蛋白 13.2g/L↓,β2 微球蛋白 5.65mg/L↑,尿素氮9.93mmol/L↑,总胆固醇24.03mmol/L↑,甘油三酯4.53mmol/L↑。

西医诊断:肾病综合征。

中医诊断:水肿。

中医辨证:湿困脾阳。

治法:健脾化湿,温阳利水。

方药:实脾饮合胃苓汤加减。党参15g,茯苓20g,白术12g,黄芪30g,陈皮 12g,桂枝12g,厚朴12g,大腹皮12g,车前子30g,泽泻15g,木香6g(后下)。7剂,水煎服,每日 1 剂。

二诊(3 月 17 日):服上方后小便量增加,腹胀及双下肢浮肿减轻,面脸浮肿在,仍纳差。舌淡红,苔白,脉沉。继以上方为基础加炒山药15g、砂仁(后下)6g,继服 7 剂。

三诊(3 月 25 日):小便基本恢复正常,腹胀消失,下肢浮肿明显减轻,面脸浮肿减轻,纳增,舌淡红,苔薄白,脉沉。复查:尿蛋白(++)潜血(+)。上方加芡实30g,金樱子30g。效不更方,上方继服 7 剂。

四诊(4 月 3 日):颜面及下肢浮肿消退,纳可,自觉无异常不适。复查生化指标:总蛋白62.4g/L,白蛋白33.8g/L,胆固醇11.2 mmol/L,甘油三酯2.24mmol/L,尿素氮7.02 mmol/L;尿常规:蛋白(+),潜血(-)。较前均有好转,继以上方加减调治3月,各项检查指标均恢复正常。随访 1 年未复发。

分析点评:肾病综合征主要是由于免疫系统功能出现紊乱,所产生的免疫复合物沉积在肾小球当中,从而造成肾脏出现了炎症反应。《素问·水热穴论》说:"肾者,至阴也;至阴者,盛水也。肺者,太阴也;少阴者,冬脉也。故其本在肾,其末在肺,皆积水也。"又说:"肾者,胃之关也。关门不利,故聚水而从其类也。"

本案为肾病综合征水肿的典型病案,属阴水,辨证为湿困脾阳,黄老师认为,针对此类水肿较重,临床蛋白尿较多的肾病,治疗重在益气养阴,温阳利水,临床上可应用实脾饮合胃苓汤加减治疗,方用党参、白术、茯苓健脾化湿;厚朴、木香宽中理气;大腹皮、陈皮理气行水;桂枝、黄芪温阳益气;车前子、泽泻利水除满。患者用药后浮肿消退,但尿蛋白不减,故加金樱子、芡实益肾固涩摄精。巩固治疗后,临床症状消失,恢复正常病愈。黄老师认为水肿明显或大量蛋白尿时,倡导重用黄芪,以扶正培本,黄芪用量可用到 30～60g,临床上对于治疗水肿,减轻蛋白尿,改善患者营养状态,调节机体免疫状态有明显疗效。

医案2:风湿性关节炎

白某,女,60 岁。于 2021 年 2 月 10 日初诊。

主诉:四肢关节游走性疼痛 6 年余。

现病史:6 年前患者无明显原因出现四肢关节疼痛不适,呈游走性,每逢阴雨天气则病情加重,疼痛难以入睡,近日病情加重,遂来就诊,现症:四肢关节游走性疼痛,困倦沉重,食少便溏,小便不利。

诊查:血压 110/60mmHg,舌质淡,苔白腻,脉浮虚而涩。

西医诊断:风湿性关节炎。

中医诊断:痹证。

中医辨证:风挟寒湿,留滞经脉。

治法:益气祛风通络,散寒除湿止痛。

方药:黄芪 20g,防风 15g,麻黄 9g,桂枝 12g,葛根 20g,白术 18g,熟附子(先煎)12g,干姜 6g,茯苓 18g,甘草 6g。6 剂,每日 1 剂,水煎400mL,早晚分 2 次温服。

二诊(2月17日):药后关节疼痛明显减轻,仍自觉双下肢沉重乏力。大便不成形,小便正常。上方加炒薏苡仁30g,炒白术25g。再服6剂,以观疗效。

三诊(2月23日):服药后,关节疼痛已不明显,大小便正常,继续3剂巩固。嘱患者避风湿和寒凉,并避免过度劳累,不适时随诊。

分析点评:风湿性关节炎属于免疫系统疾病,是链球菌感染后引起的一种自身免疫性疾病,可累及关节、心脏、皮肤等多系统。其中导致的关节病变称为风湿性关节炎,以多发性、大关节、游走性关节炎为典型特征,属于中医痹证范畴。《素问·痹论》指出:"风、寒、湿三气杂至,合而为痹,其风气胜者为行痹,寒气盛者为痛痹,湿气胜者为着痹也。"由此可知,痹症并非由单一的致病因素导致的,常常合而为病。如本案所言,患者表现为游走性疼痛,此为行痹的特点,但患者也表现出四肢沉重乏力,此为着痹的特点,所以治疗也要分主次进行。首诊方中黄芪、防风、麻黄、桂枝、葛根益气祛风散寒,解肌通络止痛;附子、干姜温经通络,化湿止痛;白术、茯苓,健脾益气,渗湿除痹。二诊,患者疼痛减轻,仍觉有双下肢沉困乏力,此为湿浊下注所致,故在原方上加炒薏苡仁30g,炒白术25g,以增强健脾渗湿除痹之功效,患者三诊后未再复诊,电话随访,病情基本告愈。

医案3:丹毒

缑某,男,68岁。于2021年5月3日初诊。

主诉:发热、寒战1d。

现病史:患者1d前无明显诱因出现发热,体温最高为39.2℃,伴寒战、恶心、呕吐,呕吐物为胃内容物,无头痛、视物模糊,无咳嗽、咯痰,无腹痛、腹泻,仅右下肢胫前可见斑片状皮疹。因患者寒战高热、恶心、呕吐症状较重,遂给予对症支持治疗。患者次日再次出现高热伴寒战,体温达40℃,右下肢胫前皮肤红肿、灼热、疼痛剧烈,频频呃逆,口渴较明显,遂以丹毒为诊断入院。给予抗炎、硫酸镁湿敷、补液支持治疗后,患者症状较前好转。第3d右下肢疼痛剧烈,间断出现寒战发热,伴恶心、呕吐、口渴,夜眠差,饮食少,小便短少色黄,大便干结。

诊查:舌质红,苔黄燥,脉滑数。

西医诊断:丹毒。

中医诊断:丹毒。

中医辨证:湿热下注,热壅成毒。

治法:清热解毒,活血止痛。

方药:银花60g,玄参60g,当归30g,生薏苡仁30g,生石膏30g(先煎),天花粉18g,川牛膝18g,黄檗18g,丹参20g,红花12g,生甘草20g。水煎取400mL,分2次温服,用药渣煎汤外洗并外敷。3剂服完后患者诉口右下肢疼痛较前明显缓解,未再出现寒战、发热,口渴症状较前明显缓解。遂守方续服7剂后,患者右下肢红肿明显好转,可见皮肤纹理,但下地活动时仍感疼痛,遂于上方中加乳香15g,没药15g。续服6剂,右下肢疼痛消失,可正常活动,双下肢皮肤色泽正常。随访6月未再复发。

分析点评:丹毒既是西医名称也是中医名称,是一种真皮浅淋巴管的感染,以寒战、高热及局部皮肤红肿热痛为主要临床表现。中医谓之流火,系血热火毒为患,常多发于颜面及下肢。凡发于头面者,多挟风热;发于下肢者,多挟湿热。结合患者脉、舌、症等辨证为湿热下注,热壅成毒。选用四妙勇安汤合活络效灵丹共凑清热解毒、活血止痛之效。四妙勇安汤出自《验方新编》,是治疗脱疽的著名方剂。方中银花甘寒,善于清热解毒;故重用为主药,玄参泻火解毒;当归活血散瘀;甘草清解百毒,与诸药合用可增强清热解毒之功。方专力宏,功可解毒、活血、消肿、止痛。据现代药理研究,当归具有显著的抗炎镇痛、扩张外周血管、抑制血小板聚集、抗凝等作用;玄参、银花均具有解毒、抗炎的作用;甘草具有类激素样活性。黄老师认为四妙勇安汤可广泛用于血栓闭塞性脉管炎,静脉炎,下肢溃疡,坐骨神经痛,下肢深静脉栓塞等属于热毒型者。

八、神经系统疾病

医案1：梅尼埃病

唐某,女,38岁。于2020年8月29日初诊。

主诉:头晕耳鸣伴呕吐1周。

现病史:于1周前患者无明显原因出现头晕、耳鸣,伴恶心呕吐,视物旋转,不能睁眼,不能直立,口腻不渴,食欲不振,大便稀溏,小便尚可,夜寐较差。

诊查:血压139/90mmHg。舌质淡,苔白腻,脉沉弦,双眼眼震(+)。

西医诊断:梅尼埃病。

中医诊断:眩晕。

中医辨证:清阳不升,水饮内停。

治法:和胃降逆,利水祛饮。

方药:泽泻30g,炒白术25g,茯苓25g,姜半夏15g,天麻15g,陈皮12g,生姜6片。6剂,每日1剂,水煎400mL,早晚分2次温服。

二诊(9月5日):药后头晕、耳鸣、呕吐均止。效不更方,继服6剂以巩固疗效。

分析点评:中医眩晕,包括现代医学的脑血管疾病、颅内占位、耳源性眩晕、药物中毒或贫血等多种原因引起的眩晕。本例患者起病急,伴见耳鸣、恶心、眼震,且自觉天旋地转,不能直立,符合耳源性眩晕之特点。伴见恶心呕吐,呕吐物为胃内容物,结合舌质淡,苔白腻,脉象弦滑,可知本病应为饮邪作祟。饮邪上泛,阻遏清阳,上干清窍,故头晕耳鸣;湿浊上逆,故呕吐。用化痰涤饮、利水祛湿降浊之剂以消除水肿,则头晕、耳鸣、呕吐自止。泽泻汤、小半夏汤出自《金匮要略·痰饮咳嗽病脉证并治第十二》,为"心下有支饮,其人苦冒眩"而设。方中重用泽泻利水化饮;白术、茯苓健脾益气渗湿,运化水湿;半夏、茯苓、生姜为小半夏加茯苓汤,此方燥湿温胃,化饮止呕;配伍天麻则有半夏白术天麻汤之意,半夏白术天麻汤具有化痰祛湿,健脾和胃之功效,专为痰湿中阻之眩晕而立方。全方有化痰降浊涤饮之功,故治疗痰饮内停、阻遏清阳之眩晕有效。全方重用茯苓、泽泻二药均有利尿之作用。现代医学治疗梅尼埃病亦会用到利尿脱水剂,认为利尿剂可改变内耳液体平衡,使内淋巴液减少,从而控制眩晕,这与泽泻汤治疗眩晕的中医病机有惊人的相似。

医案 2:眩晕综合征

康某,女,52 岁。于 2020 年 9 月 2 日初诊。

主诉:头晕伴周身乏困 1 月,加重 1 周。

现病史:既往癫痫病史 10 年余,平素脾胃虚弱,微食寒凉之物即腹痛、腹泻,近 3 年来每遇暑湿季节便出现头重如裹、胸闷如塞、呕恶不适、纳差困倦、大便稀溏。患者头晕伴周身无力,其来诊时正值暑湿极盛之际。尤以头重、胸闷明显,望之面色萎黄,精神不振。行头颅 CT 及经颅多普勒检查未见明显异常。服中药数剂未见明显疗效,上述之证虽缠绵难愈,然暑湿季节过去,便觉神清气爽,无任何不适之证。

诊查:舌苔厚腻,六脉濡滑。

西医诊断:眩晕综合征。

中医诊断:眩晕。

中医辨证:痰湿中阻,清阳不升。

治法:健脾化湿,化痰祛浊。

方药:藿香 15g(后下),厚朴 15g,白豆蔻 9g(后下),佩兰 12g(后下),竹茹 12g,清半夏 9g,陈皮 9g,枳实 6g,茯苓 12g,甘草 6g,大枣 2 枚,生姜 3 片。6 剂,水煎服,每日 1 剂。

患者服后肠鸣辘辘,泻下较多溏便,遂感周身轻快,头重、胸闷之证较前明显好转。效不更方,继以藿朴温胆汤 6 剂,诸症皆愈。回访时患者诉每遇暑湿季节不适之证便自服上方数剂,屡试奏效。

分析点评:藿朴温胆汤系温胆汤合雷氏芳香化浊法。暑湿季节,最易困脾,脾失健运,则头重、胸闷、纳差、乏力、便溏诸证皆现。患者痰浊体质感暑湿浊气,壅遏上中气分,非香燥之品不能除。古人治湿之法,芳香醒脾之品,莫过于藿香、佩兰。芳香化浊法即以藿、兰宣窍化浊,畅通气机;伍豆蔻味辛气香,降肺胃之冲逆,开胸膈之郁满;配厚朴苦辛下气,善破壅塞而消胀满。藿朴温胆汤系二方合用,可泻痞满而去湿浊,醒脾胃而还清阳,清升浊降,中焦气机通畅,诸证悉除。

医案3:风湿性坐骨神经痛

周某,男,70岁。于2021年3月6日初诊。

主诉:右下肢疼痛2月余,加重5d。

现病史:2月前患者受风和寒凉后出现右下肢凉疼不适,曾在当地医院按摩治疗,效果不佳,随后服止痛药(具体不详)对症治疗,但停药后疼痛不减,近日疼痛越来越重,遂来就诊,现患者症见:右下肢剧烈疼痛,受风见凉尤甚,夜间痛剧,难以忍受,夜不能寐,食欲不振,二便正常。

诊查:血压138/85mmHg。舌质淡,苔白滑而润,脉沉紧。右下肢抬高试验阳性。

西医诊断:风湿性坐骨神经痛。

中医诊断:痹证。

中医辨证:寒痹——寒凝经脉。

治法:温经散寒,通络止痛。

方药:川乌(先煎)12g,炙麻黄9g,酒桑枝50g,桂枝15g,独活18g,白芍15g,白术15g,防风12g,川牛膝20g,川芎18g,蜈蚣2条,土鳖虫15g,蜂蜜(兑服)30mL。3剂,每日1剂,水煎400mL,早晚分2次温服。

二诊(3月10日):服药尽后,疼痛不减。考虑病重药轻,川乌增至20g,继服6剂,以观疗效。

三诊(3月17日):药尽后,患者左下肢疼痛明显减轻,未再觉下肢寒冷,纳食改善,已能入睡,效不更方,原方继服3剂以巩固疗效。

随访患者疼痛已不明显,能独立下床行走,生活已能自理。

分析点评:乌头汤源自《金匮要略·中风历节病脉证并治》,为寒湿病历节病而设。凡痹病痹证属寒湿者,此方均有良好的效果。现代药理研究证实,乌头含乌头碱,有局部麻醉作用,入煎剂须先煮2h,加蜜服用,以减缓其毒性作用。麻黄、白芍有缓解平滑肌痉挛、止痛作用;本例患者发病于冬春之交季节,有明显的受寒凉病史,结合患者症状体征,本病属中医之痛痹,寒邪入于经脉,寒性凝滞,主收引,则血不能留,不通则痛,故见疼痛剧烈,难以忍受。《素问·调经论》云"血气者,喜温而恶寒,寒则泣不能流,温则消而去至",此段明确指出了寒痹的病因病机及治疗大法,方中川乌、麻黄、酒桑枝、桂枝温经散寒、通络镇痛,独活祛风散寒、除湿止痛,兼以引经,牛膝则活血化瘀兼以引药下行,直达病所,加白术、防风以加强祛风利湿功能;蜈蚣、土鳖虫逐瘀通络。本方中川乌为君药,不可缺少,但川乌有毒,必须严格按照医嘱先煎,同时方中加芍药、蜂蜜同服以制其毒性,其应用应从小剂量开始,逐渐增加,以免过量导致中毒,不可不防。

医案4:原发性坐骨神经痛

庞某,女,59岁。于2020年11月20日初诊。

主诉:腰及左下肢疼痛半月余。

现病史:于半月前患者因过度劳累后出现左下肢呈放射性疼痛,夜间加重,活动受限,纳食尚可,睡眠不佳,二便正常。

诊查:舌质暗红,且有瘀点,舌苔白腻,脉象弦紧。左下肢抬高试验阳性。

西医诊断:原发性坐骨神经痛。

中医诊断:痹证。

中医辨证:痛痹——瘀血阻络,经脉不通。

治法:活血通络,化瘀止痛。

方药:当归18g,川芎12g,桃仁15g,红花12g,土鳖虫10g,香附12g,制没药12g,五灵脂(包煎)12g,地龙18g,川牛膝20g,桑枝50g,独活15g。3剂,每日1剂,水煎400mL,早晚分2次温服。嘱患者卧床休息,注意保暖。

二诊(11月24日):药尽后,左下肢痛减轻,夜间仍加重,纳食不佳,上方加桂枝10g,全蝎(研末冲服)6g,蜈蚣(研末冲服)2条,山药50g,云苓18g,继服6剂。

三诊(12月30日):药尽后左下肢疼痛已不明显,纳食改善,继服6剂以巩固疗效。

随访患者6剂服药尽后诸症皆愈。

分析点评:身痛逐瘀汤出自清代王清任的《医林改错》一书,属于其创制的五大逐瘀汤之一,王清任在瘀血证的立法与方剂的创立上有很大的学术成就。其身痛逐瘀汤主治瘀血痹阻经络所致的肢体痹痛或周身疼痛。本案患者长期从事体力劳动,操劳过度,损伤经络,血溢脉外,瘀血内生,不通则痛,故见左下肢疼痛不适;血脉温则通畅寒则凝滞,夜间属阴,阴寒内盛,故见夜间疼痛加重;其舌质暗红,有瘀点,脉象弦紧,四诊合参,本病属中医之痹症。证属瘀血阻络。身痛逐瘀汤正为此证而设,方中当归、川芎、桃仁、红花、地龙活血化瘀,疏通经脉;香附、没药、五灵脂、土鳖虫行气活血,通络止痛;川牛膝活血化瘀,引药下行;桑枝、独活通络止痛,引药直达病所。二诊患者疼痛减轻,但夜间加重,遂加桂枝以温经通络;加全蝎、蜈蚣增强通络止痛之功效,大剂量的活血化瘀药,最易伤胃,遂加淮山药、云苓以顾护胃气。三诊症状皆愈,再进6剂以巩固疗效。黄老师曾说,疾病的治疗要重视消除病因,否则事倍功半,甚则罔效,以腰痛病为例,患者尤当注意卧床休息,注意保暖。此为治疗的基本要素。

医案5:血管神经性头痛

钱某,女,42岁,2019年5月22日初诊。

主诉:间断左侧头痛1周,加重2d。

现病史:素有"偏头痛"病史5年,发作时服用止痛药可缓解,未规律治疗。1周前感受风寒后头痛发作,疼痛剧烈,服止痛药无明显缓解,近2日加重,现症见:头左侧跳痛,头部恶风寒,倦怠乏力,纳呆嗜睡,二便正常。

诊查:精神不振,血压136/85mmHg,心、肺(-),腹软,肝、脾未及。舌暗红苔白腻,脉沉弦。

西医诊断:血管神经性头痛。

中医诊断:偏头痛。

中医辨证:风寒阻络。

治法:疏风散寒,通络止痛。

方药:川芎20g、荆芥12g、防风10g、细辛3g、白芷15g、甘草6g、薄荷6g、羌活10g、僵蚕9g、蝉蜕10g、全蝎粉3g、蜈蚣2条、山楂15g、茶叶6g、葛根30g。6剂颗粒,每日2次,冲服。

二诊(5月29日):头痛明显减轻,精神好转,食欲欠佳。舌暗红,苔白腻,脉沉弦。继以上方为基础加橘红6g、半夏10g、白术10g。6剂颗粒,每日2次,冲服。

三诊(6月4日):头痛止,食欲改善,舌暗红,苔白,脉沉弦。继服6剂以巩固疗效。

分析点评:血管神经性头痛是以两颞侧搏动性疼痛为主要表现的,属于中医学"偏头痛""头痛"范畴。中医认为偏头痛的病因分为内因和外因,感受风寒湿热等外邪,均可致头痛。《素问·太阴阳明论》"伤于风者,上先受之",风邪所致头痛最为多见。本案患者素有偏头痛病史,本次又因感受风寒而发病,治疗以川芎茶调散加减。川芎茶调散出自《太平惠民和剂局方》,为外感风邪头痛及偏正头痛而设。方中川芎行血中之气,祛血中之风,上行头目,为治疗风寒头痛之要药;羌活、荆芥、防风、白芷、细辛、辛温散寒,疏风止痛;薄荷清利头目;僵蚕、蝉蜕、全蝎、蜈蚣搜风通络止痛;甘草调和诸药;以清茶调服。取茶叶清上降下之性,以监制诸药过于温燥及升散,使升中有降。诸药合用,共奏疏风寒之邪、止头痛之功。辨证准确,方简力宏,故取得速效。

医案6:神经衰弱,失眠

史某,男,46岁,2019年2月25日初诊。

主诉:失眠、健忘、心烦3月余,加重2周。

现病史:患者诉近3月来时觉烦躁易怒,口苦咽干,不思饮食。入睡困难,至少需2~3h方可入睡,眠浅多梦。大便2d一行,干燥,不畅,小便黄。

诊查:血压125/60mmHg,心率95次/min,律齐,无病理杂音,肺(−),腹软,肝、脾不大。舌红,无苔,脉细数。

西医诊断:神经衰弱。失眠。

中医诊断:不寐。

中医辨证:阴虚火旺,心肾不交。

治法:滋阴降火,除烦安神。

方药:黄连12g,阿胶10g(烊化),黄芩6g,白芍6g,鸡子黄2枚(冲服),百合30g,生地黄10g,朱麦冬15g,火麻仁15g,首乌藤15g,朱茯神15g。6剂,水煎服,每日1剂。

二诊(3月2日):烦躁易怒、口苦咽干减轻,睡眠好转,纳食增加,便干改善。舌红,少苔,脉细。上方继服,加西洋参(另煎)10g。6剂,水煎服,日1剂。

三诊(3月9日):睡眠基本恢复正常,烦躁易怒、口苦咽干亦大有改善。纳可,二便基本正常。舌淡红,苔薄白,脉细。继服上方6剂,嘱其后期服用"养心安神丸"以长期巩固。

分析点评:《内经》云:"阳气不能入于阴分,故目不瞑。"失眠原因虽多,但基本均系阳不入阴,心肾不交所引起。患者失眠、烦躁易怒,口苦咽干,不思饮食,舌红无苔,脉细数,皆为阴虚火旺之症,《医宗必读》云:"火性炎上,故宜使之下;水性就下,故宜使之上。水上火下,名之曰交。交则为既济,不交则为未既济。"本案患者心火上炎,不能下交于肾,致心肾不交,故治疗以黄连阿胶汤为主方加减,《注解伤寒论》:阳有余,以苦除之,黄连、黄芩之苦以除热;阴不足,以甘补之,鸡子黄、阿胶之甘以补血,再加百合以养阴润燥;酸,收也,泄也,芍药之酸,收阴气而泄邪热也;生地黄以滋阴凉血;首乌藤、朱麦冬、朱茯神以宁心安神,使得心肾交合,水升火降。全方共奏滋阴泻火,交通心肾,阴平阳秘之功,则心烦自除,夜寐自安。

医案 7:脑动脉硬化症

程某,女,65 岁。于 2020 年 12 月 9 日初诊。

主诉:头晕、头痛 1 月余。

现病史:平素时有头晕、头痛,头部紧箍感,近 1 月来再次出现上述症状。服用盐酸氟桂利嗪胶囊无好转,伴有手脚心发热,遇热则甚。

诊查:脉沉细,舌淡,苔白。心肺腹及神经系统查体未见明显异常。

西医诊断:脑动脉硬化症。

中医诊断:眩晕。

中医辨证:中气亏虚。

治法:补中益气。方用补中益气汤加减。

方药:黄芪 20g,党参 20g,升麻 6g,葛根 12g,当归 12g,炒白术 12g,茯苓 18g,陈皮 10g ,大枣 6 枚,红景天 12g,炙甘草 15g。6 剂水煎服,每日 1 剂。

二诊(12 月 16 日):服上方 6 剂,头晕、手足心热明显好转,头痛消失。在原方基础上调整黄芪为 15g,党参 15g,继服 6 剂。

三诊(12 月 23 日):药后患者已无头晕、头痛等不适,手足心热消失,可于有暖气的房间覆被而眠。继服 6 剂,以巩固疗效。

分析点评:劳倦伤脾,则中气不足,中气下陷,则阴火上浮,故见发热;头为诸阳之会,清阳不升则清窍失养,故见头晕头痛。补中益气汤为李东垣所创,本方遵《黄帝内经》"劳者温之"的治则,选用甘温之品以补中气,李东垣认为芪、参、草三药为除烦热之圣药。该患者脉沉细,绝非实热之证,临床不可因患者发热而误用寒凉之剂,以防进一步损伤脾胃,加重病情。

医案 8:颈椎病

卞某,女,59 岁。于 2021 年 2 月 18 日初诊。

主诉:头晕半年,加重 1 周。

现病史:头晕,时有视物旋转,体位变化时为著,全身疲乏,手足心热,时有胃胀反酸,纳可,眠差,二便正常。

诊查:舌质淡有齿痕,苔薄白,左脉沉弦,右脉沉细。心肺腹及神经系统查体未见明显异常。

西医诊断:颈椎病。

中医诊断:眩晕。

中医辨证:脾虚肝郁。

治法:疏肝透热,补中益气。方用补中益气汤加减。

方药:柴胡 12g,当归 12g,陈皮 10g,黄芪 18g,茯苓 15g,炒白术 12g,党参 18g,葛根 25g,茵陈 12g,白薇 12g,炒麦芽 20g,炙甘草 10g。水煎服,每日 1 剂。3 剂后已无明显不适。

分析点评:该患者与医案 1 中唐某均有头晕、发热等症,但细细查之,该患者右脉细而左脉弦,提示脾胃亏虚而肝气郁滞,治以健脾疏肝。本案病变累及肝脾两脏,所以在健脾的基础上,需注意疏肝理气以透热,予柴胡、茵陈、麦芽疏肝理气,茵陈、白薇又可透热,故疗效显著。

九、运动系统疾病

医案 1:腰肌纤维组织炎

杨某,男,65 岁。于 2021 年 3 月 8 日初诊。

主诉:腰痛 5 年余。

现病史:患者5年前无明显原因出现腰痛不适,伴见腰酸腿软,剧痛时夜间不能安睡,经某医院诊断为腰肌纤维组织炎。现症:腰痛,伴见腰膝酸软,心烦不寐,口渴口干,饮食较差,夜眠多梦,大便偏干,小便正常。

诊查:舌质暗红,苔少,脉弦细。

西医诊断:腰肌纤维组织炎。

中医诊断:腰痛。

中医辨证:肝肾两虚,兼有血瘀。

治法:补益肝肾,活血止痛。

方药:生地黄15g,桑寄生18g,川牛膝18g,盐杜仲18g,川断18g,菟丝子18,枸杞18g,太子参15g,麦冬15g,桃仁12g,赤芍15g,川芎10g,秦艽10g,细辛6g,全蝎6g(研末冲服)。6剂,每日1剂,水煎400mL,早晚分2次温服。

二诊(3月15日):服药尽后,服药后腰痛减轻,腰膝酸软减轻,夜眠改善,亦能入睡,偶尔做梦,口干减轻,大便偏稀,小便未见异常。大便偏稀考虑为滋阴太过所致,可将生地改为熟地15g,去桃仁,加丹参20g。继服6剂。

三诊(3月22日):患者腰痛已不明显,睡眠改善,纳食尚可,二便正常。患者症状基本消失,改服成药壮腰健肾丸以巩固治疗。

分析点评:本案患者年老体虚,肾中精气不足,腰府失养,故见腰痛不适,中医诊断为腰痛。患者肾阴亏虚,筋失濡养,故见腰酸腿软;肾水不能上济于心,心火扰神明,故见心烦不寐;水不涵木,肝阴不足,血不养魂,魂不守舍,因而睡眠多梦;肠燥津液亏虚,故见大便偏干;结合舌暗红,苔少,脉象弦细。本病证属肝肾阴亏,治宜补益肝肾,活血止痛。方中桑寄生、杜仲、川断、枸杞补肝肾、强筋骨;太子参、麦冬、生地取增液汤之意,既能养阴生津,上济心阴以除烦,滋养肝血以安魂,又能润燥通便;桃仁、赤芍、川芎活血化瘀;秦艽、细辛、全蝎以通络止痛。二诊患者大便已通,但质稀,考虑为滋阴太过,改生地为熟地,去有润肠通便之功的桃仁而加养血活血之丹参。再进 6 剂,病情告愈,后用壮腰健肾丸以巩固疗效。

医案 2：腰肌纤维组织炎

侯某,男,49 岁,2020 年 3 月 8 日初诊。

主诉：腰痛 1 年余。

现病史：患者诉近 1 年来,平卧、久坐、劳累后均易腰痛,昼轻夜重,活动后减轻,腰凉,经某医院检查后诊断为腰肌纤维组织炎。服西药效不佳。纳可,二便正常。诊查：心、肺（-）,腹软,肝、脾未及,双肾区无叩击痛。舌淡,苔白腻,脉弦紧。

西医诊断：腰肌纤维组织炎。

中医诊断：痹证。

中医辨证：肝肾亏虚,风湿痹阻。

治法：补肝肾,益气血,祛风湿,止痹痛。

方药：独活寄生汤加减。独活 10g,桑寄生 30g,秦艽 15g,防风 10g,细辛 6g,川芎 10g,当归 15g,熟地黄 15g,白芍 15g,肉桂 6g,茯苓 15g,党参 15g,杜仲 15g,川牛膝 15g,甘草 6g。6 剂,水煎服,日 1 剂。

二诊（3 月 15 日）：服上方后腰痛减轻,睡眠转好,腰仍感凉。舌淡苔白腻,脉弦紧。上方加木瓜 12g、伸筋草 15g、黑附片（开水先煎）10g,继服 6 剂。

三诊（3 月 21 日）：腰痛明显改善,腰凉减轻。舌淡红,苔白,脉弦。上方继服 6 剂。

随访 3 月,腰痛未见发作。

分析点评：本案为劳累日久,累及肝肾,耗伤气血所致。腰为肾之府,膝为筋之府,风寒湿邪痹阻关节,故腰膝关节疼痛,屈伸不利。治宜祛邪与扶正兼顾,故选独活寄生汤,用以祛风湿,止痹痛,益肝肾,补气血。方中独活辛苦微温,长于除久痹,治伏风,祛下焦风寒湿邪以蠲痹止痛,为君药。秦艽、防风祛风湿,止痹痛;细辛辛温发散,祛寒止痛;肉桂温里散寒,温通经脉,共为臣药。桑寄生、牛膝、杜仲补肝肾而强筋骨,其中桑寄生兼能祛风湿,牛膝兼能活血利肢节;人参、茯苓、甘草(四君子汤去白术)补气健脾;当归、芍药、地黄、川芎(四物汤)养血活血,均为佐药。综观全方,以祛风散寒除湿药为主,辅以补肝肾、养气血之品,驱邪扶正兼顾,能使风寒湿邪俱除,气血充足,肝肾强健,诸证自愈。古人之方,贵在灵活加减,药之变化随证变而变,才能达到古为今用之效。

医案 3:腰椎骨质增生

蔺某,男,59 岁。于 2021 年 10 月 10 日初诊。

主诉:腰痛 3 年余。

现病史:3 年来间断出现腰背部疼痛,腰骶部发凉,四肢不温,每遇寒凉和天气变化或过度劳累时加重。经某医院 X 线摄片检查,诊断为腰椎骨质增生。平素精神差、乏困无力,纳食一般,大便尚可,小便清长。

诊查:舌质淡,苔白腻,脉沉弦。

西医诊断:腰椎骨质增生。

中医诊断:腰痛。

中医辨证:肾阳亏虚。

治法:补肾壮阳,温经活络。

方药:制附子 12g(先煎),肉桂 3g,鹿角胶 15g(烊化),盐杜仲 18g,怀牛膝 18g,川断 18g,桑寄生 18g,菟丝子 18g,枸杞 18g,熟地 25g,炒山药 25g,山萸肉 25g,狗脊 18g。6 剂,每日 1 剂,水煎 400mL,早晚分 2 次温服。艾灸双侧命门,每日 1 次。

二诊(10 月 16 日):药后腰痛减轻,腰部未再发冷,纳食差,不欲饮食,夜眠尚可,大便正常,小便偏多。舌质淡红,苔厚腻,脉象沉。患者腰痛较前减轻,但纳食不佳,结合舌脉,因于熟地、山萸肉等药物过于滋腻,方中加焦三仙各 18g。继服 6 剂。

三诊(10 月 23 日):服药尽后,精神改善,腰痛已不明显,腰部未再发凉,纳食改善,大小便未见异常。效不更方,上方继服 3 剂巩固治疗。嘱患者坚持艾灸命门进行预防保健。

分析点评:本案患者年老体虚,肾中精气不足,且病程日久,损伤肾阳。肾为水火之藏,内寄真阴真阳,肾阳为元阳之根本,腰为肾之府,肾阳亏虚,故见腰部疼痛不适,腰部发凉;肾主封藏,肾气虚则固摄无力,故见小便清长;舌质淡,苔白腻,脉象沉弦,为阳虚之征象,故辨证为肾阳亏虚。右归丸出自《景岳全书》,其作者张景岳后世称之为温补派代表人物,曾言"天之大宝,只此一丸红日;人之大宝,只此一息真阳"以强调肾阳的重要性,其创制的右归丸所治之证为肾阳虚弱,命门火衰之证,故此案以右归丸化裁治疗。方中附子、肉桂、鹿角胶培补肾中元阳,温里祛寒;熟地、山萸肉、山药、枸杞滋阴益肾,养肝补脾,填精益髓,取"阴中求阳"之意;菟丝子、杜仲、桑寄生、怀牛膝以补肝肾、强腰膝,补肝肾精血;加狗脊引药入于督脉,直达病所。二诊患者症状减轻,但纳食不佳,考虑为补益药物过于滋腻,加焦三仙各18g,以消食导滞。三诊患者诸症消失,再服3剂以善其后,同时艾灸命门予以巩固疗效。黄老师认为艾灸治疗寒性疾病有特效,尤其是老年人肾中元阳亏虚,长期艾灸,可起到预防保健、强身健体的作用。

第三节 疑难病证医案

一、帕金森病

医案1

安某,女,56岁。于2020年4月4日初诊。

主诉:头摇肢颤3年余,加重3周。

现病史:于当地医院口服苯海索、美多芭治疗,仍震颤不已。现症:头在摇动,四肢不自主颤动,全身乏力,无法独立行走,心烦失眠,腰膝酸软,面色潮红,时有口干舌燥,夜尿3～5次,大便干燥,1次/2d。

诊查:心肺腹未见明显异常。神经系统:四肢肌张力增高,四肢不自主颤动,前冲步态。舌质黯红,少苔,脉弦细。

西医诊断:帕金森病。

中医诊断:颤证。

中医辨证:阴虚风动。

治法:补肾益精,平肝熄风。

方药:熟地30g,枸杞25g,白芍25g,菟丝子15g,补骨脂15g,淫羊藿15g,麦冬12g,黄连6g,肉桂3g,远志10g,龟板10g(先煎),生龙骨20g(先煎),生牡蛎20g(先煎),磁石20g(先煎),羚羊角粉2g,全虫5g。6剂,水煎服,每日1剂。

二诊(4月11日):服上方6剂,四肢震颤明显好转,可独立行走,仍起步困难,无胸闷心慌,小便每晚2～3次,大便通畅。继服6剂。

三诊(4月18日):四肢震颤明显好转,起步困难明显好转,生活基本可自理,小便每晚2～3次,大便调。舌质红,苔薄白,脉细。患者对此疗效甚感满意,未再复诊。

分析点评:患者年老,肝肾亏虚,阴虚不能制阳,虚阳化风,则见四肢震颤;肾主二便,肾精亏虚,故二便失司;心肾不交,则眠差。沈书文老师在《内科难治病辨治思路》中提到"久病扶正,莫忘安肾",病久精损,或年老肾精不能荣脑的患者,应注重阴柔补肾。本方合"大定风珠"之意以育阴熄风。予熟地、枸杞、白芍以补肾精滋肾阴;予菟丝子、补骨脂、淫羊藿以鼓舞肾气,阳中求阴,共奏填精益髓之功;予龟板、生龙骨、生牡蛎、磁石重镇熄风;羚羊角粉平肝熄风;久病入络,则病深邪痼,非草木之剂所能通达,当选虫类药以搜剔窜通,选全虫以熄风通络并增强平肝药止颤的疗效,脉络通,则震颤可缓解。

医案 2

蒲某,男,65 岁。于 2020 年 5 月 13 日初诊。

主诉:双下肢僵硬,步态不稳 6 年余,加重 1 月。

现病史:患者原本服用美多芭早 1 片,晚半片,1 月前调整美多芭 1 片,3 次/d,经调整用药后上症仍无明显缓解。现症:双下肢僵硬,步态不稳,伴有双上肢不自主抖动,以左手为著,背部疼痛,多汗,每日需更换床单,纳食尚可,二便微干,夜眠一般。

诊查:心肺腹未见明显异常。神经系统:舌体可见肌颤,双上肢肌张力正常,双下肢肌张力增高,四肢肌力 5 级,四肢不自主颤动,前冲步态。舌质红,苔白,脉弦。

西医诊断:帕金森病。

中医诊断:颤证。

中医辨证:湿阻太阳。

治法:解表除湿,填补肝肾。

方药:炙麻黄 6g,桂枝 10g,白芍 15g,苍术 15g,黄檗 10,桑枝 15g,菟丝子 15g,补骨脂 15g,淫羊藿 15g,山茱萸 15g,全蝎 6g,葛根 20g。3 剂,水煎服,每日 1 剂。

二诊(5 月 17 日):服上方 3 剂,患者感觉双下肢僵硬较前稍好转,汗出已明显减少,背部仍有疼痛,行走不稳,双上肢不自主抖动。上方继服 3 剂。

三诊(5 月 21 日):患者起步困难、双下肢僵硬较前好转,无明显汗出,双上肢不自主抖动较前减轻,背部疼痛较前明显减轻,纳食可,二便正常,夜眠可。在原处方基础上增加龟板以增强补益肝肾之力,3 剂,水煎服,每日 1 剂。

四诊(5 月 25 日):患者起步困难较前好转,双下肢僵硬较前明显减轻,双上肢不自主抖动较前改善,无明显汗出,背部疼痛消失,纳食尚可,二便正常,夜眠可。患者无明显汗出,去麻黄、葛根,继以填补肝肾为法调理善后。

分析点评:本案宗《黄帝内经》"间者并行"的治疗原则,祛邪与扶正并重。该患者患帕金森病日久,现主要特点是僵硬,伴有多汗、背部疼痛。背部为太阳经循行所过之处,患者多汗、僵硬,考虑为太阳枢机不利,故以麻黄、桂枝发汗以疏通太阳经脉。方中白芍柔肝养血敛阴,以防汗多伤津。患者服药后多汗、背部疼痛等症状消失。但麻黄为发汗解表之猛将,不可久用,故去麻黄,继续以填补肝肾为法而善其后。

二、慢性障碍性贫血

医案:再生障碍性贫血

邱某,女,43 岁。于 2020 年 3 月 6 日初诊。

主诉:胸背部反复出现瘀斑半年余,加重 1 周。

现病史:患者于半年前无明显原因出现胸背部瘀斑,曾于省级医院就诊,确诊为慢性再生障碍性贫血,治疗后症状减轻。近 1 周来患者胸背部瘀斑较前加重,自感精神疲惫,畏寒怕冷,体倦乏力,不欲饮食,二便正常。

诊查:血压 98/65mmHg。胸背部可见散在瘀斑,血常规:血红蛋白 65g/L,红细胞 1.7×10^{12},白细胞 3.5×10^9/L,中性粒细胞 0.60,单核细胞 0.02,淋巴细胞 0.38,血小板 30×10^9/L。舌体淡胖、边尖有瘀斑,脉沉细弱。

西医诊断:再生障碍性贫血。

中医诊断:虚劳。

中医辨证:脾肾亏虚。

治法:健脾益气,温补肾阳。

方药:炙黄芪 30g,党参 15g,炒白术 15g,茯苓 15g,炙甘草 6g,龙眼肉 15g,当归 20g,仙鹤草 30g,丹参 18g,熟地黄 30g,阿胶 10g(烊化),党参 15g,枸杞子 12g,菟丝子 15g,淫羊藿 15g,补骨脂 15g。6 剂,每日 1 剂,水煎 400mL,早晚分 2 次温服。

二诊(3月13日):服上药尽后,患者胸、背部瘀斑较前好转,精神稍改善,四肢不温,纳食一般。改以健脾温肾,养血活血为法。

方药:炒白术15g,炙黄芪30g,党参20g,熟地黄30g,山药20g,山茱萸20g,枸杞子15g,淫羊藿12g,菟丝子30g,补骨脂15g,鹿角胶12g(烊化),党参20g,肉桂6g,熟附子12g(先煎),丹参18g。6剂,每日1剂,水煎400mL,早晚分2次温服。

三诊(3月20日):服上药6剂后,患者胸、背部瘀斑未再出现,精神改善,无明显怕冷,肢体活动较前有力,纳食尚可,效果明显。前方加焦三仙各18g,继服6剂。

四诊(3月27日):服药后面色红润,食欲增进,手足温暖,步履轻盈。化验血常规示血红蛋白120g/L,红细胞3.8×10^{12}/L,白细胞3.8×10^9/L,中性粒细胞0.65,淋巴细胞0.35。血小板70×10^9/L。效不更方,嘱按上方继服15剂。

五诊(4月15日):精神状态良好,无明显不适。血常规示:血红蛋白140g/L,红细胞4.0×10^{12}/L,白细胞5.2×10^9/L,中性粒细胞0.64,单核细胞0.04,淋巴细胞0.28,血小板90×10^9/L。临床基本治愈。嘱患者定期复查血常规,如有任何出血征兆,及时就诊。

分析点评:再生障碍性贫血通常是指原发性骨髓造血功能衰竭综合征,主要表现为贫血、出血、感染。病因不明,现代医学尚无特效治疗方案。根据本例患者表现,本病属中医血症之紫斑。患者精神差,畏寒怕冷,不欲饮食,面色苍白,胸背紫斑,结合舌质淡,舌边尖有瘀斑,脉象细弱,辨证为脾肾亏虚。方中白术、黄芪、茯苓、党参健脾益气;枣仁、龙眼肉养心血、温心阳以通血脉,助瘀斑消散;当归、丹参、仙鹤草养血活血消斑;枸杞子、淫羊藿、菟丝子、补骨脂配合熟地、阿胶补虚温肾,填精益髓,意图其本。二诊患者瘀斑渐退,但四肢不温,纳食不佳,源于温肾之力不足,故改为右归丸加减以健脾温肾,活血生血。三诊诸症改善,但纳食不佳,源于过于滋补,碍于脾胃运化,脾不运化则虚不受补。故加焦三仙以助脾胃运化。连服汤剂50余剂,而症状尽失,患者精神改善,已无明显不适,可暂停治疗,因慢性再生障碍性贫血属难治病,患者必须定期复查血常规,如病情恶化,则及时进行治疗。

三、慢性再生障碍性贫血并上呼吸道感染

医案

田某,男,14岁,2021年6月5日初诊。

主诉:间断鼻衄1月余,发热1周。

现病史:患者诉近1月余间断出现鼻衄,稍碰鼻即有鲜血流出,难止,面色萎黄,消瘦乏力,就诊于某院,完善相关检查后确诊为慢性再生障碍性贫血。1周前开始出现发热、头痛、咽干口渴,食欲欠佳,二便正常,嗜睡。诊查:体温38.9℃,血压100/65mmHg,贫血貌,面色苍白,四末不温,咽充血,扁桃体二度肿大。心、肺(-),腹软,肝、脾未及。舌淡有瘀点,苔薄白,脉微细。

诊查:血常规:血红蛋白60g/L↓,红细胞1.5×10^{12}/L↓,白细胞3.5×10^{9}/L↓,中性粒细胞0.80↑,血小板30×10^{9}/L↓。

骨髓检查:慢性再生障碍性贫血。

西医诊断:慢性再生障碍性贫血并上呼吸道感染。

中医诊断:血证(鼻衄)。

中医辨证:阳虚血瘀,精血亏损。

治法:温补肾阳,填精益髓,活血补血。

方药:玄参10g,蒲公英20g,生地黄15g,山药15g,山茱萸10g,枸杞子10g,杜仲10g,菟丝子30g,鹿角胶10g(烊),龟甲胶10g(烊),肉桂6g(后下),熟附子10g(先煎),当归10g,丹参15g。7剂,水煎服,每日1剂。另包小蓟30g,嘱以水煎代茶常服,以防出血。

二诊(6月13日):鼻衄减少,头痛、咽干减轻,体温下降,最高体温37.0℃,知饥思食。舌淡红,苔白,边尖有瘀点,脉微细。在上方基础去玄参、蒲公英、生地,加熟地30g,继服10剂。

三诊(6月23日):自觉精神较前改善,乏力减轻,面色稍红润,鼻衄继有减少。舌淡红,苔薄白,脉细较前有力。复查血常规示:血红蛋白80g/L↓,红细胞2.0×10^{12}/L↓,白细胞4.0×10^9/L↓,中性粒细胞0.68,血小板60×10^9/L↓,各项指标较前好转。嘱其继服上方1月后,复查血常规。

四诊(7月23日):精神可,鼻衄偶发。余无明显不适。复查血常规示:血红蛋白100g/L↓,红细胞3.2×10^{12}/L↓,白细胞4.5×10^9/L,血小板70×10^9/L↓。舌淡红苔薄白,脉细。上方继服,1个月后复查血常规。

五诊(8月24日):鼻衄未发,复查血常规示:血红蛋白120g/L,红细胞3.8×10^{12}/L↓,白细胞4.8×10^9/L,血小板80×10^9/L↓。血红蛋白、白细胞恢复正常。但红细胞、血小板仍偏低,为巩固疗效,防止复发,继服上方15剂,每隔日1剂。

六诊(10月10日):面色较前红润,精神可。复查血常规示:血红蛋白140g/L,红细胞4.2×10^{12}/L,白细胞5.2×10^{12}/L,血小板100×10^9/L,各项指标均恢复正常,临床治愈。

随访1年,未复发。

分析点评:再生障碍性贫血是以贫血、出血、感染为主要临床表现的血液系统疾病。中医学认为此案亦属于血证范畴,其疾病本质为肾虚髓枯,气血阴阳不足所致的虚损性疾病。中医认为气血的生成与脾肾关系密切。脾居中焦,为气血化生之源。《灵枢·决气》"中焦受气取汁,变化而赤,是谓血";肾为先天之本,肾藏精,主骨生髓,精血同源。《灵枢·经脉》:"人始生,先成精,精成而脑髓生,骨为干,脉为营……血气乃行。"若脾肾虚损,气血生化乏源则见一系列气血不足及阴阳虚损之象。故本案治疗选右归丸加减,治以温补肾阳、填精益髓佐以活血补血,方中熟地黄、山药、山茱萸、枸杞子、龟甲胶、玄参补肾阴;杜仲、菟丝子填精益髓;鹿角胶、肉桂、熟附子补肾阳。因为阴阳互根,不可偏执,故张景岳说"善补阳者,必于阴中求阳,则阳得阴助而生化无穷"。瘀血不去,则新血不生,故加当归、丹参以活血祛瘀;蒲公英清热解毒。本病疗程长,治疗要守方。如治疗初期,嫌其疗效不显,动辄易方,改途易辙,往往会走弯路,影响疗效。故整个病程,始终以右归丸加丹参治疗,疗程达4个月,终治愈。

四、肾细胞癌术后

医案:肾细胞癌,右肾切除术后

冉某,女,53岁。于2021年5月16日初诊。

主诉:右肾切除术后3年余,伴右背部疼痛1周。

现病史:患者曾于3年前因"右侧腰区疼痛伴血尿1周"之主诉去西安市某三甲医院就诊。经一系列化验、影像检查,临床诊断为"肾细胞癌Ⅰ期",随后入院行根治性右肾切除术。出院后一直积极复查,定期随诊4年余,病情尚稳定。3月前复查腹部CT:肝肾可见多发小囊肿。1周前,无明显诱因出现右后背抽痛,不能平躺,尤其夜晚疼痛加重,严重影响睡眠。经朋友介绍,抱着试试的心态来就诊。现症:面色萎黄不华,情绪低沉,后背、右侧腰部绵绵作痛,时而抽痛,时有针扎样疼痛,平躺、夜晚疼痛加重,常常一整晚无法入眠,晨起颜面、手指肿胀,头目不清醒,口干、口苦,疲乏无力,四肢酸困,纳谷不香,食后腹胀,小便量少,偶有泡沫,白带量多,下身时痒。

诊查:舌体瘦长,质暗红,舌前中部有小裂纹,边尖有淤点,苔薄黄微腻,左脉沉细弦,右脉沉细弱。

西医诊断:肾细胞癌,右肾切除术后。

中医诊断:癥瘕。

中医辨证:肝脾不调。

治法:疏肝理脾,益气养血止痛。

方药:生黄芪30g,虎杖15g,苍术15g,炒薏苡仁30g,炙鳖甲30g(先煎),三棱6g,莪术6g,地鳖虫10g,白花蛇舌草20g,元胡12g,当归 15g,炒白芍 15g,川楝子 10g,太子参 20g,九香虫 9g,黄檗 15g,黄精 20g,石楠藤 20g,地肤子 20g,猪苓 10g。6 剂,水煎服,每日 1 剂,早晚各 1 次。

二诊(5 月 23 日):服用上药后,患者感觉右后背疼痛有所缓解,但是晚上仍不能平躺,晨起颜面、手胀,口干苦,四肢酸困的情况好转,小便量较前有所增多,仍有泡沫,双下肢不肿,仍不想吃饭。舌体瘦长,质暗红,舌前中部有小裂纹,苔薄黄,左脉沉细弦,右脉沉细弱。上方减去炒山栀,加上茯苓 20g,白术 18g,以健补脾胃。继服 6 剂。

三诊(5 月 30 日):患者觉身体状况较前又有明显改善,右后背的疼痛已经可以忍受,晚上基本能入睡,晨起颜面肿胀的症状消失,下身痒感已消失,小便微有泡沫,开始想吃饭。早晚还会坚持在周边小公园散步 30min,心情开始畅快。考虑到此方有效,黄老师便守法守方,在此方基础上再酌情加减,继服 6 剂,嘱调畅情志,少食油腻辛辣食物。

分析点评:黄老师认为,此病人由于有肾癌病史,心理负担过重,一直郁郁寡欢,以致思虑伤脾,肝木横逆,克伐脾土,气机运行逆乱,血随气逆,气血壅遏,不通则痛,故而引起后背疼痛,不欲饮食,纳谷不香,四肢酸困,疲乏无力等一系列肝脾不调的症状。另外,考虑到病人的基础病史,临证时,老师不仅治标,且不忘固本。治疗时用金铃子散行气活血止痛;用地肤子、白花蛇舌草清热解毒;用石楠藤舒筋活络、行气止痛,壮腰强筋骨;用炙鳖甲、三棱、莪术软坚散结,预防癌性细胞复发或扩散;用生黄芪、太子参、当归、茯苓、白术健运脾胃、益气养血、和血;黄精、九香虫益肾填精,以固护脾肾根本,取二妙散黄檗,其性下沉,臣以苍术而清下焦湿热。

黄老师常说,任何癌症,都是在脏腑阴阳气血失调的基础上,六淫邪毒入侵,并与气、痰、湿、热、瘀等搏结积聚而成。从根本上说,癌症的病机是本虚标实。本虚为脏腑、气血、阴阳的亏虚,这是"内忧";标实为六淫邪毒、气滞、瘀血、痰浊、热毒互结,聚结成块,这是"外患"。而这"内忧外患"同时体现在一个完整的自然人身上,我们不能割裂开来。所以治疗癌症时,当以扶正为大务,为大法,做到"治实当顾虚,补虚勿忘实"。尤其要重视顾护脾胃,培补肾元。脾胃是后天之本,气血生化之源;肾为先天之本,性命之根。在临诊时,遇到癌症患者,或刚确诊,或已行手术加药物化疗的,或行放疗的,或现代医学束手无策的,黄老师都以调护脾胃、顾护元气为基础来遣药组方,常能帮助病患解除一些困扰和病痛,改善生存质量,取得了良好的效果。

五、多发性肌炎

医案

柴某,女,65岁。于2020年7月8日初诊。

主诉:四肢无力伴疼痛10余天。

现病史:患者10余天前因上呼吸道感染后出现低热、咳嗽、咯痰,给予静脉点滴后症状好转,随即出现四肢无力疼痛,蹲下不能站起,行走活动受限,双上肢不能上举,四肢疼痛呈持续性,伴恶心、纳差、口渴。于当地医院查肌酸激酶2714U/L,行四肢肌电图呈肌源性损害,遂诊断为多发性肌炎。给予激素冲击治疗。四肢无力和肌肉压痛未见明显好转,恶心、纳差、口渴症状较前加重,并出现心悸、胸闷、气短等症状,夜眠较差,食欲不振,小便红赤,大便未解。

诊查:舌质红绛,舌前2/3光红无苔,舌根部见少许白腻苔,舌干燥少津,脉细数。

西医诊断:多发性肌炎。

中医诊断:痿证。

中医辨证:肺热津伤,气阴两虚。

治法:清热润燥,益气养阴。

方药:桑叶20g,生石膏20g(先煎),杏仁9g,枇杷叶9g,沙参

15g,麦冬15g,天花粉15g,石斛15g,人参15g,黄芪15g,五味子9g,甘草6g。水煎取400mL,分2次温服,6剂服完后患者自觉口渴症状较前明显缓解,四肢无力症状未见加重。守方加减,黄芪改为30g,加茯苓18g,白术15g。续服6剂后患者四肢无力症状较前好转。为进一步巩固疗效,守方续服15剂,患者可下地少许活动。之后患者因故未连续服用中药,双下肢肌力恢复不甚理想,但辅助器械康复治疗,最终可拄拐前行。

分析点评:多发性肌炎属于中医痿证范畴。因起病急,病情重,治疗上首选激素冲击治疗。上述患者给予激素冲击治疗,效果不佳,结合患者症状、舌苔、脉象,辨为肺热津伤,气阴两虚之证。《素问·痿论》曰:"五脏因肺热叶焦,发为痿躄。"温热之邪犯肺,肺脏气阴受伤,津液不足以敷布全身,致筋脉失于濡养而肢体萎软;热邪伤津,肺津不能上润肺系,故咳嗽、咯痰、口渴引饮;肺热伤津,不免灼耗胃阴,胃火上扰,故频繁恶心、纳差。舌红绛无苔,脉细数,均是阴伤津涸,虚热内炽之象。方选用清燥救肺汤加减,取桑叶、石膏清肺经之热;沙参、麦冬润肺金之燥;杏仁、枇杷叶可利肺气,使肺气肃降有权,津液可敷布周身;石斛、花粉可养胃阴、清胃火,佐以四君子汤益气和中,土旺则金生。诸药合用,燥邪得宣,气阴得复,故可取得一定疗效。

六、过敏性紫癜

医案

李 某,女,34岁,2021年4月24日初诊。

主诉:左下肢小腿外侧片状瘀斑10余天。

现病史:患者诉在半月前出现发热、头痛、咽干痛,在某医院诊断为上呼吸道感染,经治疗热退,头痛、咽干痛减轻,继而出现左下肢外侧片状瘀斑伴肌肤红肿灼热,口服依巴斯丁、氯雷他定干混悬剂、泼尼松、氯苯那敏(扑尔敏)等,瘀斑消退,但时有复发。大便干,小便黄。纳眠可。

诊查:体温 37.5℃,左下肢外侧大片瘀斑,触之灼热,表面红肿;心、肺(-),腹软,肝、脾不大。舌红苔薄黄,脉浮数。

西医诊断:过敏性紫癜。

中医诊断:血证(肌衄)。

中医辨证:邪热灼络,血溢肌肤。

治法:祛邪清热,凉血止血。

方药:荆芥 12g,防风 10g,麻黄 6g,大黄 6g,栀子 10g,赤芍 15g,连翘 15g,紫草 10g,川芎 6g,当归 10g,黄芩 10g,生地黄 30g,牡丹皮 15g,甘草 6g。6 剂,水煎服,每日 1 剂。

二诊(4 月 30 日):服上方后热退,左下肢外侧大片紫癜基本消退,大便较前畅,小便黄改善。舌淡红,苔薄黄,脉浮。为巩固疗效,上方继服 6 剂。

三诊(5 月 8 日):瘀斑消失,二便恢复正常。舌淡红,苔薄白,脉弦。嘱其防风通圣丸常规服,以善其后。

分析点评:过敏性紫癜中医称为紫斑,亦有称为肌衄或葡萄疫者。紫斑病发于营血,显于皮肤,但病变却在胃腑,《医学入门》说:"乃胃虚火游于外。"《外科正宗》言其为"邪毒传胃"。胃浊不降,虚火内生,血热妄行,故发紫斑。本案的病机是邪、热、毒互结,灼伤血络,血溢于肌肤之间。治疗此病,清其血热为当务之急,符合"治病必求于本"的原则。但是毒寓于邪,热是由毒邪而生,则又以祛邪为当务之急,邪去则毒解热除。黄老师强调以逐邪为第一要义,方用防风通圣散,方中麻黄、荆芥、防风、薄荷发汗解表,使邪从汗解;大黄、玄明粉通便泻热,使邪从大便而解;滑石、栀子清热利湿,使邪从小便而解;佐以生石膏、连翘、黄芩、甘草清热泻火解毒;加生地黄、牡丹皮凉血止血以治标。标本同治,故疗效满意。

七、不孕不育

医案 1:闭经

吴某,女,33 岁,2019 年 12 月 1 日初诊。

主诉:婚后 13 年未避孕未孕。

现病史:患者曾结婚 2 次因不孕而离婚 2 次,第 3 次结婚已 2 年一直备孕仍未孕。月经 $14\dfrac{3\sim7}{30\sim120}$ Lmp 2019 - 09 - 15。月经量少,色暗,经潮腹痛,胸胀,腰困,白带(-),大便干,1 次/3~5d。曾求助西医促排卵治疗数次未成功,并奔波于各大医院,无济于事,四处求医,身心俱疲,慕名而来,情志抑郁,面带愁容,眉头紧蹙。

诊查:B 超卵泡监测提示排卵困难;输卵管造影检查显示双侧输卵管通畅。舌质暗,苔薄白,脉细。

西医诊断:闭经。

中医诊断:经闭。

中医辨证:肝气郁结,脾肾两虚。

治法:疏肝调经,补肾种子,燮理冲任。

方药:柴胡 15g,当归 15g,川芎 10g,炒白芍 30g,枸杞 15g,川断 15g,桑寄生 15g,菟丝子 20g,紫石英 15g,仙茅 15g,淫羊藿 15g,绿萼梅 15g,路路通 15g,郁金 15g,乌药 10g,益母草 15g,知母 10g,巴戟天 15g,鹿龟胶各 10g(烊化)。15 剂,水煎服,每日 1 剂。

二诊(2019 年 12 月 16 日):服用上药后于月经 $14\dfrac{3\sim7}{30\sim120}$ Lmp 12 - 10,月经来潮量中,色暗,大便干改善,1 次/2d,患者自觉心情畅快,神情愉悦,腹痛,胸胀减轻。继续上方减量当归 12g,炒白芍 20g,20 剂,水煎服,每日 1 剂。

三诊(2020 年 1 月 6 日):大便 1 次/d,月经 $14\dfrac{3\sim6}{27\sim30}$ Lmp 2020 - 01 - 05。继续上方减白芍量为 15g。20 剂,水煎服,每日 1 剂。

四诊(1 月 28 日):患者药后自觉身心疲惫现象较前明显改善,仍精神较差,二便正常。继续用三诊(1 月 6 日)处方加黄芪、炙黄芪各 20g。20 剂,水煎服,每日 1 剂。

五诊(2月25日):饮食尚可,二便正常,月经 $14\dfrac{3\sim5}{28\sim30}$ Lmp 2020-02-08,量中,色暗无块,月经来潮腹痛、胸胀明显改善。调理月经基本按月来潮,在此同时,每次月经来潮的第3d服用调经种子丹配合应用,治疗6个月,末次月经为2020年7月8日,8月19日诊查尿妊娠试验为阳性。

分析点评:不孕症致病因素很多,发病机理较为复杂,本例属于肝气郁结,脾肾两虚所致。肝气郁结,疏泄失常,气血不调,冲任不和,胞宫络脉阻滞而受孕困难,加之脾肾两虚,月经不调,数次闭经,导致婚后多年不孕。在治疗上注重疏肝理气,活血调经,疏通经络,燮理冲任而补肾种子。

黄老师常用调经种子丹方药组成:淫羊藿30g,莳萝籽20g,当归15g,川芎10g,炒白芍30g,枸杞30g,玫瑰花10g,乌药10g,益母草30g,川断15g,紫河车9g,炒白术10g,炙甘草10g。功效:补肾暖宫,调经种子。主治肾虚宫寒、血虚血瘀之不孕症。方中淫羊藿、莳萝籽、川断、枸杞共起温肾暖宫之效;当归、川芎、炒白芍、益母草、养血活血,化瘀调经;玫瑰花、乌药疏肝解郁,理气活血;炒白术健脾利湿;紫河车是血肉有情之品,温肾补精益髓,养血益气以生阴阳精血;炙甘草调和诸药并配合炒白术健中益气。全方共奏健脾益肾、暖宫调经之功。黄老师通常在调经种子丹中加二芪(黄芪、炙黄芪)各20~30g,临证灵活应用。本案例有情志抑郁,肝气郁结之征候,因此,二芪当时不用,因气有余便是火,肝郁易化火,之故。

现代药理研究及动物实验表明,补肾调理冲任可以提高机体内雌激素水平,改善下丘脑—垂体—卵巢轴,从而促进子宫及附件的生长发育,促进卵泡发育成熟,直至排卵,使基础体温从单相转为双相。近代有关研究表明,补肾加活血药可诱发成熟卵泡排卵,提高排卵率。

医案2:反复移植失败

周某,女,30岁,2020年7月15日初诊。

主诉:子宫内膜异位症手术后不孕2年余,试管婴儿移植前调理。

现病史:2020年1月及5月2次试管婴儿胚胎移植术均未成功,现留冻胚3枚。末次月经6月2日,量中,腹痛较甚。2019年2月盆腔内异+盆腔包囊性积液剔除术,术中见双输卵管扭曲、粘连。孕产史:0-0-1-0。

诊查:舌红苔薄,脉沉细。B超示:双卵巢内异囊肿。

西医诊断:不孕症。反复移植失败。

中医诊断:不孕。

中医辨证:瘀血内阻。

治法:益气养血,化瘀通络,调经助孕。

方药:黄芪15g,当归15g,川芎10g,赤芍15g,麦冬10g,玄参10g,浙贝母10g,红藤30g,败酱草30g,重楼10g,三棱10g,莪术10g,桂枝10g,茯苓10g,桃仁10g,丹皮10g,炮甲珠5g。7剂,水煎服,每日1剂。

二诊(7月23日):月经将届,治宜活血化瘀,调经止痛。

方药:当归12g,川芎10g,白芍15g,枸杞15g,红藤30g,穿山甲5g,三棱9g,莪术9g,乌药10g,乳香6g,没药6g,生蒲黄30g,月季花6g,猫爪草15g,败酱草30g。7剂,水煎服,每日1剂。

三诊(8月7日):末次月经:7月25日,7d干净。治拟益气养血,补肾填精助孕。

方药:黄芪20g,当归12g,川芎6g,赤白芍各15g,枸杞15g,太子参20g,香附10g,郁金10g,黄精20g,川断15g,桑寄生15g,菟丝子20g,覆盆子15g,怀牛膝15g,砂仁5g(后下),炙甘草10g。7剂,水煎服,每日1剂。如此按月经周期加减调治。

四诊(11月6日):停经40d余。末次月经9月26日,尚未进行胚胎移植,于11月1日查血HCG 4900IU/L。继服中药益肾安胎10剂。

并嘱:注意腹痛情况,尽早行 B 超检查排除宫外孕可能。2020年 11 月 13 日 B 超:宫内见 2.5cm×2.2cm×3.8cm 孕囊,内见胚芽约 0.6cm,原始心搏可见。右卵巢内见一大小约 2.8cm×1.7cm×2.8cm 囊性结构,透声欠佳。

分析点评:在诊治反复移植失败,尤其内异合并不孕及输卵管梗阻性不孕的治疗时,应按月经周期分主次诊治。初诊时以活血化瘀消癥止痛为主,此后根据舌脉、二便等情况,结合月经周期进行辨证用药。月经前加大活血化瘀止痛力度,重用生蒲黄行血而不留瘀滞,活血而防止量多;月经后期逐渐加强补血益气、养血调经。此例患者留有冻胚,在经间期调理着重以益气补肾为主,以改善子宫盆腔内环境而有利于胚胎着床为目的,经此周期用药调理数月,居然自然怀孕,宫内胚芽心博可见,患者喜出望外。

医案 3:卵巢储备功能下降

刘某,女,34 岁,2020 年 1 月 6 日初诊。

主诉:月经提前伴量少, 未避孕未孕 1 年。

现病史:于 1 年前调换工作,精神压力大,经期逐渐缩短,月经 $14\dfrac{2\sim3}{20\sim25}$ Lmp 2019-12-15。月经量少,色淡,少许血块,痛经,经前乳房胀痛,腰酸。纳可,眠差易醒,大便时干。近 1 年未避孕未孕,爱人精液正常。既往体健。

诊查:性激素六项,PRL 532.5 ng/mL,P 1.01mIU/mL,LH 15.40mIU mL,FSH 14.70 mIU/mL,E2 35.22pg/mL,T 35.32ng/dL。于 1 周前查子宫大小正常,内膜 0.5cm,双附件未见异常。舌黯红,苔薄黄,脉细沉。

西医诊断:卵巢储备功能低下。

中医诊断:月经先期,月经量少。

中医辨证:肝肾阴虚,肝郁脾虚。

治法:补肾滋阴,疏肝健脾。

方药:川断 15g,桑寄生 15g,女贞子 15g,山萸肉 15g,桑葚 15g,

白术 15g,茯苓 15g 山药 20g,当归 12g,鸡血藤 15g,三七 6g,莲子心 3g,郁金 10g,合欢皮 10g,旱莲草 10g,生麦芽 20g,炙甘草 10g。14 剂,水煎服。

二诊(1 月 20 日):患者月经先期明显改善,Lmp:1 月 10 日。经量略有增加,睡眠改善,烦躁、乳胀缓解。便稀。舌淡红,苔薄白,脉细。治疗仍以补肾健脾,疏肝养血为法。

方药:太子参 15g,沙参 15g,白术 15g,山药 20g,当归 10g,熟地 10g,白芍 15g,杜仲 10g,阿胶珠 15g,龙眼肉 12g,红景天 10g,绿萼梅 12g,山萸肉 20g,鸡血藤 15g,生麦芽 20g,丹参 15g。15 剂,水煎服。

三诊(2 月 10 日):患者近两月月经 25d 一行,量略少,色淡暗。仍有疲乏、烦躁,睡眠时好时坏,大便正常。舌淡红,苔薄白,脉细。治疗继以补肾滋阴、疏肝健脾养血为法。

分析点评:患者情志不适,肝郁化热,女子阴常不足,热又伤阴血,故月经量少;热迫血妄行,又肝郁克脾,统摄无权,故致月经先期;肝肾同源,脾虚后天不足,先天失养,肾虚不孕;后天不养先天,肾阴亦不足,冲任失于固摄,出现月经先期;阴气不足,血不柔肝,加之工作生活因素,肝失疏泄,肝气郁结,郁而化热,迫血妄行;肝经循乳,故经前乳胀;肝脾不合,则大便干;血不养神,故眠差。结合舌和脉象,辨证为肝肾阴虚,肝郁脾虚。治以滋肾养阴、健脾养血柔肝为法。经治患者月经先期明显改善,睡眠好转。舌淡红,便溏,仍属心脾两虚,二诊予归脾汤加减养血健脾调经。黄斌强教授通常喜用阿胶珠养血,认为阿胶珠用蛤粉炒成珠后,降低了滋腻之性,同时降低了碍胃的副作用,增强养阴润肺作用而不生湿,且价格较阿胶低廉,适用于阴血不足,冲任失养之证。方中生麦芽独具特色,既可健脾消积,又可疏肝理气。《医学衷中参西录》中说:"大麦芽,能入脾胃,消化一切饮食积聚,为补助脾胃之辅佐品,若与参、术、芪并用,能运化其补益之力,不至作胀满。为其性善消化,兼能通利二便,虽为脾胃之药,而实善舒肝气。夫肝主疏泄,为肾行气,为其力能舒肝,善助肝木疏泄以行肾气,故有善于催生。"《本草求原》中也记载:"凡麦……得升之气,达肝以制化脾土,故消导。凡怫郁致成膨胀等证用之甚妙,人知其消谷而不知其疏肝也。"因此,方中重用生麦芽,以后继以归脾汤加减治疗,患者症状逐渐改善。

黄老师治疗卵巢储备功能下降,充分重视肝、脾、肾三脏共同调节月经的重要作用。除以补肾填精为基本治疗方法外,重视调整患者的精神情绪状态,也重视调整后天的健运功能,使脾气健运,肝气正常疏泄,血足则神志安宁,冲任得以滋养,从而卵巢储备功能恢复,在诊治过程中,往往需要较长时间的连续治疗,除在治疗过程中谨守病机外,还须患者树立信心,才能收到较好的治疗效果。

医案 4:继发性不孕

蒲某,女,37 岁,2019 年 5 月 8 日初诊。

主诉:试管婴儿(IVF)2 次失败,求嗣。

现病史:患者月经规律。月经史:$11\dfrac{3\sim6}{26\sim28}$ Lmp 2019 - 04 - 15。月经量中,色正常,血块少许,有痛经史。生育史:0 - 0 - 1 - 0(2017 年 9 月孕 60d 胎停)。2015 年 11 月、2017 年 2 月 IVF 2 次,均失败。饮食尚可,寐安,二便调。

诊查:2018 年 1 月 2 日子宫输卵管造影(HSG)提示:左侧通而不畅,右侧近端阻塞可能。2018 年 5 月 4 日复查 HSG 示:双侧通而极不畅。脉弦细,舌暗苔薄腻。

西医诊断:继发性不孕。

中医诊断:不孕。

中医辨证:肝肾不足,冲任脉络受阻。

治法:养肝益肾,填补精血,疏利冲任。

方药:黄芪 20g,当归 12g,川芎 10g,白芍 15g,丹参 20g,枸杞 15g,熟地 10g,女贞子 12g,菟丝子 12g,桑葚 12g,制香附 12g,川楝子 12g,王不留行 15g,路路通 15g,娑罗子 8g。12 剂,每日 1 剂,水煎服。

二诊(5月20日):末次月经5月10日,量少,无不适。症如前述,经后小腹时有抽掣作胀,腰部酸楚。脉弦细,舌暗,苔薄少津。证属精血衰少,冲任脉络受阻。治宗原法。

方药:黄芪20g,党参20g,丹参20g,当归20g,川芎6g,枸杞15g,熟地9g,女贞子12g,菟丝子12g,桑葚12g,制香附12g,川楝子12g,王不留行15g,路路通15g。15剂,每日1剂,水煎服。

三诊(6月6日):末次月经6月2日,周期提前,量偏少,经后无殊。脉细缓,舌暗,苔黄薄。仍属肝肾不足,精血衰少。治拟养肝益肾,峻补冲任。

方药:太子参20g,当归12g,川芎6g,白芍15g,生地10g,熟地10g,女贞子15g,枸杞子15g,川断15g,巴戟天15g,覆盆子15g,怀山药20g,白术15g,淫羊藿12g,肉苁蓉15g。7剂,每日1剂,水煎服。

四诊(6月22日):末次月经6月27日,行经4日,腰部酸痛,月经量少,时感神疲乏力,劳累所致。测尿促卵泡素11.63mIU/mL。脉细弦迟,舌质暗,苔薄少津。证属脾肾气虚,精血不足。治拟补肾益气。

方药:黄芪20g,当归12g,川芎10g,白芍12g,生地10g,熟地10g,女贞子15g,枸杞子15g,川断15g,巴戟天15g,覆盆子12g,白术15g,制苍术15g,制香附12g,肉苁蓉15g。15剂,每日1剂,水煎服。

五诊(8月2日):末次月经7月21日,月经量中,无不适。脉细,舌略尖红,苔薄少津。治宗原法,补肾益气养阴。

方药:黄芪20g,当归12g,生地10g,熟地10g,陈皮6g,川芎6g,女贞子15g,枸杞子15g,桑葚15g,菟丝子15g,川断15g,桑寄生15g,狗脊15g。15剂,每日1剂,水煎服。

六诊(8月25日):末次月经:8月18日,量中,5日净,经潮后无不适。脉细,舌暗尖红。B超监测有优势卵泡,求嗣心切。本次欲试孕,治拟补肾益气,疏冲促孕。

方药:黄芪30g,当归12g,川芎6g,赤芍15g,枸杞子15g,女贞子

12g,桑葚 12g,巴戟天 15g,淫羊藿 15g,石楠叶 9g,石菖蒲 10g,娑罗子 12g,路路通 15g。12 剂,每日 1 剂,水煎服。

分析点评:患者既往 70d 胎停清宫后冲任损伤,后又有行试管婴儿 2 次失败史,脉弦细,说明患者肝肾亏虚,精血衰少,不得养胎。舌暗表明有瘀,HSG 提示输卵管不通畅,说明患者冲任瘀阻不通。证属肝肾不足,精血衰少,冲任脉络受阻。治拟养肝益肾,填补精血,疏利冲任。方拟调经促孕。以黄芪当归汤加党参、为君补气养血、活血调经。熟地、菟丝子、桑葚、女贞子为臣药平补肝肾,填精生髓。川芎、王不留行、路路通疏利冲任。五诊时,患者舌略尖红,治拟补肾益气养阴,体现了黄老师的辨证思想。六诊时因患者求子心切,且 B 超监测有优势卵泡,故加石菖蒲、石楠叶促孕。

医案 5:男性不育症

魏某,男,36 岁,2020 年 12 月 19 日初诊。

主诉:婚后 7 年未避孕未育。

现病史:婚后性生活如常,偶尔阳痿早泄,疲惫时尤甚,眼睛干涩,平素手足心发热,睡眠后时常有轻微盗汗,食欲尚可,大小便正常。

诊查:其妻子检查正常。患者精液分析结果显示:精液量 3mL,pH 值为 7.5,液化时间 40min,精子密度 178.06×10^6/mL,精子成活率 23.64%。舌质淡红,苔薄微黄,尺脉弱。

西医诊断:男性不育症(弱精症、精液不液化)。

中医诊断:男子艰嗣。

中医辨证:肾精不足,阴虚火旺。

治法:补肾益精,滋阴降火。

方药:熟地 15g,生地 15g,山萸肉 30g,山药 30g,茯苓 15 g,泽泻 15g,丹皮 15g,菟丝子 20g,韭菜籽 15g,覆盆子 15g,枸杞 15g,五味子 10g,沙苑子 15g,黄精 15g,桃仁 9g,红花 9g,葛根 15g,地骨皮 10g。15 剂,水煎服,日 1 剂。

二诊(2021年1月6日):服用上药后眼睛干涩和手足心发热改善,盗汗已愈,效不更方,继续服15剂。

三诊(1月23日):复查精液常规:正常。嘱患者以此方连续服用1个月巩固疗效。

四诊(2月26日):患者就诊告知,其妻子在妇科检查已受孕。

分析点评:男性不育是一种多发而难治病种,治愈率不高,治疗难度较大。一般而论,中医适宜治疗少精不育,免疫性不育,精液量少不育,精液不液化,精液支原体感染不育等症,对于功能性不育者,经治疗多有效或痊愈。而对于先天性睾丸发育不全、真性无精子及生殖系统结构严重畸形等器质性不育,则多难治愈。此病案为精液异常,以补肾为大法,其治疗原则应以化验精液异常为主要依据,临床辨证为肾阴亏损,阴虚火旺,方用六味地黄丸合五子衍宗丸加味。方中加入黄精、葛根,以增强补肾填精作用,地骨皮清虚火,五子衍宗以提高精子质量,因滋肾益肾,又唯恐滋腻而佐陈皮、桃仁、红花,补中有通,以促进精子的产生及活力的提高。

医案6:卵巢功能早衰

梁某,女,36岁,2019年8月15日初诊。

主诉:月经后期,量少1年余。

现病史:于1年来月经量少,并推后,渐至潮热多汗、焦虑抑郁、心烦易怒、阴道干涩、性欲下降。月经史:$12\dfrac{2\sim3}{40\sim60}$Lmp2019 – 06 – 15。月经量少,色暗,化验女性激素,体内促性腺激素水平上升和雌激素下降。食欲尚可,大小便正常。

诊查:舌淡、少苔,脉细弱。

西医诊断:卵巢功能早衰

中医诊断:天癸早耗。

中医辨证:肾肝脾亏虚,天癸耗竭。

治法:填补精髓,益气养血。

方药:熟地15g,山萸肉15g,山药15g,丹皮10g,泽泻10g,茯苓

10g, 当归 10, 沙苑子 15, 枸杞 15, 仙茅 10g, 淫羊藿 15g, 知母 15g, 巴戟天 15g, 川牛膝 15g, 鸡血藤 20g, 夜交藤 30g。15 剂, 水煎服, 每日 1 剂。

二诊(8 月 30 日):服用上药后月经于 7 月 30 日来潮,经量较前增加,伴随症状稍有改善,效不更方,继续服 20 剂,水煎服,每日 1 剂。

三诊(9 月 30 日):上述症状改善明显,继续上方每 2 日 1 剂。30 剂(感冒停服),水煎服。

四诊(12 月 28 日):月经基本正常,伴随症状基本消失,每周 1 剂,巩固疗效。

分析点评:卵巢早衰多与肾肝脾三脏密切相关,正是由于脏腑功能失调,阴损及阳,阳损及阴,脏腑之间相互滋生、制约失衡进而影响到天癸、冲任、胞宫,导致天癸耗竭,任冲虚衰,胞宫失养,引发卵巢早衰。中医对卵巢早衰的治疗,关键在于滋阴补肾,填补精髓,益气养血,以使气血充盈,濡养天癸,任脉通,冲脉盛,有利于早衰的卵巢重振生机。黄老师在临证体会,以阴虚证多见,故多以六味地黄汤加味治疗取效,但必加少量补肾阳药,如淫羊藿、巴戟天,取阴中求阳之效,通常合用二仙汤。临床分清三脏亏虚偏甚,以此为基础方,临床上可根据病位病性之偏予以加减,肾阳虚者可酌加附片、肉桂等;潮热多汗、烦躁失眠者酌加浮小麦、大枣、牡蛎、合欢皮、酸枣仁等;胁痛不适、纳差者,酌加郁金、川楝子、鸡内金、元胡等。

卵巢早衰(POF) 是体内促性腺激素水平上升和雌激素下降,导致持续性闭经和性器官萎缩,引起不同程度的一组症候群,已成为威胁年轻女子身心健康的常见病,尤其是白领中的年轻女士更常见。因此,黄斌强教授在诊断和疗效判断方面,一是补肾益肝运脾是治疗原则;二是要中西结合;三是坚持服药,间断服药 3～6 月。另外,加强自我保健,要作息有时,劳逸结合,保证睡眠,参加体育锻炼。饮食上要做到平衡合理,可选择一些禽肉、牛羊肉等,配合蔬菜烹调食用,以起到补肾益精、健脾养血的作用。精神上要避免不良的刺激,自觉地减轻工作方面的过度压力带来的紧张,学会放松心情,保持情绪愉悦,乐观开朗。做到这些,对早日治好卵巢早衰可起到事半功倍之效。

八、习惯性流产

医案1

李某,女,34岁,2020年1月6日初诊。

主诉:患者自述婚后怀孕5次,都在孕2个月余时流产,在妊娠期间用西医多法保胎无效。此次又停经58d,阴道见有少许褐色分泌物,尿妊娠试验阳性。前来就诊。

现病史:现感腰痛,小腹坠胀,食欲不振,曾于1年前行腹腔镜下双侧内异囊肿剥除术+盆腔粘连分离术+宫腔镜下通液术,术中见输卵管通畅。舌质淡红,舌苔灰滑,脉滑。

诊查:B超见胚芽心搏。查血FSH 11000.9IU/L。

西医诊断:习惯性流产。

中医诊断:滑胎。

中医辨证:脾肾亏损,胎元失固。

治法:补益脾肾,安胎固胞。

方药:生晒参30g,炒白术30g,熟地30g,陈皮9g,炒山药30g,山萸肉15g,阿胶10g(烊化),菟丝子20g,川断15g,黄芩9g,桑寄生15g,仙鹤草20g,升麻15g,莲蓬30g,炙甘草6g。3剂,水煎服,每日1剂。

二诊(1月9日):服用上药后,阴道褐色分泌物干净,少腹坠胀减轻。现时有掣痛气胀,呃逆,矢气则舒。继续守上方加炒白芍20g,3剂,水煎服,每日1剂。

三诊(1月13日):服用上药后少腹掣痛气胀减轻,少腹坠亦减轻。正值妊娠2月余是既往习惯性流产期间。舌苔暗黄滑,脉数滑。

继续首方加柴胡9g,黄芪20g,佛手9g,以加强升阳举陷,和中开胃。6剂,水煎服,每日1剂。

四诊(1月20日):患者少腹坠胀已愈,纳食渐增,精神较前好转。有时感腰痛或少腹牵引痛,溲黄便结,动则心慌气短,头晕,原有心律不齐史,舌色淡红,舌苔根黄腻,脉滑数。用安奠二天汤加味。用药如下:

生晒参20g,山药30g,扁豆30g,熟地15g,陈皮6g,白术30g,肉苁蓉15g,枸杞15g,杜仲15g,山茱萸9g,白芍15g,黄芩9g,甘松10g,车前子9g,炙甘草10g。10剂,水煎服,每日1剂。10剂,水煎服,日1剂。

五诊(2月2日):少腹牵引痛止,心慌气短和头晕、小便频短与大便干结均改善,饮食尚可,但仍感腰痛,舌色红,舌苔淡黄,脉滑。继续守1月20日方加川断15g。10剂,水煎服,每日1剂。

六诊(2月13日):患者已孕3月余,食欲正常,现时有呃逆,小便频短,大便稍结,仍有腰痛,舌色红,舌苔灰黄,脉滑。

继续用1月20日方去甘松,车前子,加川断15g,桑寄生15g,炒栀子9g,佛手9g。10剂,水煎服,每日1剂。10剂,水煎服,每日1剂。

七诊(2月3日):患者腰痛改善,上述诸症均消失。于2020年8月16日顺产一男婴,体重3.5kg。

分析点评:患者婚后连续流产5次,属习惯性流产,此次出现的诸症属流产先兆。首先要消除孕妇心理恐惧,然后积极跟进中医药辨证论治保胎,帮助母胎安全地度过容易流产期,直至平稳期。本例患者既往有子宫内膜异位症、宫腔粘连手术病史,加之流产5次,正气已亏,故首诊治疗以扶正为主,急宜补益脾肾,安胎固胞。方用安奠二天汤合寿胎丸加减。先后七诊主方不变。然后根据临床上不同的兼夹症状用药,如少腹坠胀加升麻、柴胡以升阳举陷,呃逆腹胀加佛手以和中开胃,热者加黄芩、炒栀子以清热等,随证机变,共凑安胎之效。

医案2

陈某,女,38岁,2020年5月8日初诊。

主诉:反复流产4次,现孕保胎。

现病史:患者婚后13年,先后流产4次,其中分别在妊娠3个月时2次,妊娠4个月时1次,妊娠5个月时1次。每次流产后必漏血不净,持续10d,伴有小腹坠胀疼痛,腰部酸痛不适。现在又怀孕2个月,恐其复发,特求中医保胎。

诊查:舌质淡,苔薄白微厚,脉细滑。

西医诊断:习惯性流产。

中医诊断:滑胎。

中医辨证:脾肾两虚,冲任不固。

治法:补肾健脾安胎。

方药:参晒参15g,黄芪20g,白术15g,白芍15g,熟地15g,菟丝子20g,川断15g,杜仲15g,桑寄生15g,苎麻根15g,砂仁6g(后下),陈皮6g,炙甘草6g。15剂,水煎服,每日1剂。

二诊(5月25日):服用上药后,自感精神状态好转,晨起感觉口稍苦,小便黄。继续上方加黄芩10g。15剂,水煎服,每日1剂。

三诊(6月10日):服用上药后口苦改善,余无不适。连续首诊(5月8日)处方,每周2剂,至足月顺产分娩。

分析点评:习惯性流产,屡孕屡堕必伤冲任,故虚证多见。"虚则补之"是本病的主要治则。为防再次流产,因而坚持长期保胎,直至足月分娩。本方用泰山磐石饮加减,患者出现的临床表现,究其原因,系肾气不足,脾胃较弱,胎气失养,胎本不固所致。故治疗之法,首要是健脾气,益肾气,佐苎麻根以防胎漏。先期每日1剂,后期采取每周2剂的方法,健而不滞,补而不腻,用药护胎直至足月顺产,效果甚佳。

九、甲状腺癌

医案1

刘某,女,45 岁,2020 年 1 月 4 日初诊。

主诉:甲状腺癌术后 10 个月,颈部肿块酸痛 2 月余。

现病史:患者于 10 个月前行甲状腺癌手术,未经放化疗,近 2 月来颈部又见肿块且觉局部酸痛,在西京医院确诊甲状腺癌术后复发,近来喉中痰多,四肢有麻胀感,睡眠及饮食尚可,大便不畅,小便正常。

诊查:精神体质尚可,颈部肿块质硬,有压痛,彩超报告:甲状腺峡部实质性占位 0.9cm×1.0cm×0.5cm,左颈部实质性占位 1.2cm×0.8cm。舌质暗红,苔薄白,脉弦数。

西医诊断:甲状腺癌术后复发。

中医诊断:瘿病。

中医辨证:痰热成毒,血瘀络阻。

治法:理气化痰,活血通络,解毒抗癌。

方药:柴胡 6g,枳壳 15g,赤芍 15g,八月札 15g,浙贝 15g,藤梨根 15g,玄参 15g,黄药子 15g,丹参 15g,法半夏 10g,陈皮 10g,茯苓 15g,莪术 15g,马齿苋 20g,甘草 10g。15 剂,水煎服,每日 1 剂。

二诊(1 月 20 日):服用上药后,患者即觉喉中痰涎明显减少,四肢麻木改善,颈部肿块酸痛改善,大便通畅。效不更方 15 剂,水煎服,每日 1 剂。

三诊(2 月 6 日):时有咳嗽,咽喉部痒且有隐隐作痛,彩超示:甲状腺峡部实质性占位 0.8cm×0.9cm,左颈部实质性占位 1.0cm×0.6cm。苔薄白,脉浮数。上方去马齿苋,加桔根 15g,牛蒡子 15g,射干 10g。15 剂,水煎服,每日 1 剂。

八诊(8 月 6 日):在此之前曾四次诊治,均在首方基础上随症加减,现症为咽喉部痒及隐痛消失,喉中仍有痰,色黄,在三诊(2 月 6

日)处方中去牛蒡子、加连翘 15g,10 剂,水煎服,日 1 剂。

十八诊(11 月 29 日):患者诉已无不适,彩超复查:甲状腺右叶残存,甲状腺未见明显肿块,舌红脉数。方用:柴胡 10g,枳壳 15g,黄芩 15g,浙贝 15g,土贝母 15g,藤梨根 15g,海浮石 20g,鳖甲 30g,玄参 12g,半夏 10g,夏枯草 30g,茯苓 15g,甘草 10g。30 剂,每 2d1 剂,水煎服予以巩固疗效,至今康健。

医案 2

邱某,男,50 岁,2020 年 5 月 9 日初诊。

主诉:颈部淋巴结肿大 1 月余,伴有嗓子干痒。

现病史:甲状腺癌术后 1 年余,近 1 月来发现颈部淋巴结肿大,口苦,咽喉干燥且痒。

西医诊断:甲状腺癌术后。

中医诊断:瘿病。

中医辨证:肝火旺盛证。

治法:清肝泻火,舒郁散结。

方药:玄参 30g,天冬 30g,八月札 18g,生牡蛎 30g,浙贝 10g,郁金 15g,山慈菇 10g,金荞麦 60g,藤梨根 60g,胖大海 3g,白花蛇舌草 60g,夏枯草 20g,甘草 10g。15 剂,水煎服,每日 1 剂。

二诊(5 月 25 日):服用上药后,患者嗓子干痒逐渐好转,效不更方,继续 15 剂,水煎服,每日 1 剂。

三诊(6 月 12 日):药后自觉诸证消失,肿大之淋巴结已被控制再未增大,巩固治疗 3 个月,病情稳定,生活自理,重返其秘书岗位,一切正常。

分析点评:甲状腺癌在内分泌系统肿瘤中发病率最高,好发于女性,以颈部肿块最为常见,是发生于甲状腺滤泡上皮、滤泡细胞及甲状腺间质的恶性肿瘤。其病因未明,目前认为可能与性别、遗传因素、射线照射、碘、TSH 及其他甲状腺疾病等有关。其在组织病理学上分为乳头状癌、滤泡状癌、未分化癌、髓样癌等。根据症状和体征、影像学检查、实验室检查、病理学检查来明确诊断。甲状腺癌属于中医瘿瘤的石瘿病症。黄老师认为甲状腺癌在临床以气滞、痰凝、血瘀、正虚为主要分型。病位在少阳经,脏腑以肝胆为主,症状以颈部包块石硬为主。石瘿的根本病因病机在于情志不畅,郁怒难申,天长日久,气郁化火或素体肝胆火旺,少阳相火妄动,炼津成痰,痰气互结,凝滞于经脉所行之处,成毒成块,进一步发展,则木火刑金,横克脾土,母病及子以及痰热生风等,甚至五脏六腑失常,严重时泛滥全身,阴阳气血遂乱,终致阴阳离决,消耗殆尽而亡。现代甲状腺癌的治疗,以手术为首选,而包括中医药在内的综合治疗不仅是国内的共识,也是防止术后复发、减轻症状、延长寿命的必然选择。针对甲状腺癌的主要病机,黄老师就其在不同阶段,辨病与辨证相结合论治。总体治则是疏肝解郁、化痰散结贯穿始终,养阴活血、抗癌解毒据证而施。

在上述对甲状腺癌的认识基础上,针对治疗原则,黄老师拟定基础方为柴胡、白芍、八月札、象贝母、生牡蛎、玄参、猫抓草、夏枯草、黄药子、土圈儿、莪术、白花蛇舌草、藤梨根、人参、甘草。方中柴胡、白芍、八月札疏肝解郁;象贝母、生牡蛎、玄参、猫抓草、夏枯草、黄药子、土圈儿、人参化痰散结并扶正;莪术破血散瘀;黄药子、土圈儿、猫抓草、莪术又有抗癌作用;藤梨根、白花蛇舌草清热解毒抗癌;甘草调和诸药。诸药组成正好对证治则,而且兼顾一药多用。临证时又当根据患者不同情况随证加减。黄老师将黄药子、山慈菇之解毒化痰抗癌,作为甲状腺癌最基本的辨病用药。肝郁气滞明显者加用紫苏梗、枳壳、枳实、郁金、香附等;痰凝重者加海藻、昆布、山慈菇、生薏苡仁等;血瘀明显者加桃仁、川芎、三棱、土鳖虫等;阴虚火旺者加生地黄、麦冬、北沙参、石斛、五味子等;气虚者加黄芪、党参等;癌毒盛而正气尚强者再加山慈菇、粉重楼、天龙等;疼痛者加炒延胡索、蜈蚣、全蝎、鸡矢藤等。发生肺转移者,多以木火刑金辨,多合黛蛤散;脑转移者,多以痰热生风立论,加蜈蚣、全蝎、白僵蚕、白蒺藜、天麻、防风、露蜂房等。

十、囊肿

囊肿就是长在体内或体表的囊状包块,常见的囊肿有卵巢囊肿、肾囊肿、肝囊肿、附睾囊肿、腘窝囊肿等,临床中常见的治疗方法就是对囊肿进行手术引流或剥离,这种方法由于创伤大、花费高、易复发,所以很多患者更倾向于中医治疗。中医认为很多脏器囊肿可以归属"癥瘕""积聚"范畴,多因情志抑郁、饮食内伤等,而使脏腑失调,气机阻滞,湿瘀内停所致。

1.囊性疾病的病因病机分析及用药经验

囊肿疾病,在现代医学检查的基础上,能够较早地、准确地诊断出来,通常为规则的圆形或者椭圆位于体表或内脏,内容物多为浆液、血液或其他半固体黏稠物。黄老师认为,囊肿性疾病的形成与血液循环差有很大关系,这类患者大多属于瘀血体质,患者通常表现为肤色暗滞、唇色暗紫、眼眶暗黑、舌下瘀络粗大,或伴有四肢末端易发凉,或伴有静脉曲张,或伴有头、胸、胁、腹及四肢的刺痛。瘀血体质的形成多由于长期情志不畅、多食肥甘油腻、久居寒冷之所,导致脏腑功能失调,经络瘀阻不通,随着时间累积,慢慢地形成囊性结构,引发病症。黄老师常用桂枝茯苓丸加减治疗各种囊肿疾病。

2.选用桂枝茯苓丸的组方特点

桂枝茯苓丸出自《金匮要略》,由桂枝、茯苓、牡丹皮、芍药、桃仁5味药,炼蜜为丸,具有活血化瘀、消癥散结之功。方中桂枝温通经脉、行瘀利水而为君药,桃仁破血逐瘀、去陈生新,牡丹皮散血行瘀,而兼清郁热,而为臣药,芍药与桂枝配伍能和营养血,与诸祛瘀药同用可以加强活血之功,茯苓健脾利水,养心安神,共为佐药,蜂蜜缓和诸药的破裂之性,诸药同用,共起活血化瘀,消癥散结之效。

本方寒温相济,攻补同施,性较平和,活血消癥而不伤正气。

原方本为丸剂,用以缓效,临床中汤剂要比丸剂见效快,故有

"汤者荡也,去大病用之;散者散也,去急病用之;丸者缓也,舒缓而治之也"之说。可知汤者对病邪有扫荡之功,可知其来势凶猛,见效快捷,也便于临床应用。黄老师通常首先用汤剂去急,症状缓解或消失后,再选用丸剂以方便慢性病病人的长期服用。

3. 应用桂枝茯苓丸治疗囊肿的注意事项

桂枝茯苓丸虽然攻补兼施,药性相对平和,本身是适用于囊肿疾病的,临床中如果出现面紫、舌质暗、身痛、有硬块、下肢静脉曲张等症或体征,可以毫不犹豫地选用。但如果既有囊肿,又兼有气虚所导致的月经色淡而淋漓不尽、内脏下垂、大便久溏等症时,要注意方中药物药量的变化,使用时也应在小剂量的基础上,加一些升阳补气之药,以免犯"虚虚"之戒。

医案 1:卵巢囊肿

李某,女,48 岁,2021 年 2 月 12 日初诊。

主诉:左下腹部疼痛不适半年余。

现病史:半年前因左下腹部疼痛不适,在西京医院诊断为卵巢囊肿,该院建议她进行手术切除,因不愿意住院开刀,拒绝手术治疗,遂来我处进行中药治疗。平素月经量多,色暗,经常伴有血块,二便正常。

诊查:血压 130/80mmHg。面色红,唇色暗,左下腹压痛明显,小便偏黄,大便偏干。B 超示:左侧卵巢肿大并见囊性结构,约 3.2cm×2.8cm,边界清。舌质暗红,苔薄黄,脉弦细。

西医诊断:卵巢囊肿。

中医诊断:积聚。

中医辨证:瘀阻胞脉,阴虚火旺。

治法:养阴泻火,舒郁散结。

方药:桂枝 15g, 茯苓 15g, 白芍 15g ,牡丹皮 18g, 桃仁 15g, 黄檗 12g ,知母 10g, 延胡索 15g ,柴胡 12g, 徐长卿 12g, 川牛膝 15g ,甘草 6g 。7 剂,水煎服,每日 1 剂,早晚分服。

二诊(2月19日):患者诉已来月经1d,经量增多,颜色暗,无血块,下腹疼痛减轻。舌质暗,苔薄黄,脉沉细。效不更方,嘱其经期过后续服7剂。

三诊(2月29日):疼痛缓解,时有便溏,午后困乏,舌质稍暗,苔薄白,脉沉缓,前方去黄檗、知母,加丹参15g,炒白术20g,桃仁减为6g,继服7剂后诸症消除。

间断性调理4月余,该患者复查B超,左侧卵巢囊肿消失。后多次电话随访,并无复发。

分析点评:卵巢囊肿多因妇女经期或产后气血亏虚,感受邪气或七情内伤而致湿毒、痰饮、瘀血阻滞,蓄积日久,形成积聚。在桂枝茯苓丸的基础上根据不同情况进行加减变化。气血亏虚者加党参、山药、当归、黄芪;热毒甚者加夏枯草、败酱草、半枝莲;血瘀重者加三七、蒲黄、五灵脂、丹参;痰气郁结者加炒白术、海藻、甘草、荔枝核;阴虚火旺者加黄檗、知母、水牛角等。

医案2:肾囊肿

黄某,男,59岁,2021年8月12日初诊。

主诉:左侧腰部疼痛,劳累后加重1年余。

现病史:因左侧腰部疼痛不适1年余就诊。患者1年前开始经常出现左侧腰部疼痛,劳累后加重,夜间疼痛影响睡眠,夜尿频,大便溏,口渴喜热饮。

诊查:血压138/86mmHg。B超示:左肾囊肿(80mm×60mm)。面色暗黄有倦容,四肢温度偏凉,左侧腰部压痛明显,舌质暗,苔白腻,脉沉弦。

西医诊断:肾囊肿。

中医诊断:癥瘕,腰痛。

中医辨证:肾阳不足,湿瘀互结。

治法:补益肾阳,祛湿散结。

方药:桂枝15g,茯苓15g,牡丹皮12g,桃仁8g,白芍15g,肉桂

6g(后下),制附子12g(先煎),巴戟天15g,杜仲15g,益智仁15g,红参10g,炒白术12g,补骨脂15g,炙甘草10g。7剂,水煎服,每日1剂,早晚分服。

服用7d后尿频及便溏症状改善,原方桃仁加量为10g,加牛膝12g。坚持服用1月,疼痛消失,后改为桂枝茯苓丸中成药,续服3月余,复查B超囊肿消失。

分析点评:肾囊肿多因素体阳虚,或七情内伤、饮食不节、房劳过度而引起阳气亏虚,导致气化失常,水液凝结为痰,气血运行不畅而生瘀,痰瘀互结于肾,凝聚成积。肾囊肿早期可能单纯出现畏寒怕冷,随着囊肿增大常见的临床症状有尿频、腰痛、尿血等。阳虚明显者可加肉桂、制附子;尿频甚者加益智仁、桑螵蛸、煅牡蛎、覆盆子、金樱子;腰痛甚者加川断、杜仲、桑寄生;尿血者加小蓟、白茅根、生地等。

医案3:肝囊肿

武某,女,62岁,2021年3月5日初诊。

主诉:右胁阵发性疼痛1周余。

现病史:因右胁阵发性疼痛求诊,伴有大便次数增多,多不成形,平素易生气,易胃脘胀满,偶有反酸。

诊查:血压136/85mmHg,面色晦暗,右侧胁肋部有压痛,B超检查示:肝右叶可见3.6cm×2.5cm无回声区,边界清楚。舌质暗,舌边胖,苔薄黄,脉沉弦。

西医诊断:肝囊肿。

中医诊断:积聚。

中医辨证:肝郁脾虚,瘀阻肝络,湿瘀互结。

治法:化瘀散结,疏肝理气。

方药:桂枝15g,炒白术20g,茯苓15g,赤芍12g,炒白芍12g,牡丹皮10g,桃仁10g,防风12g,陈皮10g,柴胡12g,枳壳12g,徐长卿12g,甘草6g。7剂,水煎服,每日1剂,早晚分服。

7 剂服后,泄泻止,胁部疼痛明显减轻,按压时仍有不适,原方减防风、枳壳、炒白芍,加党参 15g。

上方连续服用 20d,诸症除,嘱其继续服用桂枝茯苓中成药以巩固疗效。后电话随访,复查 B 超,肝区囊肿消失。

分析点评:本案治疗方用桂枝茯苓丸合痛泄要方加减。素体情志不畅,脾失健运,则泄下;气机运行不畅,则凝结成为肝囊肿。肝囊肿和情志、饮食关系密切,由于长期情志不畅,而肝气郁滞而产生水饮内停,瘀血内阻,或痰瘀互结,或湿郁化热。通常肝气郁结者加柴胡、郁金、香附;胁肋疼痛者加川楝子、延胡索、白芍;湿热重者加茵陈、藿香、车前子;脾气虚弱者加党参、白术、木香。

医案 4:前列腺囊肿

蔡某,男,48 岁,2019 年 12 月 6 日初诊。

主诉:腰痛 8 月余求诊。

现病史:患者平素腰部易酸痛,小便量少,色黄,有时伴有尿道涩痛,便后仍有尿意,曾在其他医院服用过多次中药治疗,疗效不理想。

诊查:血压 126/85mmHg, 遂行 B 超示:前列腺大小 43mm × 24mm × 24mm,腺内可探及一囊性暗区,大小约为 11mm × 9mm,后壁回声增强。舌胖色暗,苔薄黄,脉沉滑。

西医诊断:前列腺囊肿。

中医诊断:癥瘕。

中医辨证:瘀热互结,气化不利。

治法:化瘀散结,清热祛湿。

方药:桂枝 20g,茯苓 15g, 赤芍 15g, 桃仁 12g, 牡丹皮 12g, 车前子 15g, 木通 15g, 红藤 15g, 泽泻 20g, 猪苓 15g,乌药 10g,川牛膝 15g,石菖蒲 15g,生薏苡仁 30g,通草 6g。7 剂,水煎服,每日 1 剂,早晚分服。

二诊(12 月 14 日):小便量增多,色淡,腰部酸痛缓解,便时仍有涩痛不适,前方加金钱草15g。续服15d。

三诊(2020年1月10日):涩痛消失,复查前列腺B超提示囊肿变小为8mm×6mm。肾功能未见明显异常,前方加牡蛎20g,浙贝母15g。以增加其散结之功。

后在此方基础上间断性治疗3月余,复查B超,囊肿消失。

分析点评:前列腺囊肿多因湿热郁结下焦,而致膀胱气化不利,从而瘀阻经络,导致诸多小便问题,如尿频、尿血、小便浑浊、小便不利、小便涩痛等。尿频者可用桂枝茯苓丸加覆盆子、芡实、益智仁;尿血者加小蓟、仙鹤草、地榆炭、生地炭;小便浑浊,小便不利加萆薢、金钱草、车前子;小便涩痛,黄赤者加木通、菝葜、红藤、马鞭草、败酱草等。

根据囊肿形成的部位不同,还有许多囊肿未能提及,但上述几类常见囊肿及典型病例依旧可以反映黄斌强教授治疗囊肿类疾病的原则和治疗思路。桂枝茯苓丸和其他活血化瘀剂相比,化瘀而不伤正,更适合囊肿这种瘀滞日久而形成的疾病。不同部位的囊肿会影响相应部位的生理功能,也会压迫相应的局部组织产生不同的症状,可根据不同症状在桂枝茯苓丸原方基础上进行加减变化。囊肿的形成是一个长时间的过程,常常兼有热证、虚证,应当细查是否有"舌色暗""局部疼痛""面色晦暗"等这些症状,瘀证重时可将白芍改为赤芍,或增加活血化瘀之药。

十一、肝硬化腹水

医案1

孔某,男,47岁,2019年4月6日初诊。

主诉:反复腹胀2年余,加重3周。

现病史:患乙肝病已10余年,现腹胀且痛,在医院经护肝利尿抽腹水治疗,病情反复。两胁时常胀痛,困倦乏力,劳累后加重,烦躁口苦,渴不欲饮,小便赤涩,大便稀烂2~3次/d。

诊查:血压 138/86mmHg。面色暗滞有倦容,B 超示肝硬化大量腹水,舌质暗红,舌下静脉青紫,苔微黄厚腻,脉弦数。

西医诊断:肝硬化腹水。

中医诊断:臌胀。

中医辨证:肝脾郁结,湿热挟瘀,软肝化瘀。

治法:清热化湿,疏肝运脾,化瘀逐水。

方药:茯苓 30g,八月札 30g,大腹皮 18g,虎杖 30g,垂盆草 30g,车前子 30g,半枝莲 60g,昆布 30g,炒鸡内金 15g,莪术 30g,白术 50g,原三七 18g,甘草 10g。3 剂,水煎服,每日 1 剂。

二诊(4 月 10 日):药后每日泄稀水样大便数次,泄后腹水减精神稍欠,服了 3 剂腹围即减少,体重减轻 2kg。舌质转红润,黄腻苔减去其半,予上方再服 6 剂,水煎服,每日 1 剂。

三诊(4 月 18 日):服药后腹水减去大半,舌苔已退,舌质红润,小便清长,饮食转佳,唯感困倦乏力,腰背酸困。上方加川断 15g,车前子 20g,菟丝子 20g。6 剂,水煎服,每日 1 剂。

四诊(4 月 25 日):腹水已消,饮食尚可,用鳖甲煎丸,常规服以巩固疗效。

分析点评:鼓胀的致病机理,主要在于肝脾肾受损,气滞血凝,水停腹中。其病机特点为本虚标实,虚实并见。黄老师认为治疗该病宜谨守病机,以攻补兼施为原则,还应注意"至虚有盛候,大实有赢状"的特点。通常论治先要辨缓急与虚实,然后辨气滞、血瘀、水停的偏胜情况。本例属肝气郁结,脾虚失其健运,使之不能行通而化气利水,以致湿、热、瘀交织内停,日积月累而成腹水。因此,予以清热化湿,疏肝运脾,化瘀逐水。患者在三诊时系脾肾亏虚之证显露,故加川断、车前子、菟丝子益脾肾,利水湿。患者水湿内停为病之标,肝郁脾虚为病之本,在此本虚标实之际,治则以攻补兼施之法,皆相得宜,以补虚不忘实,泄实不忘虚而获疗效满意。

黄老师经验方是疏肝散瘀软坚汤,方药组成:柴胡 6g,八月札

30g,大腹皮18g,虎杖30g,垂盆草30g,车前子30g,半枝莲60g,昆布30g,炒鸡内金15g,莪术30g,原三七18g,炒白术30g,甘草10g。方中昆布、莪术、炒鸡内金软坚散结;柴胡、八月札、大腹皮疏肝理气消胀;虎杖、原三七活血化瘀;白术、车前子健脾利水;垂盆草、半枝莲清热解毒;生草调和诸药。全方共奏疏肝健脾、利水消胀、软坚散结、活血消肿之功。在临床多年来随症加减化裁效果甚佳。

医案2

张某,男,68岁,2020年2月3日初诊。

主诉:腹胀如鼓2个月。

现病史:患有乙肝病史25年,曾因牙龈出血、耳鸣在医院诊治,诊断为:肝硬化,脾大,中量腹水。经治疗后效果不理想,反觉脘腹胀满,特求中医诊治。刻见腹胀,牙痛,耳鸣,牙龈出血,全身皮肤黧黑,困倦乏力,下肢浮肿,大便稀烂3~8次/d。

诊查:血压139/88mmHg。巩膜轻度黄染,肝掌、蜘蛛痣,腹围83cm,腹壁静脉轻度曲张,肝肋下2cm,质中,脾肋下3cm,质硬,双下肢轻度浮肿。血清总胆红素(TBil)39.5mmol/L,直接胆红素(DBil)15.8mmol/L,白蛋白(A)27.8g/L,球蛋白(G)48.5g/L,A/G:0.6。肝脏B超检查示:肝硬化,脾大,中量腹水。舌淡嫩,有齿印,苔少,脉细。

西医诊断:肝硬化腹水。

中医诊断:鼓胀。

中医辨证:脾失健运,肝络瘀血,肝肾亏虚。

治法:健脾补肾,化瘀通络,益气逐水。化瘀逐水。

方药:五爪龙30g,鳖甲(先)30g,太子参20g,白术15g,茯苓20g,萆薢15g,山药50g,楮实子20g,菟丝子15g,土鳖虫10g,珍珠草30g,甘草6g。7剂,水煎服,每日1剂。

以上方加减治疗2个月,腹胀、耳鸣、牙痛、齿龈出血、下肢浮肿等症状消失,全身皮肤转为常色,肝功能恢复正常。复查B超示:肝脏稍小,腹水(-)。随访1年无复发。

分析点评:肝硬化腹水多属中医"臌胀"的范畴,鼓胀系指肝病日久,肝脾肾功能失调,气滞、血瘀、水停于腹中所导致的以腹胀大如鼓,皮色苍黄,脉络暴露为主要临床表现的一种病证。本病在古医籍中又称单腹蛊、臌、蜘蛛蛊等。肝硬化腹水属本虚标实证,本虚只能缓图,标实则应治急。攻邪逐水是治水大法,但应正确处理攻与补的辨证关系,祛邪是为扶正,扶正才能更好地祛邪。腹水初起为正虚尚存,则扶正同时不忘攻逐。本案属脾肾两虚,故以健脾益气,补益肝肾之法以扶正培本,攻补兼施佐以渗湿利尿法而坚持诊治得以奏效。黄老师在诊治肝硬化腹水通常用五皮饮、五苓散等。临证属气滞水湿、湿热蕴结为主可攻补兼施,侧重于攻,行气、利湿、清热是常用之法,每每获效。

黄老师诊治肝硬化腹水经验小结:

肝硬化腹水,其中包括肝炎后性、血吸虫性、胆汁性、营养性、中毒性等肝硬化之腹水期。黄老师指出本病初期,虽腹胀大,正气渐虚,但经合理治疗,尚可带病延年;若病至晚期,腹大如瓮,青筋暴露,脐心突起,大便如鸭溏,四肢消瘦,则预后不良;若见吐血、便血、神昏、痉厥,则为危象,预后不良。

本病的病机特点为本虚标实,虚实并见,故其治疗宜谨守病机,以攻补兼施为原则。实证为主则着重祛邪,合理选用行气、化瘀、健脾利水之剂,若腹水严重,也可酌情暂行攻逐,同时辅以补虚;虚证为主则侧重扶正补虚,分别施以健脾温肾、滋养肝肾等法,扶正重点在脾,同时兼以软肝化瘀,清化导滞。还应注意"至虚有盛候,大实有羸状"的特点,切实做到补虚不忘实,泻实不忘虚,切忌一味攻伐,导致正不胜邪,邪恋不去,出现危象。

十二、缺血性股骨头坏死

医案

安某,女,48岁,2020年4月6日初诊。

主诉:左髋疼痛,疼痛位置固定6月余,加重3周。

现病史:患左髋疼痛,久坐及劳累后疼痛加重,在陕西省人民医院骨科诊断:股骨头缺血性坏死1期。大便干,1次/d。

诊查:血压135/83mmHg。X线显示:股骨头密度不均匀。CT显示:左股骨头缺血性坏死,未见塌陷。髋关节活动受限,上下肢基本等长。舌质暗,苔薄白,脉沉弦。

西医诊断:缺血性股骨头坏死。

中医诊断:腰髋痛。

中医辨证:气滞血瘀。

治法:活血化瘀,行气止痛,补益肝肾。

方药:独活15g,川牛膝15g,骨碎补15g,鹿衔草15g,熟地10g,大云20g,桃仁15g,红花15g,当归12g,川芎10g,没药10g,伸筋草12g,透骨草12g。10剂,水煎服,每日1剂。

二诊(4月18日):疼痛减轻,大便已不干,1次/d。继续守方20剂。水煎服,每日1剂。

三诊(5月15日):患者时有耳鸣,潮热盗汗,心烦易怒,月经不规律。X线复查显示:密度不均得到改善。改用大补阴丸加味。

方药:熟地15g,知母10g,黄檗10g,山萸肉15g,枸杞15g,茯苓15g,鹿角胶15g,龟甲胶15g,桃仁15g,丹参20g,骨碎补15g,大云15g。30剂。水煎服,隔日1剂。间隔服用半年后随访,走路正常,疼痛未发。

分析点评:股骨头坏死病位在骨,涉及肝肾,病机为骨筋损伤,气血阻滞,血行不通,筋骨失养。《素问·阴阳应象大论》曰:"肾主骨生髓。"则即肾藏精,精生髓,髓养骨,故骨的生长、发育及修复,依赖于肾脏精气的滋养和推动。肾健则髓生,髓满则骨坚。否则,髓枯则骨萎,失去应有的再生能力。本例采用补肾益精以治本,取髓满则骨坚之义,加入活血之品以改善病灶骨质的营养,有利于病灶的再生与修复,故能取效。中医治疗股骨头坏死1期疗效较理想。单纯中药治疗1期股骨头缺血性坏死,能够阻止病情发展,近期疗效明显,其前提是股骨头无塌陷,对于2、3期以上的患者,如果股骨头已塌陷,单纯中药治疗只能减轻临床症状,不能阻止其发展。

股骨头缺血性坏死疼痛期,活血化瘀是基本治法,此法可以改善股骨头内的缺血状态,能增加病灶部位的血液循环,促进股骨头再生。

股骨头缺血性坏死的缓解期,补益肝肾为大法。多选用熟地、菟丝子、龟板、枸杞等;强壮筋骨多选用怀牛膝、杜仲、桑寄生等临床效果较好。

十三、白塞氏病

医案

仇某,女,30岁,2020年1月15日初诊。

主诉:口腔及前阴黏膜溃疡3年余,加重4周。

现病史:3年前发现前阴及口腔溃疡,尚未引起注意,以后逐渐有低热,关节疼痛,下肢有结节性红斑,曾按风湿病治疗并且服用激素类药物,未能奏效,而其口腔、前阴溃疡反复发作,时轻时重,在西京医院诊断为白塞氏综合征。

诊查:血压125/78mmHg。口腔黏膜有多处溃疡,呈椭圆形,边界明显平坦,表面附有灰白色纤维膜,周围有红晕。前阴及肛门、会阴处均有溃疡。梅毒血清反应(-)。舌质暗红,苔黄厚腻,脉沉细。

西医诊断:白塞氏病。

中医诊断:狐惑。

中医辨证:湿热狐惑。

治法:清利湿热。

方药:龙胆草10g,车前子10g,黄芩10g,黄连6g,生山栀10g,生地10g,土茯苓10g,白豆蔻10g,赤小豆10g,木通6g,甘草6g,马鞭草15g,败酱草15g。7剂,水煎服,每日1剂。

二诊(1月23日):药后口腔溃疡好转明显,前阴及肛门、会阴处溃疡减轻。黄厚腻舌苔已除。此时患者的湿热大势已去,故方改三仁汤合连朴饮加减。

方药:制厚朴 10g,川连 6g,石菖蒲 15g,制半夏 10g,炒香豆豉 15g,焦栀子 6g,芦根 60g。白豆蔻 10g,炒薏苡仁 20g,金银花 15g,淡竹叶 8g,木通 6g。10 剂,水煎服,每日 1 剂。

三诊(2 月 5 日):患者药后见肛门及会阴处溃疡愈合,低热消退,关节疼痛症状消失。继续巩固疗效守上方 7 剂,隔日服 1 剂。

四诊(2 月 20 日):已无明显不适,病至后期,以健脾除湿补后天之本,滋养肝肾益先天之本考虑,用归脾丸与六味地黄丸加味,加减服用 5 个月余,中间除感冒停药外,均未停药。后来患者带其亲戚看病,获知患者本人已有半年未见复发。

分析点评:白塞氏病,属中医孤惑病。辨证治疗要分期论治,急性期以邪实为主,治以清热除湿,泻火解毒为法;慢性期多为脾虚失运、阴虚内热、湿热留结、气虚血瘀等虚实夹杂证候,治宜扶正祛邪,攻补兼施;缓解期多为邪去正虚,气血不足,肝肾两亏,治以益气养血,补养肝肾。本案湿热为患,病位在上、中、下三焦,病势在急性期,故先选清利上下焦的龙胆泻肝汤加减,后又选清利中焦湿热的连朴饮合三仁汤加减,取其辛开苦降,升清降浊之特点,以宣畅气机,清利湿热。黄老师认为,上焦重在泻火解毒,中焦重在运化水湿,下焦重在清利湿热。此例病至后期,肝脾肾俱虚,因此,注重从健脾除湿,补益肝肾考虑,另外,该病难求旦夕之效,此患者亦贵在坚持治疗,故获良效。

十四、子宫内膜异位症 子宫腺肌病

医案 1:子宫内膜异位症

郭某,女,35 岁。于 2020 年 6 月 6 日初诊。

主诉:经行腹痛 5 年余,进行性加重。

现病史:患者 5 年前剖宫产后出现经期前及经期腹痛,痛连腰骶,服用去痛片不能缓解,影响正常的工作和生活。平时自感头晕耳鸣、神疲体倦、腰膝酸软,纳可多梦,尿频,大便偏溏。

诊查:血压120/75mmHg。月经$\frac{7}{25 \sim 30}$Lmp 2020 – 05 – 25,月经量多,色红,有血块,经潮腹痛甚。本周期工具避孕,无妊娠计划。阴式B超示:右附件区可见一无回声区,内可见细密样光点,范围为3.8cm×3.6cm。CA125:40U/L。舌质淡黯,脉沉细。

西医诊断:子宫内膜异位症。

中医诊断:癥瘕。

中医辨证:肾虚血瘀证。

治法:补肾活血,化瘀通络,调经止痛。

方药:桑寄生15g,生杜仲15g,川断15g,浙贝母10g,夏枯草10g,荔枝核10g,三棱10g,丹参15g,川芎6g,蜈蚣2条,延胡索10g,乌药6g,香附10g,鸡血藤15g,益母草15g。共14剂,每日1剂,早晚水煎温服。同时单开三七粉3g,共3剂,经期第1~3d温水冲服。

二诊(6月26日):服上方后。Lmp 6月18日,今为月经第8d,经血仍淋漓未净。诉痛经较前有所缓解,仍有乏力症状,纳眠可,大便溏,舌脉同前。嘱患者本周期继续避孕,治法以化瘀止血、补益脾肾为主。在上方基础上减蜈蚣、三棱,加茜草炭、莲须以化瘀止血,加生黄芪、白术、茯苓以健脾祛湿。共7剂,每日1剂,早晚水煎服用。同时单开三七粉3g,共3剂,经期第1~3d温水冲服。

三诊(6月29日):患者诉月经已干净,其乳房胀痛,乏力症状缓解,纳眠可,二便调,舌淡,苔薄白,脉弦细。

方药:川断15g,桑寄生15g,生杜仲15g,夏枯草10g,浙贝母10g,荔枝核10g,三棱10g,丹参15g,川芎6g,蜈蚣2条,延胡索10g,川楝子6g,香附10g,益母草15g,鸡血藤15g。15剂,每日1剂,早晚水煎服用。

四诊(9月14日):中药调理3个月后,诉经行腹痛明显缓解,现可耐受,无须服用止痛片;月经量较前减少,淋漓不尽症状消失。现患者痛经症状改善,要求调理备孕。末次月经 9 月 5 日,经量正常,色红,血块少许,行经 5d,伴有轻度痛经,可耐受,今为月经第 10d,此期为卵泡期。阴式 B 超监卵:子宫内膜 0.4cm,CDFI:内膜及内膜下未见明显血流信号;左卵巢内可见大 0.8cm×1.0cm 无回声区。卵泡中期子宫内膜偏薄,诊为薄型子宫内膜。

治法:以滋阴养血兼以活血为主。

方药:黄芪 30g,覆盆子 15g,女贞子 15g,菟丝子 15g,紫河车 10g,白术 15g,丹参 15g,当归 6g,川芎 6g,三七粉 6g,益母草 15g,生甘草 5g。7 剂,每日 1 剂,早晚水煎服。

五诊(9 月 22 日):阴式 B 超监卵:子宫内膜 0.6cm,CDFI:内膜及内膜下可见及少量血流信号;左卵巢内可见大小为 1.5cm×1.7cm 无回声区。尿 LH 试验:15IU/mL。此期为排卵期,治疗以活血通络促排卵为主,上方基础上加滇鸡血藤 15g,丝瓜络 15g,泽兰 10g。3 剂,每日 1 剂,早晚水煎服。

六诊(9 月 26 日):监卵:子宫内膜 0.9cm,双卵巢未见卵泡,提示已经排卵。此期为黄体期,治法以补肾健脾固冲为主,慎用活血药物,主方为寿胎丸加减。

分析点评:子宫内膜异位症是子宫内膜组织生长于子宫腔以外部位而引起的病变。常见临床表现为痛证和不孕症,通常在临床应抓住病因、分期用药。《证治准绳》云:"血瘕之聚……腰痛不可俯仰……小腹里急痛,深达腰腹……此病令人无子。"其证候同内异症,内异症当属"血瘕"范畴。唐容川《血证论》中指出:"既然是离经之血,虽清血、鲜血,亦是瘀血。"认为异位内膜的脱落、出血等同于中医所谓的"离经之血",其主要因为淤血占据血室,经血不得归经逆流于胞宫之外,停留于局部,日久不能吸收而成瘀血。因此淤血为内异症的病理产物,又是致病因素。内异症是慢性病,因病灶长期存在而久病必瘀或久病必虚,凡能引起冲任、胞宫气血运行不畅或失于濡润的因素,均可导致该病的发生。因此,黄斌强教授认为本病的核心病机为血瘀,故在临床治疗中常围绕"缓解疼痛"和"种子受孕"展开。

此医案为剖宫产后出现了痛经现象,是因金刃曾伤,离经之血蓄积胞宫而为瘀血,瘀久胞宫失养则虚,不荣则痛,发为经行腹痛。结合其临床症状及脉舌,辨证为肾虚血瘀证。在初诊时为非经期,用了补肾活血为大法,川断、桑寄生、杜仲既能补肾又可活血,取其"补""活"之效;癥瘕积聚之所以能结者,多为痰聚,故取浙贝、牡蛎、夏枯草以软坚散结。在二诊时患者月经淋漓不尽,则选用了茜草炭、蒲黄炭、三七粉活血而不留瘀。病久多虚,故加用四君子以健脾益气。四诊时,经过化瘀定痛治疗已经过了3个多月经周期,患者月经期腹痛症状明显改善,故计划妊娠。

黄老师在本例根据女性生理特点的变化,采取了阶段性用药,当卵泡中期子宫内膜厚度<7mm时,诊断为薄型子宫内膜,治疗中予以养血生精,畅通气血,调和阴阳。常用的滋阴药物为九地、女贞子、覆盆子等;同时健脾益气用黄芪、白术;并用养血活血的当归、川芎及补益肝肾的杜仲、菟丝子、巴戟天等;在黄体期予以补肾健脾、固肾安胎,常用苎麻根、山药、白术等;通常用温肾助阳的药以充黄体功能,加强助孕安胎。

医案 2:子宫腺肌症

郭某,女,34 岁。于 2021 年 2 月 3 日初诊。

主诉:痛经 10 余年,加重 1 年。

现病史:体胖乏力,心烦易怒,纳食及睡眠可,每次经潮腹痛,10余年来曾多次在外院就诊,诊断为"子宫腺肌症",曾以止痛药、GnRH – a 治疗,效果不佳。近 1 年痛经加重,需口服止痛药,曾育有 1子,体健。近 1 年未避孕,未孕。月经 $12\frac{5-7}{30-40}$Lmp 2021 – 01 – 10,经量较多,色暗红,较多血块,月经错后,大便较黏。

诊查:患者身高 158cm,体重 90kg,BMI:35.2。阴式 B 超:子宫7.9cm×8.8cm×7.8cm,肌层回声不均,可见点线状强回声。血清

CA125:104 U/ mL。舌体胖大,质暗,苔黄腻,脉滑。

西医诊断:子宫腺肌症。

中医诊断:痛经。

中医辨证:痰瘀互阻证。

治法:化瘀通络,调经止痛。

方药:生黄芪 20g,浙贝母 15g,夏枯草 15g,当归 10g,川芎 6g,泽兰 10g,茜草 10g,茯苓 15g,白术 15g,生牡蛎 15g,川断 15g,乌药 6g,香附 10g,茵陈 10g,生麦芽 20g,陈皮 6g。12 剂,水煎服。另配三七粉 3g,每次 1.5g。每日 2 次,仅经期水冲服。

二诊(2 月 16 日):已服上方痛经明显减轻,末次月经时间为 2 月 5 日,经量正常,色鲜红,小血块,轻度痛经,心烦易怒,困倦乏力改善,大便成形。继续上方加减。

方药:生黄芪 30g,浙贝母 15g,夏枯草 15g,川芎 10g,泽兰 10g,茜草 10g,茯苓 15g,白术 15g,生牡蛎 20g,当归 10g,川断 15g,乌药 10g,香附 10g,炒麦芽 15g。20 剂,水煎服。

三诊(3 月 18 日):诉服药后痛经已近消失,末次月经 3 月 1 日,量色如常,无血块及痛经。情绪稳定,纳眠可,二便调。体重减轻,现已 86kg。

方药:生黄芪 30g,浙贝母 10g,夏枯草 15g,当归 10g,川芎 6g,泽兰 10g,茜草 10g,茯苓 15g,白术 15g,生牡蛎 15g,川断 15g,乌药 6g,香附 6g。15 剂,水煎服。

四诊(4 月 15 日):未诉明显不适。复查阴式 B 超:子宫 6.8cm × 4.1cm ×2.5cm,肌层均匀,血清 CA125:30 U/mL。余未见异常。

上方 7 剂备用,另备三七粉 3g,每次 1.5g,每日 2 次,仅经期水冲服。

分析点评:患者体胖,故易生痰瘀。痰瘀相生,则发痛乱。用药以浙贝母化痰,夏枯草散结,川芎通络,泽兰调经,茜草止血,茯苓利湿,白术燥湿,牡蛎软坚,归芪养血,续香复旧,又增以茵陈、麦芽、陈皮,以醒脾和胃,健运后天之本,川断、三七理血止痛,乌药、香附、白芍、甘草缓急止痛,炒麦芽行气健脾、消积减肥,标本兼顾,诸症皆消。

医案3:子宫腺肌症

郭某,女,36岁。于2021年5月6日初诊。

主诉:月经来潮腹痛3d,右下腹疼痛加重1d。

现病史:每次经潮腹部剧痛已3年余,近半年来加重。本次经期腹痛3d,以右下腹疼痛为甚,月经 $14\dfrac{4-6}{28-45}$ Lmp 2019-5-3,经量中等,色暗红,有血块。于3年前因急腹症行右卵巢巧克力囊肿剔除术。术后半年出现经期右腹股沟疼痛,需服止痛片,难以正常工作,今日就诊前在医院肌肉注射山莨菪碱针剂,疼痛稍减。现口唇青紫,四肢厥冷,小腹拒按,食欲尚可,睡眠多梦,尿频,大便偏溏。

诊查:患者体瘦,痛苦面容,血压128/78mmHg。盆腔B超示:子宫增大,点状回声,左卵巢见4.3cm×4.5cm囊肿,壁厚。提示:子宫腺肌病,左卵巢囊肿。舌色淡,舌边有齿印,脉沉弱。

西医诊断:子宫腺肌症。

中医诊断:痛经。

中医辨证:寒凝血瘀。

治法:温经散寒,活血祛瘀,调经止痛。

方药:桂枝10g,茯苓15g,赤芍10g,当归10g,元胡15g,五灵脂12g,细辛3g,蒲黄10g,川芎10g,附片6g(先煎),姜炭6g,吴茱萸5g,延胡索10g,乌药10g,乳香12g,没药12g,炙甘草6g。共3剂,每日1剂,早晚温服。共3剂,水煎服,每日1剂。

二诊(5月10日):已服上方后患者腹痛即止。行经期常为6d,现月经已净,大便偏溏改善,尚感头晕,仍有尿频,要求继续服药,以根除痛经。舌色淡红,舌苔灰黄,脉沉细。守原方加覆盆子15g。7剂,水煎服,每日1剂。

三诊(5月18日):药后患者二便正常,睡眠好转,心情愉悦,面色较前润泽,已无其他不适,继续二诊(5月10日)处方去覆盆子,7

剂,嘱下次经前水煎服。

随访:患者诉每于经前服用1周,经期腹未痛,此后月经周期正常,直至随访已半年多时间,经期腹痛再未发作。

分析点评:子宫腺肌病是西医的病名,是子宫内膜侵入子宫肌层引起的一种良性病变。在中医学中无此病名记载,但其临床症状和体征属于中医的"痛经""癥瘕""月经过多""经期延长"等病的范畴。典型症状是继发性痛经,进行性加重,月经量多,经期延长和子宫增大。

子宫腺肌病多继发于产后、人流、诊刮术后,B超检查可在肌层中见到种植内膜所引起的不规则回声增强。多由于产后或术后,血室正开,正气虚损,寒邪乘虚客于胞中,寒凝血瘀;或内伤七情,肝郁气滞,血行不畅致血瘀;或肝郁脾虚,运化失职,水湿内停,肾阳虚弱,气化无力,致津液不化,聚湿成痰,痰阻气滞,与血相搏结。气滞、寒凝、痰湿均可致血瘀,瘀滞冲任胞中久而成癥瘕;瘀血内阻,冲任失调,则月经量多,经期延长;气机不畅,不通则痛,故而痛经。

黄老师认为本病的实质是血瘀为患,属实证。但病久,失血伤津耗气,致气血虚弱,而转为虚实夹杂证。凡30岁以上的经产妇,出现月经量多、经期延长以及逐年加剧的进行性痛经,检查时子宫呈均匀性增大或有局限性结节隆起,质硬而有压痛,经期压痛尤为显著时,应首先考虑为子宫腺肌病。

本医案患者的临床辨证属寒凝血瘀,故取当归四逆汤温经散寒,用少腹逐瘀汤活血化瘀。二方合用,标本兼治,使寒得温化,瘀血得活而收疗效。

黄老师通常对本病的治疗以活血化瘀消癥为主,结合辨证分型兼而治之。如气滞血瘀则疏肝理气,湿热瘀结则清热化湿,寒凝血瘀则温经散寒,痰凝血瘀则祛湿化痰。非经期以扶正为主,祛邪为辅。以温阳益气养血为主,少佐软坚散结消癥之品,通常亦以消瘰丸加海藻、昆布、夏枯草、鸡内金软坚散结为主,软化结节,配以三棱、莪术活血化瘀消癥。月经前期及经期则以活血化瘀止痛为主。考虑患者久病必虚,气愈虚血愈滞,故在活血化瘀、软坚散结基础上,适时加党参、黄芪补气行滞,并加附片温通胞脉。使得气足则血生,气旺则血畅,血得温则行,阴得阳助则生化无穷,气血充足,血行顺畅,癥瘕渐消;经期则活血化瘀止血,使体内淤血随经血尽去,淤血祛陈则新血安其宅,不止血血自止,血行通畅则痛经消失。经上述法则诊治,通常病人症状会明显改善,B超复查囊肿会逐渐缩小或消失。

黄老师在辨证论治的同时,很注重子宫腺肌病预防的重要性。一是强调注意经期卫生,月经期禁止性生活;二是在月经期间应避免不必要的妇科检查,尽量避免做宫腔内手术;三是坚持避孕,不做或少做人流。另外最关键是尽量少服用蜂蜜、蜂胶、红枣及大量服用阿胶等,这些滋补品极可能是容易引起体内雌激素增高,从而诱发子宫腺肌病和加重病情。

十五、宫颈癌

医案 1

安某,女,46 岁。于 2020 年 11 月 10 日初诊。

主诉:宫颈癌手术后发热半年余。

现病史:于半年前行宫颈癌手术,经放疗、化疗各 1 次。近半年来潮热阵发,睡眠梦多,自感足及手心发热,外阴潮湿,大便干燥。

诊查:血压 120/75mmHg,白细胞偏低,肿瘤指标异常。舌质红干间裂纹,舌苔黄腻,脉沉细。

西医诊断:子宫癌术后。

中医诊断:胞门积结。

中医辨证:气阴两虚,湿热毒聚。

治法:益气除湿,养阴清热,解毒抗癌。

方药:西洋参 15g,银柴胡 10g,苍术 15g,黄檗 10g,炒薏苡仁

60g,地骨皮 30g,青蒿 20g,炙鳖甲 30g,半枝莲 60g,白花蛇舌草 60g,桃仁 15g,夜交藤 30g,川牛膝 15g,炙甘草 15g。15 剂,水煎服,每日 1 剂。

二诊(11 月 26 日):已服上方后患者夜寐好转,潮热、口干及外阴潮湿改善,大便较畅。继续上方加减调理 2 月余,上述症状均瘥,多次复查肿瘤指标及血常规均在正常范围。

医案 2

安某,女,30 岁。于 2020 年 1 月 5 日初诊。

主诉:宫颈癌术后体弱不耐受化疗而求诊治。

现病史:于半年前行宫颈癌手术,现呈严重恶病质状态,体质不能耐受化疗,不思饮食,水米难进,腹胀便溏,月经停潮 5 个月。

诊查:血压 98/65mmHg,面色黯黄,白细胞偏低,肿瘤指标异常。舌质红干间裂纹,舌苔黄腻,脉沉滑而数。

西医诊断:子宫癌术后。

中医诊断:癌病。

中医辨证:正虚邪盛,湿浊阻滞。

治法:保护胃气,扶正抗癌。

方药:西洋参 15g,炒白术 60g,茯苓 30g,半夏 6g,陈皮 10g,八月札 18g,藿香 15g,苏梗 15g,炒薏苡仁 60g,焦三仙各 15g,白花蛇舌草 60g,藤梨根 60g,半枝莲 30g,三七 20g,甘草 15g。7 剂,水煎服,每日 1 剂。

二诊(1 月 13 日):已服上方后患者有食欲望,可进半流食少许,精神好转。继续守方 7 剂,水煎服,每日 1 剂。

三诊(1 月 21 日):药后精神明显好转,腹胀便溏改善,能自行前来复诊,继续随症加减治疗 3 个月,体重增加 2kg,且有正常月经来潮。随后患者坚持服药,继续调理 1 年余,其间多次复查肿瘤指标均在正常范围。自觉已无其他任何不适,现已重返工作岗位,恢复全日工作,符合临床治愈。

医案 3

蒲某,女,45 岁。于 2019 年 10 月 10 日初诊。

主诉:腰腿痛 1 年余就诊。

现病史:于 2016 年前行宫颈癌切除手术,因腰痛于 2018 年 8 月检查,MRI 示:L_4椎体信号改变,椎旁软组织肿块,考虑转移灶。后进行多次放疗、化疗,病情反复。刻诊:腰部疼痛,遇冷尤甚,双下肢时有麻木,大小便正常。

诊查:血压 120/75mmHg,痛苦貌容,舌质淡,苔薄黄,脉沉细。

西医诊断:宫颈癌术后骨转移。

中医诊断:癌病。

中医辨证:肝肾亏虚,气血不足,寒湿痹阻。

治法:补肝肾,益气血,祛寒湿,止痹痛。

方药:红参 g,10 独活 12g,寄生 15g,秦艽 10g,防风 10g,川芎 10g,细辛 5g,当归 12g,熟地黄 30g,桂枝 12g,白芍 15g,茯苓 15g,杜仲 15g,牛膝 20g,透骨草 15g。7 剂,水煎服,每日 1 剂。

二诊(10 月 18 日):服药后自述疼痛已除,舌红,苔薄,脉细。效不更方,继续服上方巩固疗效。

十六诊(2021 年 2 月 18 日):患者坚持每隔日服用上方半年后,CT 复查未见复发。现症见:食欲不振,四肢困倦,劳累尤甚,睡眠梦多,左腹胀痛,便不成形。舌质淡红,苔薄白,脉沉细。证属劳倦伤脾,脾虚气滞导致疼痛。当以健脾益气,行气止痛。嘱用中成药归脾丸,按说明服用。

2021 年 9 月 20 日患者带其亲属来看病,告诉她本人从医院诊断宫颈癌术后骨转移而采取中医药诊治半年即控制病情后,时间已过 2 年余,CT 复查未见复发迹象。现体力恢复如常,下地干活一如既往。

分析点评:医案 1 患者叠经手术、放疗、化疗后,呈现气阴两虚,湿热下注之势,黄老师拟四妙丸合青蒿鳖甲汤,全方标本同治,扶正抗癌,兼顾胃气。方中四妙丸清利湿热;青蒿鳖甲汤清热养阴;西洋参、苍术、炙甘草顾护胃气,扶正祛邪;半枝莲、白花蛇舌草、炒薏苡仁运脾化浊、利湿解毒。纵观全方益气除湿,养阴清热,解毒抗癌。

医案2 患者属正虚邪盛,而病机错杂,黄老师认为治宜"难病去中"当以固护后天之本为核心,兼以疏肝养血、化浊散瘀、扶正抗癌。方中用六君子汤及藿香、苏梗、炒薏苡仁运中化浊,重用炒白术、炒薏苡仁健脾开胃、保护胃气;焦三仙消食化积;八月札疏肝抗癌;白芍养肝柔肝;三七活血散瘀;白花蛇舌草、藤梨根、半枝莲清热解毒抗癌;甘草调和诸药、补益正气。服药1周后,患者有了食欲,而且逐渐转佳,二便渐调,乃胃气复来,病有挽救之机,故仍守原法为主,遵循"存人为先,缓消肿瘤"之旨,在治疗过程中,根据正邪的盛衰而随症加减消瘤散结抗癌之品,并坚持中药调理以获临床治愈。

医案3 患者宫颈癌切除术骨转移疼痛表现最明显,究其病机,肝肾亏损,气血不足是本,癌毒入侵,伤筋蚀骨是标。从初进行多次放疗、化疗,病情反复且止痛效果不理想,故放弃以毒攻毒之治法,选用中医药之补肝肾,益气血,祛寒湿,止痹痛的独活寄生汤而奏效。其后劳倦内伤心脾,予以健脾益气,行气止痛的归脾丸,既服用方便,又经济实惠巩固疗效。至今时过2年余,未见复发迹象,临床康复。

十六、多囊卵巢综合征

医案

郭某,女,27岁。于2020年5月15日初诊。

主诉:月经错后3年,停经6月。

现病史:于1年前在省人民医院诊断为糖尿病,脂肪肝。食欲及睡眠尚可,每次经潮欠规律,月经 $14\dfrac{7}{30\sim180}$ Lmp 2019 - 11 - 10,经量中等,色暗红,有大量血块,二便调。

诊查:血压135/85mmHg。身高154cm,体重85kg,BMI为35.5,B超:子宫内膜厚0.7cm,双侧卵巢成多囊改变,左侧卵巢大小

3.4cm × 2.4cm,左卵巢最大卵泡 0.7cm × 0.6cm,右侧卵巢大小
3.8cm × 1.8cm,右卵巢最大卵泡 0.5cm × 0.6cm。舌暗红,舌苔白,
边有齿印,脉沉滑。

西医诊断:多囊卵巢综合征(PCOS)。

中医诊断:月经稀发。

中医辨证:脾虚痰湿证。

治法:健脾化湿,益肾调经。

方药:党参 15g,茯苓 15g,白术 15g,半夏 6g,陈皮 6g,川断 15g,
桑寄生 15g,杜仲 10g,香附 6g,三棱 10g,泽兰 10g,桃仁 6g,丝瓜络
15g,夏枯草 10g,浙贝 10g,红景天 15g,黄精 15g,益母草 15g。7 剂,
水煎服,每日 1 剂。

二诊(5 月 23 日):服上方后患者月经仍未来潮,但困倦乏力较
前明显改善,舌质淡红,舌苔白边有齿印,脉沉细。继续上方加鹿角
霜 10g。7 剂,水煎服,每日 1 剂。

三诊(5 月 30 日):上方后患者月经仍未来潮,末次月经 5 月 24
日,量中,色如常,有血块少许,轻度痛经,伴经期全身乏力,小腹坠
胀,腰酸膝软,纳眠均可,大便稀软。舌淡,苔白,脉沉细。处方如下:

菟丝子 20g,桑寄生 15g,川断 15g,鹿角霜 15g,茯苓 15g,白术
15g,鸡血藤 15g,丝瓜络 15g,冬瓜仁 15g,路路通 10g,泽兰 10g,浙贝
10g,夏枯草 10g,荔枝核 10g,红景天 15g,益母草 15g。14 剂,水煎
服,每日 1 剂。

四诊(6 月 25 日):上方后患者月经于 6 月 20 日来潮,量可,色
红,少许血块,轻度痛经,伴有经期精神倦怠,乏力。近日感冒,咳嗽
咯白色痰,伴清涕,饮食及睡眠可,二便调。舌淡,苔白,脉细。B 超:
双侧卵巢成多囊改变,左侧卵巢大小 2.4cm × 1.8cm,右侧卵巢大小
3.5cm × 1.8cm。

方药:桑寄生 15g,川断 15g,枸杞 15g,茯苓 15g,白术 15g,浙贝
15g,丝瓜络 15g,桔梗 15g,路路通 10g,泽兰 10g,紫苏叶 10g,橘红

10g,玉蝴蝶 6g,甘草 6g。7 剂,水煎服,每日 1 剂。

五诊(7 月 2 日):药后感冒愈。仍腰酸膝软,纳眠均可,二便调。舌淡红苔白,脉沉细。

方药:川断 15g,桑寄生 15g,杜仲 10g,菟丝子 20g,红藤 15g,路路通 10g,泽兰 10g,皂角刺 15g,丝瓜络 15g,荔枝核 10g,浙贝 10g 黄芪 20g,益母草 15g。15 剂,水煎服,每日 1 剂。

后患者月经基本 30~40d 一潮。

分析点评:本案例 PCOS 患者持续排卵障碍,青春期及育龄期月经稀发,甚至闭经 6 月余,其病因病机为痰湿脂膜阻滞于冲任,胞脉气机不畅,故月经后期稀发,甚至闭经;痰湿流滞于经络则四肢倦怠、疲乏无力;脉舌均为痰湿内盛之象。患者顽痰闭塞,月经不行,加浙贝、夏枯草开郁散结,化痰解毒;配茯苓主为治痰,痰气散而卵巢多囊性增大则会得到改善,使得周遭不郁,夏枯草,微辛而甘,故散结之中,兼有和阳养阴之功。脾虚痰湿不化加六君子汤健脾化痰。经化痰除湿、活血通络后冲任已调,月经可自行来潮。

PCOS 患者常持续处于月经后期阶段,黄老师根据月经周期而分 3 期论治效果显著。在月经干净后,即为经后初期(胞宫空虚,阴长不显,恢复为主)、经后中期(阴长阳消,阴长趋势渐旺)、经后末期(阴长阳消,阴阳运动剧烈),在此不同阶段各有所侧重。3 期论治具体为:

一是在经后初期,此期因阳气仍较旺盛,阴长之势不足,而且胞宫空虚,此时以恢复阴血为主。又因"静能生水",在治疗时尽量避免使用祛痰化湿的药物以免损伤阴血,用药以滋补肝肾之阴为主。

二是在经后中期,此期阴长阳消之势逐渐明显,即"静中有动",PCOS 患者此期时间较长,因此是治疗本病最重要的时期,要阴阳并治。以补阴为先,从脏腑根本治疗 PCOS;化痰为次,改善卵巢多囊状态;调血为末,养血调经令卵巢新生。

三是在经后末期,此时带下较多,很快进入排卵期,治疗应注意

"阴阳并补",滋阴与补阳并重,不但可以维持阴长的需要,而且可以控制阴损及阳而导致的痰湿滋长。

在临床上本病属妇科常见病,其形成机理复杂,标本兼有,且标重于本。患者常体型肥胖,多毛多脂,月经错后、稀发,临床部分患者经过中药周期治疗后可改善月经周期,但多数易反复。停药后,月经正常来潮 6~12 个月,可再次出现月经错后等症状。患者一旦遇到压力、劳累等情况,容易诱发。因此,黄老师每每遇此患者,在治疗开始时,即告知患者本病的顽固性与复杂性,要求树立信心和耐力,配合坚持方可获得良效。

第五章　师徒对话

第一节　学术传承

师徒对话一　如何看待经方与验方

问：如何处理中医的经方继承与验方创新的关系？

答：经方是中医学的精华。中医学的发展靠无数人的自身试验、靠临床经验的积累才能缓慢地向前发展，前人的经验是后人实践的基础。历史是检验和加工医学经验最好的工具。准确地说，中药经方是指中药经典方剂的意思，主要是指以医圣张仲景为代表的我国历代名医所创的经典名方。狭义地说，就是指张仲景的传世巨著《伤寒论》《金匮要略》两本书中实际记录的 269 个方剂，后人尊其为"经方"。广义地说，是指后世历代名医又从经方中衍化出的名方，记载在中医古籍名著中，其次，历代一些名医在临证中创造的名方也可称为经方。中药验方是临床经验方的意思，主要是指通过多年的临床运用，虽然不是经典方，但是临床实践验证了其疗效的方子。对学习中医的人来说，《伤寒论》《金匮要略》中许多经方之所以必须掌握，就因为它们是经过数千年实践检验被证实了的经验方。经方是配方的基础，方是药物的配伍结构，在中医药理论体系的发展演变过程中，"创新"表现为对固有理论、技术、运用范畴等方面的改进。其创新的思维方式以及创新的结果,都应符合中医理论体系的核心观念、思维模式及其学术特征。传承与创新是中医理论体系发展演变的两种基本样式。传承是创新的基础与保障,创新对传承亦具有推动作用,两者之间对立统一、相互促进,共同推动中医药学的发展。

师徒对话二　经络系统解惑答疑

问1:经气的意义是什么?

答:经气就是经络之气。经气的意义有3个方面:第一,指禀受先天之精气产生的原气。原气是禀受于先天,由先天之精所化生,藏之于肾,维持经络通行血气,营运阴阳,调节虚实,处治百病的功能力量,也是俞穴能够通过经络的传导发生治疗作用的动力。经气中包含着经络本身与生而来的原气,即经络元气,而这种经络元气的禀受所出之处,则是肾与命门。第二,指流行经脉内外的营卫之气即谷气。"人受气与谷,谷气入于胃,以传与肺,五脏六腑,皆以受气,其清者为营,浊者为卫,营在脉中,卫在脉外,营周不休,五十而复大会,阴阳相贯,如环无端。"营气和卫气在经脉之内外,是营养脏腑,充实身形,抗御外邪,维持生命的物质基础。第三,指后天谷气与自然界之气结合而成的宗气。宗气是水谷的精微和吸入的自然界的大气结合而成,积于胸中,在左乳下可以明显看到它的搏动状态。它有很强的推动力,可以贯心脉,入于肺而行呼吸,出于咽喉,向下注输于胸腹气街部位,并通过气道而下注于足部。经络中营卫之气所以能够上下贯通,周流散布,靠的是宗气的推动。可见,经气包括营气、卫气、宗气和原气。营气和卫气运行于周身,宗气是动力,原气是经络功能活动的基础。它们紧密结合不可分割,是构成人体和维持人体生命活动的基本物质之一。

问2:为什么说经络系统受损才能作痛?

答:经络是气血流通的路径,经络的作用都是经气完成的。经气不仅流行于粗大的经脉中,也渗灌于细小分支内,如络脉、孙脉,不仅行于皮肉肌膝膜,也通于脏腑内部,组织间隙、骨髓等。神气是存在于经脉中非常重要的物质。神,由心主导,经血脉寄附于经气之中而达于人体各部。神,依靠经气的滋养。如精气亏损,营卫不畅,神也会因之受损,而感疼痛。

问3:五脏功能的强弱对情志活动有着重要的影响,经络对情志有影响吗?

答:这个问题我们可以从《内经》中获得。《素问·痿论》说:"悲哀太甚,则胞络绝,胞络绝,则阳气内动,发则心下崩数溲血也。"说明情志过极可以损伤胞络,影响经络的运行。《素问·缪刺论》云:"邪客于足少阴之络,令人嗌痛,不可内食,无故善怒,气上走奔上。"强调了足少阴肾经的异常可导致人"怒"。《灵枢·经脉》中"心主手厥阴心包络之脉……是动则病:手心热,臂肘挛急,腋肿,甚则胸胁支满,心中憺憺大动,面赤目黄,喜笑不休。"也明显指出手厥阴心包经对情志活动的影响。可见经络系统与情志也是相互影响,相互关联的。所以,在临床对于情志类疾病我们也可以从改善经络功能方面去治疗,从而到达调"神"的目的。如梅核气为临床常见病,由肝郁痰火而致。病初气滞而热郁,久病由气及血,阴虚火旺,冲任失调。此时可选用通于任脉的列缺穴,配以通于阴跷脉的照海穴,可治疗因郁导致的咽喉疾病。

师徒对话三 肾、肝、脾关系与平衡

问:老师如何理解"少女治肾、中年调肝、老年健脾"的理论?

答:首先,从妇女生理特点来讲,《素问病机气宜保命集》讲"妇人童幼天癸未行之时,皆属少阴;天癸既行,皆属厥阴;天癸已绝,乃属太阴经也",可见女人之身重在肾、肝、脾,肾为先之本,主藏精,是人体生长、发育和生殖的根本。女子发育到一定时期,肾气旺盛,天癸成熟,冲任通畅,才有月经和孕育的可能。若肾气不足,冲任亏

损,便发生妇科诸方面疾病。且肾中精气,只宜固秘,最忌耗泄。故临床多用补肾固冲、滋肾养阴、温肾助阳之法进行调补,临证用药以菟丝子、杜仲、熟地、淮山、党参、白术、当归、川断、女贞子为基础;其次,肝为血脏,主藏血,主疏泄,司血海。血海的蓄溢受肝所司,肝是女性生殖机能调节的枢纽,与气血关系密切。肝血参与月经的生成,肝司血海,肝气参与疏泄全身各部化生之血,有余部分藏之于肝,下注血海;肝主疏泄,通过疏泄肝气以调节血海蓄溢;调畅精神情志,使气畅血旺,月经正常,对月经期、月经量的恒定起关键作用;肝气通过疏泄,直接影响脾胃、胆汁功能,使气血生化正常,经血有源,肝系月经调节的枢纽,且《傅青主女科》认为月经病与肝郁不畅有关,肝郁血虚可致多种妇科病。再次,脾为中土,脾病则心不能主,肾不能滋,肝不能藏,周身难健,而妇女经、孕、产、乳以血为用,屡耗血伤,常处于血不足,而气有余的状态,故妇人以血病居多。所以要重视肝、脾、肾三脏在妇科病的作用,临床不是独立的治疗某脏,而是注重肝、脾、肾之间的平衡。

师徒对话四 整体观念在妇科的指导意义

问1:老师,中医学中人体统一性的认识在妇科临床方面有怎样的指导意义?

答:人体统一性是中医学整体观念的一个方面,就是要求我们全面地、整体地认识妇女的生理特点和病理变化。妇女在解剖上的不同之处在于胞宫,在生理上具有月、带、胎、产的特点。胞宫与冲、任、督、带各脉,特别是冲、任二脉的关系密切,"冲为血海,任主胞胎,二者相资,故能有子"。胞宫的排经,胎孕的生理功能与冲任二脉密切相关,且冲任二脉隶属阳明,系于肝肾,其生理活动,病理变化,又与诸脏腑功能的盛衰,气血的盈亏,息息相关。又云"胞脉属心而络于胞中","胞脉者系于肾",说明胞宫与心、肾有密切关系。心主血,肾藏精,精血充足,则月经、胎孕即可正常。又由于经、孕、产、乳的物质基础是血,而血的生成、统摄和运行,又有赖于气的生化与调节。而气为肺所主,肺朝白脉输精微,下荫于肾。因此,凡是经、孕、产、乳各方面的疾病,都不只是胞宫局部器官的病变,而是在致病因素下,机体的整体反应。由此可见,临床上应从整体出发,既要知道邪中何经、病在何脏,又要重视脏腑、气血、冲任二脉之间的相互影响,以找出病机转变规律和妇科病机特点。例如:"见肝之病,知肝传脾,当先实脾。"肝气郁结所致的经、带、胎、产方面的疾病,治疗时不仅要疏肝解郁以调经血,也要兼理脾胃以滋化源。

问2:老师,在治疗肝气郁结所致的妇科病时,为什么既要疏肝解郁,又要注重调理脾胃?

答:肝藏血,司血海,主疏泄,有调节情志,调节血量和贮藏血液的功用。"冲为血海,任主胞胎"。妇科疾病的发生,多由于冲任失调所致。妇女以血为用,肝血足则冲脉充盛,任脉得养、血海满盈,月事、胎产才能正常,否则便会导致的经、带、胎、产方面的疾病。肝气郁结,情志不舒,木乘土,脾胃受纳、腐熟、运化等功能就会受到影响,不能受气取汁变化而赤,致使气血生化乏源,于心无所生,肝无所藏,冲任无血以养,从而加重病情。明代薛立斋说:"血者,水谷之精气也,和调五脏,洒陈六腑,在男子则化为精,在妇人则上为乳汁,下为月水。故虽心主血,肝藏血,亦皆统摄于脾,补脾和胃血自生矣。"可见调和脾胃也是治疗妇科病重要的一个环节。

问3:"妇人有先病而后经不调者,有因经不调而后生诸病者。如先因病而后致经不调,当先治病,病去则经自调;若因经不调而生病,当先调经,经调则病自除。"老师能给我们举例阐释这句话的意义吗?

答:这句话字面意思很好理解,无非是先病与后病的关系。但实际临床应用中,其强调的仍然是整体观念。对于妇人来说,许多内科病证,会导致妇科疾患。如患有慢性咳喘的病患,由于肺气虚,功能减退,不能输精滋肾,母病及子,而至肾气亏虚,可引起月经不调,甚是闭经;患泌尿系感染的妇人,多伴有带下病;风湿性心脏病患者常伴有月经过多、延期不止或是闭经的问题。当然,妇科疾患也常常会引起其他方面的疾病,如月经过多可致贫血或心律不齐;更年期综合征患者常伴有心血管系统、消化系统及神经系统等多系统疾患。所以,在临床中治疗妇科疾患时,不能只着眼于妇科,更应该考虑到其他因素。

师徒对话五　因时制宜在妇科的应用

问:老师,在妇科疾病的治疗方面,季节气候变化对其有什么影响?

答:《内经》中曾明确指出,妇女月经的运行与天地寒暑之气有相应关系。如在寒冬季节,月经周期常有错后;在暑热季节,则多有提前。虚寒带下者,冬季发病较甚;湿热带下者,夏季发病较甚。崩漏患者多见于夏季发病等等。因此,临床上掌握季节及气候变化因素,因时制宜,诊治妇科疾病是必要的。甚至,可以利用季节气候的变化来进行调治,病性偏热者,冬季疗效佳,病性偏寒者,夏季疗效高,这一点需要在临床上好好学习体会。

第二节　医理探赜

师徒对话一　辨证理论辨析

问:中医常用的辨证方法有八纲辨证、气血津液辨证、脏腑辨证、六经辨证、卫气营血辨证、三焦辨证等,它们之间有何区别?

答:八纲辨证是根据四诊取得的信息,进行综合分析,以探求疾病的性质、病变部位、病势的轻重、机体反应的强弱、正邪双方力量的对比等情况,归纳为阴、阳、表、里、寒、热、虚、实8类证候。是中医辨证的基本方法,各种辨证的总纳,也是从各种辨证方法的个性中概括出的共性。在诊断疾病过程中,起到执简驭繁、提纲挈领的作用。气血津液辨证是中医诊断时,运用气血津液理论去辨别分析判断病人的病情,从而确定其气血津液的具体病机、证型的思维过程和辨证方法。六经辨证是根据汉代张仲景著《伤寒杂病论》,将外感疾病演变过程中的各种证候群,进行综合分析,归纳其病变部位,寒热趋向,邪正盛衰,而区分为太阳、阳明、少阳、太阴、厥阴、少阴六经。几千年以来,它有效地指导着中医学的辨证施治。卫气营血辨证含义以外感温病由浅入深或由轻而重的病理过程分为卫分、气分、营分、血分4个阶段,各有其相应的证候特点。三焦辨证指的是中医根据温病发生、发展的一般规律及症状变化特点,以上焦、中焦、下焦为纲,对温病过程中的各种临床表现进行综合分析和概括,以区分病程阶段、识别病情转变、明确病变部位、归纳证候类型、分析病机特点、确立治疗原则并推测预后转归的辨证方法。以上均为中医辨证论治的方法,虽然从不同方面出发,但均为辨清疾病的病因、性质、部位,以及邪正之间的关系。

师徒对话二 节气与情志

问:不同的节气会影响人的情志吗?

答:中医学最明显的特征就是整体观念,其中最为重要的就在于"天人合一"。运气学说以阴阳五行来解释不同年份的气候变化,以及对人体生理活动的影响,且《内经》认为不同年份的运气是会对人的情志产生影响的。如《素问·至真要大论》云:"太阳司天,寒淫所胜,则寒气反至,水且冰,血变于中,发为痈疡。民病厥心痛,呕血、血泄、鼽衄,善悲,时眩仆。"说明在"太阳司天"的年份,人们的情志常常表现为"悲",而对于本身抑郁悲观的患者,就应格外注意。可见中医治病不是简简单单地只考虑疾病的表象,而是从宏观的层面上去思考,充分考虑到人、社会、自然的各种因素。

师徒对话三　逆流挽舟法

问:什么是"逆流挽舟法"? 临证时如何应用?

答:"逆流挽舟法"是指用解表的方法,使外入之邪仍从外而出,如逆水中挽船上行之意,有《内经》中"陷者举之"之义。该法主要应用于痢疾初起有表邪内陷者,是治疗痢疾有表证的变法。痢疾初起发热恶寒,头身重痛无汗者,可用人参败毒散(羌活、独活、柴胡、前胡、川芎、枳壳、桔梗、茯苓、人参、甘草)治疗。方中以人参补中,助二活、二胡合川芎从半表半里驱邪外出,桔梗、枳壳开宣上中二焦之气,茯苓补气而淡渗利湿,甘草调和诸药。需要注意的是,本方辛温香燥,非典型病例不宜应用,当以解表、导滞、清利湿热为常法。

师徒对话四　津血同源理论应用

问:如何理解"津血同源"的理论? 怎样将该理论应用于具体疾病的诊疗中?

答:津液和血都是来源于饮食的精气,并能相互滋生,相互作用。津液耗损常使气血同时亏虚,而气血亏虚,同样会引起津液的不足。例如大汗、大吐、大泻或温病耗损津液时,往往会相继出现心悸气短、四肢厥冷,脉微细等气血亏虚的证侯;大量失血后,常有口燥渴、舌干无津、尿少便秘等津液不足的现象。故《灵枢·营卫生会篇》有"夺血者无汗,夺汗者无血"之说。《伤寒论》也认为经常失血或出血多的患者(称"亡血家"),不可发汗,发汗则寒栗而振。这些见解和经验都说明津和血之间有密切关系。针对临床亚健康状态的月经量少、失眠、便秘等病例,常用津血同源理论指导临床。不仅考虑经血乏源同时也考虑津液的生成、运化、代谢障碍因素所致,治疗时以养血益气调经为主,同时滋阴养液,常有效验。

师徒对话五　病痰饮以温药和之应用

问:为什么说"病痰饮者,当以温药和之",而不宜温药补之?

答:痰饮病,总属阳虚阴盛,本虚标实之疾。又饮为阴邪,非阳不化,饮既停留,非阳不运,故张仲景提出"病痰饮者,当以温药和之"的治疗大法。饮邪乃由肺、脾、肾三脏功能失调,水液停聚而成。饮为阴邪,得温则行,得阳则化,得寒则凝。故治疗饮证必当用温药,包括温肺、温脾、温肾。饮为阴邪,最易损伤阳气,温药可以振奋阳气,使阴寒之邪自消。不用温补而用温和者,和有调和之意,必用药性平和之温药,配以行消开导之品(发汗、利尿、攻逐等),使饮邪有出路。不可应用大辛、大热、纯甘壮补之剂,又不可过于刚躁。

第三节 研究进展

师徒对话一 高血压病研究

问:高血压病中医证候研究的发展方向在哪里?

答:高血压病中医证候研究应立足于中医为体、西医为用,选择确切的切入点(如分子生物学变化),联系整体与局部,宏观与微观,使证的宏观指标和微观指标纵横结合,并结合病因学、发病机制、血压水平,靶器官损伤程度等,进行前瞻性、综合性、系统性、深层次、大样本的研究,以确立原发性高血压证的客观化动态诊断指标。例如以原发性高血压中医辨证分型为纲,以现代医学中已阐明的与血压变化密切相关的各项客观指标为目,系统测定各证型中各项指标的变化,并同时对原发性高血压患者进行长时间的随访,对其病情变化的辨证分型和客观物质的变化进行动态观察;通过统计学分析,揭示原发性高血压的辨证分型规律及各证型间的客观物质差异性,以指导临床,进一步提升高血压病中医学的学术研究和临床诊治水平。

师徒对话二　乳腺增生研究

问 1:乳腺增生病中医治疗的现代研究结果如何?

答:研究结果提示,内分泌及免疫失调为本病发生的主要原因,补肾调冲疏肝活血为治疗大法,但临床应有所侧重,适当结合内分泌及免疫水平进行辨证论治,有助于提高临床疗效。对雌二醇(E2)相对不足,孕激素(P)、雄激素(T)绝对不足等多项激素平衡紊乱而以冲任失调型证候为主的患者,应以仙茅、淫羊藿、肉苁蓉、巴戟天、鹿角片等补肾调补冲任为主的药物治疗,以综合调整神经、内分泌、免疫系统多个环节的功能紊乱,从而提高机体内环境稳定能力,并通过改善机体本身内在调节机能而起积极治疗作用。对 E2 绝对过高,P、T 相对不足以及免疫调节功能紊乱而以肝郁痰凝型证候为主的患者,应施以柴胡、青皮、莪术、桃仁、丹参、香附、川芎、郁金等疏肝活血为主的药物,以改善局部(肝脏、乳腺)及全身血液循环,有利于激素体内代谢,加强肝脏对雌激素灭活能力,并可调节机体细胞免疫调节功能。

问 2:乳腺增生病的周期疗法具体指什么?

答:卵巢的功能是呈周期性的,乳腺是卵巢激素的靶器官亦周期而变。经前雌激素、孕激素水平升高,乳腺上皮细胞水、钠潴留,体积增大,数目增多,故乳腺胀痛加重,肿块变大。经后则反之。中医认为,经前气血充盈,盈满自泻而行经,即"女子血海,盈亏有期"。经前肝气旺盛,气滞血瘀为实,而经后肝郁得疏,气血亏损为虚,所以经前宜疏泄,经后宜温补,经前治肝,经后治肾。这就是乳腺增生病的周期疗法。对此多数同仁已达成共识,但在周期,以疏肝、补肾、滋阴为主还是偏重补阳,在具体用药上应视辨证而定。一般认为,以月经期为准分前后比较容易掌握,即月经结束之后到排卵期为月经后;排卵后到下次月经来潮为月经前,一般用药时间各为 2 周左右停药。

问3：乳腺增生的治法机理是什么？

答：冲任隶属于肝肾，与肾脉相通，冲任之本在肾，肾气盛则冲任足，故补肾亦即补益冲任。又女子以肝为先天，肝藏血，主疏泄，可直接调节冲任血海之盈亏。但肝体阴而用阳，易于怫郁，忧思恼怒，则肝郁不达，气滞血瘀，冲任之气血失于条达，故疏肝行气活血即是调理冲任。补肾药可使下丘脑—垂体—卵巢轴间的功能得以改善，有调节不平衡性激素的作用，对乳腺增生病有直接防治作用。疏肝行气活血药能改善全身及肝脏血循环，有利于激素在体内的代谢和消除乳腺组织的充血水肿，抑制组织内单胺类氧化酶的活力和胶原纤维合成，从而使乳腺增生的肿块及纤维吸收，终止或逆转本病的病理变化。

师徒对话三　不孕不育治疗研究

问1：请简介中药促排卵作用机制的实验研究现状。

答：中药可改善下丘脑、垂体、卵巢、子宫等器官的异常表现，使内分泌激素及其受体水平恢复正常，通过调节性腺轴功能而促排卵。补肾方药能使异常的腺垂体、卵巢形态学恢复正常，垂体促性腺激素升至正常，卵巢孕激素受体由阴性转变为阳性。中药尚可升高子宫内膜上皮及间质内的糖蛋白和脂类含量而增加内膜的营养，提高子宫雌孕激素受体含量，增加卵巢、子宫的血液供应。补肾药物同时也调节肾上腺皮质功能。对治疗前后无排卵大鼠的肾上腺与垂体、卵巢进行同步观察，发现中药使无排卵大鼠增生的肾上腺皮质网状带变薄，雄激素、脱氢表雄酮的合成减少，从而解除肾上腺来源的雄激素对性腺轴的干扰。温肾助阳、滋肾益精、调理冲任的中药能调节与瘦素有关信号肽的表达而通过多途径参与排卵功能的调节。

问2：中药对不孕症的治疗作用的实验研究有哪些？

答：有实验观察提示温阳药（附子、肉桂、肉苁蓉、补骨脂、仙灵脾、鹿角片)对下丘脑—垂体—肾上腺皮质轴受抑大鼠模型的血浆皮质酮、血浆雌二醇及子宫胞浆雌激素受体(ER)的影响,显示模型组大鼠血浆皮质酮及子宫胞浆中 ER 含量降低,而温阳药治疗则使血浆皮质酮和血浆雌二醇(E2)明显增高,使子宫 ER 含量增加,接近正常水平,且提高了雌二醇(E2)的亲和力,说明温阳药对下丘脑—垂体—肾上腺皮质轴受抑大鼠的子宫 ER 改变具有保护和治疗作用。用放射受体分析方法,证实滋阴补肾具有促进小鼠子宫增重和子宫蛋白质合成,以及提高去势小鼠子宫胞浆 ER 和孕激素受体(PR)含量的作用。

问3:中药治疗不孕症作用机制是什么?

答:临床研究以补肾中药治疗不孕症的结果表明:肾虚不孕发病时,雌二醇(E2)水平较低,使子宫内膜增殖低下,雌激素受体(ER)合成减少。通过治疗前后对比观察,随着血浆 E2 浓度的升高,子宫内膜增殖功能增加,ER 含量也明显地升高,说明肾虚不孕症的发病与 ER 含量变化关系密切。因此,认为中药治疗肾虚不孕症的作用机制除了增加雌激素浓度外,也增加了靶组织的量和亲和力。通过临床和动物实验两方面探讨,补肾治疗子宫发育不良性不孕症的作用机制,结果显示,补肾中某些中药有雌激素样活性,能提高子宫内膜 ER 含量,且剂量越大,ER 含量越高。提高子宫内膜对雌激素的反应,发育子宫,改善子宫内膜功能,为受精卵着床准备有利条件。

师徒对话四　胃肠疾病研究

问1:请老师讲述幽门螺杆菌(HP)感染性胃病与中医证型有怎样的关系?

答:综合近几年来的文献表明,HP 感染以脾胃湿热型感染率最高,提示脾胃湿热证有利于 HP 的侵入、定居、繁殖。热证、瘀证的HP 感染率亦明显增高,但也有研究表明脾虚各证型中都有一定的

HP阳性率。通过观察,表明HP阳性胃病患者表现为舌质红或红绛或暗红,舌苔黄或黄厚腻,且往往经胃窥镜下显示黏膜炎症较重,HP强阳性的患者舌质舌苔的热象亦明显;而湿热渐退,舌象转为淡红舌薄白苔时,胃镜观察胃黏膜炎症好转,HP滴度下降或转阴。认为HP增殖越重,胃内炎症越明显,则舌象中的湿热状态和黄苔发生率越显著,呈明显的正相关,在临床上可将舌苔作为HP感染程度的客观观测指标。

问2:中药对幽门螺杆菌(HP)抑杀的研究近况有哪些?

答:对中药抑杀HP作用的筛选中,使用率最高的是清热药,尤其是清热燥湿药,如黄连、黄芩等。通过对常用百余种中草药和胃溃疡常用方剂进行了HP有毒株及无毒株分类抑菌研究,结果显示:①中药抑制的药物仍以清热解毒类药物为多,且疗效较好,其中黄连抑菌作用最强,其次是大黄、黄芩。②有抑菌作用的中药分类较广,有补气、化湿、理气、温阳药,如党参、甘草、白芍、石斛、枸杞子、厚朴、陈皮、木香、延胡索、枳壳、吴茱萸等,增加了临床用药选择性。③脾胃病常用方剂中左金丸、香连丸有较强的抑菌作用。根治HP并非只能依靠清热解毒药,应辨证施治,合理组方才能起到很好的根治效果。④中药对有毒株、无毒株抑菌作用无差异。

问3:中医药抗消化性溃疡复发机制的研究状况是什么?

答:①对胃酸、胃蛋白酶的抑制作用。实验研究证明,中药对胃溃疡有明显的促进愈合作用,与抑制大鼠基础分泌,降低胃酸排出量有关,能明显地降低大鼠胃液分泌和抑制胃蛋白酶活性。②中药对HP感染有根除作用。这是中药能够治疗消化性溃疡(PU)和防止复发的机制之一。多种中药有不同程度的抗HP作用,以黄芩、黄连、大黄、黄檗、紫花地丁、土茯苓、乌梅、山楂等作用明显,有的具有根除作用。③中药对胃黏膜分泌黏液具有一定的促进作用。此作用与溃疡部位细胞再生、DNA合成增加以及黏膜上皮细胞内黏液含量增多有关。④改善黏膜血流量。补中益气汤能增加胃黏膜血流量,机制可能与改善胃黏膜微循环、加速黏膜细胞再生、促进黏液分泌有关。

师徒对话五　肝病证候研究

问1：肝病证候现代研究的现状是什么？

答：近年来国内外采用现代科学手段，对肝病在自主神经、内分泌、血液流变、微循环、免疫及微量元素等方面，提出了许多客观观察指标，其中有些已达成共识。CT用于辨证分型、计算机对肝病的诊断，是对中医辨证从定性走向定量的尝试，不但揭示了肝病的某些特点，也为临床治疗提供了可靠的依据。肝病证候实质的研究还存在着许多问题：①肝病证候辨证标准尚未规范统一，缺少量化指标；②肝病证候的研究不平衡，有些证候研究甚少，涉及的病种单一，体现不了不同疾病可出现同一证候的特点；③对证候的研究缺乏特异与综合指标；④动物模型复制手段简单与中医证候的病因、病机、症状相差较远等。

问2：肝郁气滞证神经、内分泌功能的改变有哪些？

答：肝郁气滞证患者自主神经功能紊乱，特征为交感神经活动偏高。肝郁病人检查结果表明24h尿儿茶酚胺含量、皮肤电活动明显增高。临床观察及试验研究证明，肝郁妇女及肝郁雌性大鼠模型的摧乳素（PRL）均较正常有不同程度升高，且伴有雌二醇（E2）、黄体酮含量的降低，说明情志异常可引起内分泌的紊乱。因此认为肝郁患者催乳素（PRL）是一个具有特异性的指标，与患者雌激素、5－羟色胺（5－HT）水平升高及情志异常密切相关。

第四节　临床杂论

师徒对话一　咳嗽治疗经验

问1：请简要讲述喉源性咳嗽的治法和用药？

答:喉源性咳嗽的治法:由于本病阴虚之本虚在肺胃,风、热、痰、瘀之标实在喉,故用药关键是要抓住利喉,通利气道,使呼吸畅达,而辅以养阴使肺胃得益。喉得畅利,肺复清肃,胃津输布,则气机和调而不逆,咳嗽必然自止。用药:①利喉去实药。祛风宜用轻清、解痉之品,如桑叶、牛蒡子、蝉蜕、僵蚕、地龙、全蝎、蜈蚣,风寒明显加白芷、荆芥;清热宜用生地黄、玄参、山豆根、射干;化痰宜选清化利水之属,如贝母、栝楼皮、栝楼子、枇杷叶、海藻、昆布;寒痰明显加半夏、天南星;化瘀宜用散血凉血药,如赤芍、牡丹皮、苏木、穿山甲。②养阴滋益肺胃药。在肺主气,禀气于肺,肺与胃关系密切。肺司呼吸,肾为元气之根,肺与肾紧密关联。故养阴宜选益气养阴、润肺益胃和养肺滋肾之品,如太子参、石莲肉、山药、北沙参、麦门冬、天门冬及玉竹等。

问2:咳嗽变异性哮喘的中医治法有哪些?

答:治法主要有:①疏风解痉。本病的病因病机当属外感失治,邪郁于肺,肺气失宣,肺管不利,气道挛急所致。现代药理研究证实,不少疏风药能减轻机体对过敏因素的应激反应,缓解拮抗组织胺,抗过敏性炎症,可使肺小支气管的痉挛缓解,使气道得以通顺。②宣肺降气。对于邪气郁肺,肺失宣降,宜宣肺降气,以顺肺的特性。③润肺利咽。本病以发作性干咳、咽痒、咽干痰少为主,发病为风燥津伤,气道失于濡润所致,肺喜润恶燥,故治以润肺利咽。④活血敛肺。本病常见咳嗽顽固不愈,反复发作,根据"久病入络",久咳伤肺的理论,治疗当佐以活血敛肺。

师徒对话二　甲状腺疾病治疗经验

问1:亚急性甲状腺炎与桥本氏甲状腺炎有何区别?

答:我们可以从定义、病史、临床症状、查体及治疗方面区别。①从定义上区别:亚急性甲状腺炎又称肉芽肿性甲状腺炎、巨细胞性甲状腺炎和甲状腺炎,是一种与病毒感染有关的自限性甲状腺炎;而桥本氏甲状腺炎又称为慢性淋巴细胞性甲状腺炎,属于自身免疫甲状腺炎的一种,病因源自患者甲状腺自身的免疫。②从病史上区别:亚急性甲状腺炎发病前 1~3 周,临床常有病毒性咽炎、腮腺炎、麻疹或其他病毒感染的症状;桥本氏甲状腺炎是目前公认的器官特异性自身免疫性疾病,具有一定的遗传倾向。③从临床症状上区别:亚急性甲状腺炎在甲状腺区患者发生明显的疼痛,可放射至耳部,吞咽是明显疼痛加重,临床上大部分患者有食欲减退,发热,心动过速等全身不适症状;而桥本氏甲状腺炎患者早期一般无明显的症状,晚期可有甲状腺功能减退的症状。④从查体上看:二者都有甲状腺轻中度肿大,质地较硬,但亚急性甲状腺炎触痛明显,部分患者有颈部淋巴结肿大。亚急性甲状腺炎一般分为 3 期,即甲状腺毒症期(血清 T3、T4 升高,TSH 降低,131I 摄取率减低,血沉加快,TPOAb、TGAb 中度增高)、甲减期和恢复期;桥本氏甲状腺炎可出现亚临床甲减和临床甲减,TPOAb、TGAb 滴度显著增高,但 131I 摄取率没有特异性变化,血沉一般正常。⑤从治疗上可区别:亚急性甲状腺炎可自愈,预后较佳,轻型患者仅需非甾体抗炎药如阿司匹林、布洛芬等,中重型给予激素治疗如泼尼松,疼痛缓解后逐渐减量,一般病程 1~2 月。而桥本氏甲状腺炎达到临床甲减是给予左甲状腺素补充治疗,如果甲状腺迅速肿大,给予激素治疗,必要时行手术治疗。

问2:为什么病人在亚急性甲状腺炎毒症期要建议作甲状腺 ECT 检查?

答:首先这个病人就诊时自诉 1~2 周前有咽炎,腮腺炎病史,这次就诊时有甲状腺肿大,压痛明显,伴发热、心慌、手抖、多汗等,我们不能直接确诊为亚急性甲状腺炎,也有可能是甲亢,我们通过甲状腺 ECT 把亚急性甲状腺炎与甲亢鉴别,亚急性甲状腺炎毒症期由于甲状腺滤泡被炎症破坏,炎症损伤引起甲状腺细胞摄锝功能减低,而如果是甲亢患者甲状腺 ECT 显示摄锝功能明显增强,因为甲亢与亚急性甲状腺炎患者的治疗方法完全不同,所以我们必须明确诊断,以免误诊,耽误病情。

问3:老师,有怀孕计划或者是已孕的患者甲功的 TSH 值为什么建议控制在 2.5mIU/L 以下呢?

答:甲状腺激素对胎儿大脑神经智力发育至关重要,胎儿的甲状腺在妊娠 3 月后开始发育,而胎儿下丘脑—垂体—甲状腺轴在妊娠晚期成熟,故母亲的甲状腺激素水平对胎儿大脑神经智力发育至关重要,因此我们必须对有怀孕计划的妇女尽早启动足量的甲状腺激素供应,特别是对甲功 TSH 值偏高的患者,还有甲状腺自身抗体显著增高的患者宜提前预防早产、流产等,需补充足量的甲状腺激素,目前相关临床专家达成共识,推荐 TSH 值控制在 2.5mIU/L 以下,一般认为超过 2.5mIU/L 可以考虑诊断为妊娠甲减。

问4:中医如何认识甲状腺疾病? 中医的瘿病与甲状腺疾病有何关系?

答:甲状腺是现代医学的解剖名词,和它相关疾病包括单纯性甲状腺肿、甲状腺功能亢进(甲状腺功能亢进的并发症)、甲状腺功能减退、甲状腺结节、甲状腺瘤、急性化脓性甲状腺炎、亚急性甲状腺炎、慢性淋巴细胞性甲状腺炎等疾病,中医认为甲状腺结节的发病原因主要是情志内伤和饮食及水土失宜、先天因素有密切关系。由于长期愤郁恼怒或忧思郁虑,使气机瘀滞,肝气失于调达,津液不能归正化而凝聚成痰。气滞痰凝,壅结颈前,则形成瘿病。谈气凝之日久,使血液的运行亦受阻碍而产生血型淤滞,则可致硬肿较硬或结节、瘿瘤,中医的瘿病包括了甲状腺功能异常导致的甲状腺肿大的一系列疾病。

问5:中医确诊为瘿病的患者为什么会用到丹栀逍遥散为基础方加减呢?

答:这与瘿病的病因密切相关,瘿病患者以女性居多,其大都性情急,后因人们的生活、工作压力较大,长期的愤郁恼怒、恐惧、忧思等精神刺激导致情志内伤,使肝失疏泄,气机郁滞,肝气乘脾,加之忧思伤脾,脾为气血生化之源,故纳食不佳,郁而化热化火,故患者往往急躁易怒,偶有胸部胀痛不适,热扰心神而致失眠,舌质红,苔薄黄,脉弦数。对于中医治病开方,我始终坚持的原则是主证决定主要矛盾,次症决定次要矛盾,同时兼顾患者体质,此证是肝郁气滞,主症是急躁易怒胀痛不适,治法应为疏肝解郁,兼清郁热,故选用丹栀逍遥散为基础方加减,对患者进行综合调整。

问6:您以丹栀逍遥散为基础方治疗肝郁气滞型瘿病时喜加生麦芽、香附,为什么?

答:生麦芽既能疏肝理气符合肝郁气滞型瘿病主症,又能健脾和胃兼顾兼症,同时可以清余热,一药三用;而香附是辛香行散,味苦主疏泄,主入肝、脾经,善解肝气郁结,是疏肝解郁之要药,现代临床研究此药还具有抗菌、抗炎、安定等作用,对于此类患者,我们首先要稳定其情绪。

师徒对话三 糖尿病治疗经验

问1:中医对于糖尿病治疗有何特色?

答:糖尿病属祖国医学"消渴"范畴,消渴之名最早见于《内经》,是世界医学史对糖尿病最早的记载。现代研究认为,中药通过调节糖尿病人的内分泌代谢,改善胰岛功能,增加胰岛素水平,抑制胰高血糖素等途径达到降血糖的目的,同时还有降血脂、改善血液流变学、改善微循环、改善肾功能、清除自由基、改善性激素水平、保护营养神经及调节微量元素等作用,对防治糖尿病及其并发症起着积极的作用。糖尿病的病因病机与肝密切相关。肝主疏泄,调畅情志,为厥阴之脏,以血为本,以气为用,情志刺激首必犯肝,而精神因素是糖尿病的主要病因,从肝论治治疗糖尿病有疏肝解郁法,方药《逍遥散》加减柴胡、白芍、当归、香附、佛手之类;清肝泻火法,方用《沈氏尊生书》清肝汤加减丹皮、栀子、菊花、柴胡等;滋补肝肾法,一贯煎和二至丸加减生熟地、沙参、麦冬、女贞子、旱莲草等；养血柔肝法，方用《医尊金鉴》之补肝汤加减熟地、白芍、当归、川芎、枣仁、炙甘草等。现代医学研究发现，补肝药物对糖尿病中肝功能损害或对某些降糖药物造成的肝功能损害有预防作用，可促进肝脏对糖、蛋白质、脂肪的代谢，促进肝脏对糖原的合成和储存，减轻胰腺负担。

问2：中医治疗糖尿病的用药研究有哪些？

答：根据中医辨证原则，经大量的药理研究表明，有显著降血糖作用的中药主要为：①具有补益作用的人参、黄芪、黄精、山药、枸杞子、地黄、茯苓、淫羊藿、山萸肉、当归、白术、苍术、鸡内金等。②具有清利解毒、理气活血作用的苍术、玉米须、荔枝核、五倍子、丹参、桑叶、桑白皮、知母、番石榴等。③能降低血糖和尿糖的药物有山药、山萸肉、金樱子、桑螵蛸、芡实等补肾摄精药。根据多年的临床经验，伴有血脂高者可选用鸡内金、泽泻、槐米、大黄；血液流变学异常或微循环障碍者可选择用当归、丹参、桃仁、红花、川芎、赤芍、水蛭、益母草、泽泻、三七、血竭。临床上在辨证基础上合理选用上药，可以提高疗效。

师徒对话四　肥胖病治疗经验

问：为什么说脾肾功能失调是单纯性肥胖病的病理基础？

答：根据大量的临床资料分析，单纯性肥胖病的外因以饮食过量、营养过剩、活动过少为主，内因则与遗传、体质因素等有关。本病的基本病机是气虚、痰湿、血瘀。中医学认为，脾为后天之本、生化之源，主运化水谷精微；肾为先天之本，助脾化生精微。脾虚失运，肾虚无力助脾脏化生精微，加之饮食过量，嗜食肥甘厚味，又加重脾肾功能失调，湿聚脂积，气血瘀阻，致使痰湿瘀脂留滞于周身肌肤之间，腹膜之中，脏腑之内，酿成本病。从而说明脾肾功能失调是单纯性肥胖病的病理基础。

师徒对话五　阴道炎治疗经验

问:阴道炎的常见分类和鉴别标准是什么?

答:阴道炎是指阴道黏膜及黏膜下结缔组织发生的一种炎症性疾病,是妇科常见病和多发病,可发于各个年龄阶段的女性。流行病学调查表明,阴道炎的发病率高达98.5%,也就是说几乎所有的女性都有过阴道炎的体验。阴道炎以白带异常、外阴瘙痒、异味、灼痛为主要临床特点,累及尿道时,可有尿频、尿急、尿痛等膀胱刺激症状,部分患者有性交痛。按致病的病原体可将阴道炎分为细菌性阴道炎、滴虫性阴道炎、霉菌性阴道炎;按发布人群可将其分为老年性阴道炎、幼儿性阴道炎、少女初潮阴道炎、孕期阴道炎;按特殊时期可将其分为月经性阴道炎、蜜月性阴道炎;按诱因可将其分为过敏性阴道炎、紧身裤阴道炎等。

阴道炎的常见分类有:①霉菌性阴道炎。外阴瘙痒、外阴及阴道灼痛、白带增多呈豆腐渣样,有时伴有尿频、尿痛、性生活痛。②滴虫性阴道炎。白带增多,呈乳白色或黄色,有时为脓性呈泡沫状、有臭味,严重者有血性白带,尿痛、尿频、血尿。③细菌性阴道炎。白带增多,灰白色、稀薄、泡沫状。阴道黏膜充血,散见出血点,外阴瘙痒并有灼痛感,阴部恶臭。④老年性阴道炎。白带增多,色黄、呈水状,严重时呈脓性、有臭味,外阴有瘙痒干痛,下腹部坠胀,波及尿道时,有尿频、尿急、尿痛等。⑤非特异性阴道炎。阴道有下坠感、灼热,伴有盆腔不适及全身乏力。阴道分泌物增多,呈脓性、浆液状、有臭味。

鉴别阴道炎有4个标准:①阴道分泌物呈灰白色,很黏稠,甚至像面糊状,均匀一致,但不是脓性分泌物,量多少不定。②分泌物中胺含量特别高,故呈鱼腥味,性交时或活动后往往因促进胺释放而使气味加重,分泌物中加入10%氢氧化钾后也可释出胺味。③阴道分泌物中的pH值增高,pH范围为5.0~5.5,而正常人为3.7~4.5。

④阴道分泌物的湿涂片中可检出线索细胞。

第五节　用药心法

师徒对话一　大黄的妙用

问1：大黄的功效如何理解？临床配伍用药有何规律？

答：大黄性味苦寒，方剂中属于攻下的药物，它不仅能攻坚破积，而且能活血化瘀，泻火凉血，清热解毒。《神农本草经》称大黄为黄良。《景岳全书》推誉大黄为药中"四维"之一，以大黄、附子为药中良将，人参、熟地为药中良相。中医用药一是用它本身的治疗作用，二是运用配伍增强其治疗作用。以大黄为例，配合厚朴、枳实等气分药则入气分，以治胸腹满为主；若合芒硝则除实热；若合巴豆、硫黄则除胃肠寒结；配合桃仁、蜇虫、水蛭、虻虫等血分药则入血分；大黄配黄连、黄芩治心下痞；合黄檗、茵陈治黄疸；配甘遂、葶苈以治水饮。大黄古称将军，以其有攻坚击锐之力，多用于实证。考仲景虚实夹杂之证，大黄亦常用。邹润安有云："大黄不单是攻坚破积，而是随所往而有所率，斡旋虚实，通和气血之良剂。"

问2：承气汤类方剂中大黄的攻下作用如何理解？临床常配伍哪些药物？

答：大黄对肠道有双向调节作用，它本身既有泻下作用，也有止泻作用。据药理研究表明：大黄含有丰富的番泻甙，可促进肠管蠕动，可使大便次数略增，但不会导致大泻。芒硝为盐类泻下药，水解后使水分滞留肠腔成高渗溶液，能软坚，刺激肠管反射蠕动性增加；枳实加强肠管蠕动。所以大黄配芒硝及枳实，有大泻作用，能荡涤肠胃、去留饮宿食。大黄用量在6g以下时，往往不泻，常服也可导致便秘，对慢性泄泻有时能起到止泻作用，小量服用还可健胃。

问3：关于大黄的活血化瘀作用，临床运用有何经验？

答：大黄可下瘀血，仲景下瘀血汤以大黄为主药，诸家本草俱称下瘀血，凡瘀血滞留之症，皆可用之。曾有一童子跌后发热不退，用抗生素无效，用下瘀血汤不日热退。这证明大黄确有祛瘀之功，瘀退而热亦除，符合《本经》"主下瘀血，血闭寒热"之说。据药理研究，单味大黄确有良好的止血效果。临床中可用于治疗胃、十二指肠溃疡出血，或支气管扩张出血，或肝硬化见食道静脉破裂出血，用生大黄研粉加入汤剂均有止血功效。

问4：大黄还可用于治疗哪些疾病？

答：大黄还可治疗湿温伤寒（即今之肠伤寒），配伍黄芩、黄连，此3物除局部清肠消炎外，同时还有杀菌解毒作用，其中尤以大黄功效最显著，可一直服至热退，或黄苔退净为止，至稳至当。若能早期服用，不但可以防止肠出血，而且能缩短退热时间。大黄又为良好的清热解毒药，对于急性结膜炎，丹毒，牙龈、咽喉、鼻腔及耳内肿痛、疖痈等证，都有一定疗效。

师徒对话二 升麻的妙用

问1：升麻的功效有哪些，如何理解？

答：关于升麻的功效，《神农本草经》记载"主解百毒，辟温疾、障邪"，它是毛茛科升麻属升麻的根茎，也叫鸡骨升麻，鬼脸麻。要认识升麻的功效及应用，须从经方说起。《伤寒论》原文有："伤寒六七日，大下后，寸脉沉而迟。手足厥逆，下部脉不至，喉咽不利，唾脓血，泄利不止者，为难治，麻黄升麻汤主之。"这是下后的坏病，上见寸脉沉而迟，咽喉不利，唾脓血的阳郁之热，下有下部脉不至，阳气陷下而泻利不止之阴寒，上热下寒，阴阳之气不相顺接，故而手足厥逆。此证错综复杂，当然难治。其描述咽喉不利，甚至唾脓血，当为咽喉部位的严重病变，与化脓性扁桃腺炎、咽白喉等出现的症候相似，泄利不止当为误下治疗错误等所致。其方用麻黄、升麻、当归、知母、黄芩、葳蕤、石膏、白术、干姜、芍药、天冬、桂枝、茯苓、甘草,其中麻黄与升麻用量独重,配桂枝发阳而解毒,黄芩、知母、石膏清热,当归能治"诸恶疮疡",于治"脓已成也"的赤小豆当归散清热利湿,和营解毒可知。葳蕤即是玉竹,与芍药、天冬同用养阴润燥,白术、干姜、茯苓、甘草共用治泄利不止。可见仲景对阳郁于上,咽喉肿痛不利甚至唾脓血并不禁忌麻黄,与升麻同用,其意义深矣。

问2:升麻使用有何禁忌?

答:升麻为毛茛科药物,常有一定毒性,大剂量应用可导致头痛、震颤、四肢强直性收缩等毒性反应,当然这是药理层面的说法,但是使用中药必须是在辨证的基础上乃可。故《本草经疏》记载:"凡吐血鼻衄,咳嗽多痰,阴虚火动,肾经不足,及气逆呕吐,惊悸怔忡,癫狂等病,法咸忌之。"

师徒对话三 虫类药的妙用

问1:为什么用虫类药治疗痹证? 如何正确运用?

答:古人谓"风邪深入骨髓,如油入面,非虫蚁搜剔不能为功",故称虫类药有"剔络""松动病根"的功能,为"截风要药"。久痹邪伏较深,或热痹不能控制,往往使用虫类药获效甚显,故常用虫类药物如蜈蚣、乌蛇、白花蛇、全蝎、地龙、僵蚕、原蚕蛾等,以搜风通络。大凡虫类药,作用均较猛烈,动风散结通络之力较强,但性多偏辛温有毒,或有小毒,能破气耗血伤阴,故使用时必须中病即止,不可久服。体虚者须在扶正的基础上配合使用,且用量宜小不宜大。

问2:如何辨证加虫类药治疗乙型病毒性肝炎?

答:鉴于乙型病毒性肝炎临床上多有头晕目眩、肌肉颤动、四肢关节酸痛等虚风内扰、络脉痹阻的表现,临床采用辨证加用虫类药治疗可提高疗效。阴虚型用一贯煎加地龙、蜈蚣等;肝胆湿热型用茵陈蒿汤,或茵陈五苓散去桂枝加重楼、地龙、蝉衣、蜈蚣等;脾虚湿滞型用胃苓散去桂枝加重楼、谷麦芽、地龙等;肝胃不和型用丹栀逍遥散加金铃子散、蜈蚣、地龙等;气滞血瘀夹湿浊内阻型用膈下逐瘀汤加蜈蚣、土元、地龙等。

师徒对话四 防风在痛泻中的妙用

问:痛泻要方为何用防风疏肝而不用柴胡?

答:痛泻要方主治脾虚肝郁之腹痛泄泻,泻后痛不减,反复发作,舌苔薄白,脉弦虚等。证属土虚木乘,脾受肝制,升降失常而致。正如吴鹤皋所云:"泻责之脾,痛责之肝,肝责之实,脾责之虚,脾虚肝实,故令痛泻。"用白术燥湿健脾,白芍养血柔肝,陈皮理气醒脾,防风散肝舒脾,引诸药入肝脾。因防风入膀胱、肝、脾经,性味辛温,润而不燥,散而不峻,既能散肝舒脾,又能辛散祛湿止泻,并能引诸药入肝脾经。尤其防风配白术能祛湿健脾,正如李东垣谓防风"若补脾胃,非此引用不能行"。因柴胡性燥,虽然疏肝之力比防风强,但无舒脾祛湿止泻之功,故痛泻要方不用柴胡而用防风。

师徒对话五 白术在便秘中的妙用

问:您治疗便秘患者喜用生白术,是为什么啊?

答:临床上,便秘患者很多,尤以老年人居多。很多老年人长期使用开塞露纳肛通便,或者服用果导片,泡番泻叶、大黄等通便,甚至有些医生,遇到便秘患者,就使用承气类方剂,其实很多老年人便秘为虚证,滥用泻下之剂,可能导致患者洞泄无度,或者病情反复。李东垣曰"治病必求其源,不可一概用牵牛巴豆之类下之",老年便秘患者其本源,很多是脾虚失运,气虚推动无力导致的,对于该类患者,我喜重用生白术以运脾,一般用30g,甚至60g,可以起到很好的通便作用。若患者大便干燥较甚,可加当归、生地、麻仁等润肠;若患者手脚冰凉、脉沉,可加附子温肾助阳等,在辨证论治的基础上,对于虚证便秘的患者,可考虑加用生白术以增强疗效。

第六节 特种医学

师徒对话一 消防员的心理健康状况

问:消防救援是高危职业,消防员常常会面临各类危险甚至死亡,他们的心理健康状况如何? 常见的心理不良症状有哪些?

答:消防员是"养兵千日,用兵千日",处于24h战备状态,随时接警出动。他们工作危险,受不良环境的长期刺激,经常会面临爆炸、坍塌、有毒气体,甚至死亡的威胁,加之救援的紧迫性,救援过程的不确定性以及消防员对自己的期望值过高,强调成功率等种种因素叠加,心理压力很大,如不能进行及时有效的心理疏导教育,容易使他们的心理产生不良影响。我们曾做过一项200多人的症状自评量表SCL-90调查,基层消防员的心理问题阳性率为41.6%,基层消防员的心理健康水平与全国常模相比整体较低,尤其在躯体化、抑郁、焦虑、敌对、恐怖、偏执、精神病性等方面明显差于普通人群。排在前3位的因子是躯体化、抑郁、焦虑,这与消防救援队伍主要从事的高危险、高应激的工作有关。其战斗行动强度大、机动性强、不确定因素多、危险性大,如在恶劣的天气和环境下经历长时间的灭火战斗,有时会是几小时,甚至几天,往往要忍受饥饿、寒冷、酷暑、睡眠不足的煎熬,身体过分疲劳,如不能及时得到充分的休息,指战员容易出现头痛、背痛、肌肉酸痛等躯体不适感。在日常工作中,基层消防员要经常面临高温、浓烟、毒气等危险情况,生命也往往受到威胁,面对鲜血、残肢和死尸等的刺激,加上战斗中的供水中断,救人和疏散物资的急切性,会使指战员在心理和生理上极度紧张焦虑,久而久之,消防员会出现烦躁、紧张、害怕、心神不安等焦虑症状。较长时间的不良情绪得不到有效缓解和释放,加之缺乏信心、惧怕危险等因素影响,消防员容易产生苦闷厌倦、情绪低落、失望悲观等抑郁相关症状。

师徒对话二 影响消防员心理健康的因素

问:影响消防员心理健康的因素有哪些?

答:影响因素是多方面的,通过我们的调查研究发现年龄越小、学历越低、职务越低、家庭经济条件越差的消防员在 SCL - 90 中各因子得分越高,他们存在的心理问题更明显。同时,年龄、队站类型、文化程度、工作岗位等因素对消防员的心理有不同的影响。特勤队站指战员的心理健康状况好于普通中队;随着文化程度的降低,消防员有心理问题的倾向越大,提示文化程度较低消防员的心理健康需要引起高度关注。

师徒对话三 消防员的情志病

问1:中医情志病的病机是什么?

答:祖国医学认为情志病是情志刺激即七情内伤而成,七情是指喜、怒、忧、思、悲、恐、惊7种情志变化。突发、强烈或持久的精神刺激超过了人体的调节范围,就会造成气机逆乱,气血失调,成为疾病。中医学中情志病范围较广,既包括癫、狂、痫,又包括郁证、梅核气、不寐、惊悸等心理疾病,还包括眩晕、哮喘、消渴、胃脘痛等身心疾病。情志病的病机方面,我对"百病皆生于气""气为百病之长"之说颇为赞赏。"气"与病密切相关,因五脏六腑,非气不生,神静则宁,情动则乱,气虚、气实、气滞等均可导致疾病。气机紊乱贯穿于情志疾病的全过程,在多数情况下处于主导地位。气机紊乱的表现可概括为虚、实两个类型。一般说来,情志致病早期多属气滞、气逆等实证,中晚期属虚实夹杂。由于气机遏阻,导致瘀血痰湿等病理产物合而致病亦是情志疾病病机之一。痰、瘀、郁是脏腑内伤而造成的病理结果。具体的七情致病表现大略如下:喜在正常情况下能使人气和志达、营卫通利,有益身心健康,若暴喜可致心气涣散、神不守舍;怒为肝之志,肝为刚脏,喜条达而恶抑郁,若大动肝火,疏泄太过则肝气上逆,则血与气逆,并走于上;悲忧为肺之志,悲伤太过,耗伤肺气,出现情绪低落,意志消沉,心神沮丧等症;恐伤肾"志乱",可发生坐卧不安,惶惶不可终日;脾藏意而主思虑,若百思不得一解,致脾气郁结,脾失健运。

问2:情志病的治疗方法有哪些?

答:针对情志病独有的致病特点,要以药物与心理治疗为原则,并注重情志病的预防和养生。药物治疗方面以养心安神为常用方法。《灵枢》有云:"悲哀愁忧则心动,心动则五脏六腑皆摇。"此法适用于心神不安、烦躁易怒等症。养心安神药如酸枣仁、柏子仁、远志、合欢皮、茯神,重镇安神药如磁石、龙骨、珍珠母等具有"重则能镇""重可去怯"的作用,方如酸枣仁汤,天王补心丹,甘麦大枣汤,百合知母汤等。清疏柔养法,嗔怒郁滞则伤肝,疏肝之品常取郁金、柴胡、香附、川楝子、桑叶、钩藤、枳壳、佛手,方如柴胡疏肝散、四逆散、小柴胡汤等;若肝阳上亢,则用清肝平肝之药,如丹皮、山栀子、白芍、菊花等;肝气不足者,宜用滋肝阴的阿胶、生地、麦冬、山萸肉、沙苑子、当归,方如冲和汤。宣肃肺气法,常用枇杷叶、杏仁、栝楼皮、半夏、薤白、苏叶、降香等,以疏全身气机,方如加味参须饮;补肾益智法,持久的恐惧会伤及肾精,出现骨节无力、腰膝酸软、不能久立,方用补骨汤主之,由补骨脂、益智仁、肉苁蓉、熟地黄、当归、党参、茯苓、远志、丹参、牛膝等组成,若出现心肾不交证,常用六味地黄丸,天王补心丹加龙骨、牡蛎等。苦降辛通,以化情结。由于情志变化和发展过程中常出现多脏腑功能紊乱引起阴阳失调,如上热下寒,心烦口苦,胃中冷,大便溏并见,投以苦辛凉润宣通,常用黄芩、黄连、干姜、半夏、杏仁、郁金、紫苑、连翘、山栀等。化痰开窍,以醒神思,临床常用温胆汤加味。痰火犯肝,梦恐头痛,加羚羊角、钩藤、黄连,肝气郁结加郁金、香附、沉香。此外,情志病的调摄也很重要。

叶天士所云："用药乃片时之效,欲得久安,以怡悦心志为要旨耳。"此病全在病者移情易性,疾病的痊愈虽离不开药物的作用,但怡悦心志、开怀静养的精神调摄更是康复的关键。

　　心理疗法方面常用情志相胜疗法。它是祖国医学典型而系统的心理治疗方法,其基本原理是脏腑情志理论和五行相克论的结合,并按五行配五志,利用情志之间相互制约的关系来治疗,即运用一种情志纠正相应所胜的另一种失常情志。《内经》中具体论述了情志相胜疗法的基本程序:喜伤心,恐胜喜。喜甚伤心气,可致嬉笑不止或疯癫之症,治之以"祸起仓促之言"或其他方法使之产生恐惧心理,抑其过喜而病愈。《儒林外史》中"范进中举"正是如此。怒伤肝,悲胜恐,过怒伤肝,治之以"恻怆苦楚之言",使病人产生悲伤的情绪,有效地抑制其病变。思伤脾,怒胜思,过思则气结,治之以激病人盛怒以冲破郁思,达到治疗目的。忧伤肺,喜胜忧,忧伤过之使肺气耗散,治之可设法使病人欢快喜悦而病愈。恐伤肾,思胜恐。惊恐过度使人肾气不固,可用各种方法引导病人对有关事物进行思考,以制约其恐惧心理或由恐惧引起的躯体障碍。

师徒对话四　火场的心理危机与干预

　　问1:灭火战斗中易出现的消极火场心理反应有哪些?

　　答:火场的复杂性、不可预测性和剧烈性,很容易使消防员产生心理障碍,产生消极心理反应。首先是火场心理疲劳。主要表现为全身疲软、无力、四肢沉重,心情不畅,不愿说话,眼肌疲劳,头痛脑轻,眩晕恶心以及腰背疼痛等症状。其次是火场心理焦虑反应。表现为无力的苦恼、焦急、忧虑等情绪状态,还伴有躯体症状,如自主神经亢进、全身软弱无力、心动过速、呼吸加快、口干、失眠、头晕、大小便次数增加等症状。第三是火场心理恐怖反应,即对尸体、血液、烟雾、火光、爆炸等产生的恐惧心理。恐惧会使消防员知觉迟钝、肌肉紧张、手脚发软,失去了应有的思维能力和行动能力。恐怖还有延续性,在相当长时间内出现内心紧张、出冷汗、手脚酸软等,甚至失去再次面对的勇气,产生"一朝被蛇咬,十年怕井绳"的消极效果。最后是心理应激障碍。主要是消防员在面对火场上的烟雾、高温、噪音、光电刺激等应激源,出现的消沉、失望、抑郁、沮丧等情绪反应以及行为方面的异常反应,甚至创伤后应激障碍。

问2:在重大的火灾、灾难等救援后,对消防员开展心理危机干预的重点及方法是什么?

答:心理干预重点是心理危机管理和心理危机援助。首先对消防员进行心理健康状况的初步评估,将目标人群分为普通和重点人群。针对重点人群,主要采用"稳定情绪,放松训练,心理辅导"等方式开展心理危机救助。稳定情绪重点是倾听与理解,用语言和行为上的支持使其增强安全感,帮助人群适度地释放情绪,恢复心理平静,释疑解惑,解决实际困难,重建支持系统。放松训练主要是采取呼吸放松、肌肉放松、想象放松等方法,缓解身体和心理方面的压力,使其身心达到相对放松的良好状态。心理辅导方面,重点要了解灾难后的心理反应、应激反应和影响程度,帮助消防员寻求社会支持网络,合理宣泄疏导,让消防员通过一种合理的行为表现,将积压在自己内心的紧张、焦虑、恐惧、悲痛、激动等情绪释放、发泄到外界环境中去,从而缓解内心的压力感、压抑感和狂躁感,培养良好的心理素质。

师徒对话五　如何保持心理健康

问:心理健康越来越被人们所重视,如何保持健康的心态?

答:心理问题普遍存在于各类人群,选择消防救援职业的那刻起,就意味着选择了与危险同行、与危机相伴。面对逐渐增多的心理问题,要保持良好的心理健康状态,必须把握好心理健康教育和心理训练两个重要环节。心理健康教育重点进行两方面的内容,即危机意识教育和心理健康常识教育,使消防员了解事物的危机因素,建立危机意识,进而形成避免危机和增进健康的内动力,增强应对危机的自信心。还要通过网站、展板、图片、手册、心理健康讲座、心理辅导等方式宣传心理健康知识,使其掌握一般心理问题的调节方法,使消防员在自我认知能力、情绪管理能力、学习能力、人际关系、人格培养等方面能够适应良好。在心理训练方面,应有侧重突出模拟火场情境的爆炸、坍塌、毒气、高温等训练,使受训者适应火场刺激,减轻心理负荷,提高心理承受能力,保持健康的心理状态。当心理问题和疾病出现时,我们要能及早发现,给予积极疏导和治疗,才能保持良好的心理健康。

师徒对话六　常见的训练性损伤

问:消防员日常多见的训练性损伤有哪些?

答:消防员的训练工作具有特殊性、多样性及长期性等特点,涉及技战术应用、体能素质等方面训练的科目多、强度大,稍有不慎就容易发生身体损伤,因此掌握常见训练损伤的预防和处理方法,减轻消防员的伤痛非常重要。最常见的训练性损伤有:

(1)训练性膝关节痛。即训练所致膝关节创伤性滑膜炎。它的发生率占训练所致骨关节损伤一半左右,尤其是在新加入人员训练中较为多见。膝关节是人体关节面最大、杠杆作用最强、负重较大且容易损伤的关节,在关节囊内面衬以滑膜组织,分泌滑液润滑关节,具有保护关节面、增强关节活动度的作用。新加入的消防员在进行队列或消防业务训练时,如果基本要领掌握不熟练,动作不协调,加之对训练场地的适应性差,长时间进行单一动作重复训练,极易导致过劳损伤,使关节骨滑膜遭到损害,形成非感染性的创伤性滑膜炎。它的具体表现为滑膜组织水肿,渗出液增多,大量黏液对神经末梢的刺激等均可引起关节疼痛,使之活动受限。轻者仅表现为训练后关节轻微肿胀、酸痛不适,多数经过休息可不治自愈或缓解;重者关节肿胀明显,关节内积液,严重者穿刺抽出液可呈血性。

在预防方面,应强调科学合理安排训练计划,克服长时间单一动作的反复训练,熟练掌握动作要领,按照动作要领操练,才能避免不必要的损伤。

(2)疲劳性骨膜炎。疲劳性骨膜炎是骨对运动负荷过大的一种反应性炎症,它好发部位为胫骨、腓骨和跖骨,多发于新加入消防救援队伍的人员。造成疲劳性骨膜炎的原因主要是局部负荷过重,反复小损伤不能及时修复而累积产生,临床表现有典型的后蹬痛、支撑痛。当患者足尖向后用力蹬地时出现疼痛,而抗阻屈踝、屈趾时无疼痛,这是胫、腓骨疲劳性骨膜炎的重要体征,尺、桡骨疲劳性骨膜炎则出现支撑痛。疲劳性骨膜炎发病初期多在运动后局部出现疼痛,休息后可消失。如果继续进行较大负荷的运动,疼痛会逐渐加重,多为隐痛和牵扯痛,严重时出现刺痛或灼烧感,个别有夜间痛。急性期大多还会出现局部的凹陷性水肿,在局部骨面上可摸到散在压痛点,并可触及单个或者串珠样结节,触之锐痛。在发病早期,应减少局部负荷,局部进行热敷、按摩,休息时抬高患肢,运动时用弹力绷带裹扎局部,一般都会随着局部适应能力的逐渐改善而痊愈。对于经常疼痛或者症状严重的患者,应用弹力绷带包扎,抬高患肢休息,并配合中药外敷、按摩、针灸、理疗等均可缓解。

(3)胫骨内压增高症。也就是我们常见的训练后小腿内侧痛。胫骨髓腔内压增高的发生率占骨与关节损伤的20%左右。大多发生在进行5km越野长跑等体能训练之后,一般只需对症处理,初步处理方案是减轻疼痛、抬高患肢、减少活动等,防止进一步损伤。轻者调整训练科目,重者则需要停训休息。

(4)下肢疲劳骨折。这是消防员常见而严重的训练伤之一,多因长时间进行单一动作的反复训练或超负荷超强度的训练所引起。该类训练伤发生隐匿,没有明显的暴力外伤史,即使感觉到受伤,往往认为是一般性损伤,没有引起足够重视,常常因为没有得到及时正确有效的治疗而致畸致残,这应该引起我们的高度重视。

（5）踝关节韧带扭伤及骨折。踝关节的扭伤是训练中最常见的损伤之一，踝关节的韧带力量较弱，且周围缺少肌肉保护，很容易扭伤。一般以软组织韧带扭伤为多，伤后即出现局部肿痛、淤血、不能行走等症状，应立即实施冷敷，在可以忍受的情况下用手推散局部血肿，有条件者可用"护踝"保护，根据伤情适当休息制动，必要时进行 X 线检查，排除骨折损伤，并采取相应的诊治措施。

（6）腰部损伤。包括急性腰损伤、慢性腰肌劳损、腰椎间盘脱出症等。在操作拉梯或挂钩梯时，如果不讲究科学的操作方法，盲目追求速度，使腰部受力较大而频繁，致使腰部肌肉和肌腱撕裂、出血和渗出，断裂组织修复和出血、渗出被吸收后，可遗留瘢痕和组织粘连。反复的操练，使得损伤的肌肉、筋膜、韧带修复不良，产生较多瘢痕和粘连，这些组织易牵拉、压迫内在的神经纤维，从而产生腰痛。主要症状为腰或腰骶部疼痛，反复发作，这种疼痛可随气候变化或劳累程度而变化，时轻时重，缠绵不愈。腰部可有广泛压痛，脊椎活动多无异常。急性发作时，各种症状均明显加重，有肌肉痉挛，脊椎侧弯和功能活动受限。腰部损伤引起的疼痛性质多为钝痛，可局限于一个部位，也可散布整个背部，常反复发作。

（7）软组织挫伤。由于场地适应性差，缺乏自我保护意识，训练中易导致软组织的摔伤及挫伤，症状多较轻，一般对症处理后均可继续参加训练。但对于双小腿胫前皮肤挫伤，一定要引起足够的重视，因该部位皮肤张力高，皮下软组织少，腔隙大，血供差，抗感染的能力弱，一旦伤口或创面感染，极易导致炎症的弥漫和扩散，伤者常常高烧不退，若不及时治疗，细菌侵入骨髓腔，可因骨髓炎而致残，这必须引起高度重视和警惕。

师徒对话七　训练损伤的原因

问：导致这些训练伤损伤的主要原因是什么？哪些人群容易损伤？

答:总的来说,导致训练伤主要有两方面的因素。首先是直接因素,包括参训者的身体素质、心理状态、身高、骨密度、结构异常(扁平足、膝外翻)、疲劳等方面,都是可能造成训练伤的最直接原因。其次是间接因素,主要受训练场地、训练器材、个人装备等因素影响较大,一些基层中队,训练场地设置不规范,器材配备落后,个人防护装备较差,加上训练计划制订和实施不科学,安全防护不到位等也是间接造成训练伤的因素。

有4类人员在训练中容易受损伤:一是体质差的消防员。一些消防员入队前锻炼较少,体能素质差,入队后由于训练强度大,节奏快,难以完成全部课目,勉强而为之,训练强度超过承受能力,加上耐受力差,容易形成累积性疲劳而受伤。二是身体协调性较差,缺乏训练保护意识的消防员。往往因训练中的动作协调性不够,自我保护意识不强而造成受伤。三是心理素质差的消防员。这类消防员对耐力、爆发力、反应能力要求很高、高强度体能训练课目,尤其是消防站最常见的高空作业往往产生恐惧、紧张等,产生心理障碍,不能发挥其应有的训练水平,容易受伤。四是性格内向的消防员。这些人在受伤后,往往不好意思表现出来,常常忍着,结果耽误治疗,小伤引发大伤。这4类人员在日常训练中要多加注意。

师徒对话八 训练中的急症

1. 夏季训练中暑

问1:中暑是夏季消防员训练时最常见的疾病,它的特点有哪些?

答:中暑,是夏季运动及训练时经常会碰到的问题。从中医角度看,中暑就是暑邪夹湿伤气伤津,具体可表现出3个特点:首先是暑为阳邪,其性炎热。这个很容易理解,暑邪均出现在炎热的夏季,自然为阳邪,性炎热,所以人中暑以后脸特别红,心烦,壮热,发烧,脉大,汗多。其次是暑性升散。酷热蒸腾,暑邪的特点是容易向上向外升散,中暑以后,身体内的气、津液都容易被耗散,特别容易伤气伤津。所谓津液就是人体内正常的水分。夏天中暑的人很容易昏倒,因为气也伤了,津液也脱了。出汗出得太多,气一脱、津液一少,人就容易昏倒。第三是暑邪多夹湿。中暑的时候不仅仅是中暑,往往还有湿气侵犯人体。暑天除了天热以外,还经常多雨潮湿,所以中暑往往伴随着中湿气,除了发热、口渴、烦躁以外,还有如胸闷、恶心、呕吐、拉肚子、四肢乏力等症状。从西医角度讲,中暑者常有口渴、食欲不振、头痛、头昏、多汗、疲乏、虚弱、恶心及呕吐、心悸、脸色苍白、注意力涣散、动作不协调、体温正常或升高等症状。

问2:训练时最常见的重症中暑有哪些?

答:训练时常见的重症中暑主要有热痉挛和热射病。热痉挛是在剧烈活动大量出汗后出现头痛、头晕和肢体、腹壁肌群痛性痉挛,好发于活动较多的四肢肌肉及腹肌等,尤以腓肠肌最为显著。常呈对称性肢体活动受限,有时腹痛与急腹症表现相似,数分钟后缓解,无明显体温升高,无神志障碍。其次是热射病。多发生在青壮年人群,从事剧烈运动或体力劳动后数小时发病,约50%患者大量出汗,心率可达到160~180次/min,脉压增大,早期受损器官依次为脑、肝、肾和心脏,可发生横纹肌溶解、急性肾衰竭、肝衰竭等,病死率较高。

问3:如何预防和治疗夏季训练性中暑?

答:预防中暑要做到"五快",即发现快、诊断快、解救快、降温快、用药快。夏季户外运动几小时觉得头晕、恶心,应考虑中暑。有中暑先兆的人可以暂时脱离高温现场,到通风阴凉处休息,并予以密切观察。在夏季炎热季节时安排好训练时间,每次训练一段时间后,至少休息30min。饭后延长午休时间,保证充足的睡眠,最好不要在10~16时行走在烈日下以及剧烈活动,预备一些防暑降温药品以防应急之用。加强中暑知识的宣传教育,使大家掌握一些基本常识,提前做好预防,减少不必要的损伤。当救助者发现有人中暑倒下时,要根据病人不同的症状给予不同的治疗。如果是因为在强烈的阳光下或闷热的环境中停留时间过长,表现为面色潮红、皮肤发热的病人,要根据现有条件给予降温处理。如迅速将病人抬到阴凉通风的环境下躺下,头稍垫高,脱去病人的衣裤,用纸扇或电扇扇风。同时用冷水擦身或喷淋,以加快病人体内热量的散发。有条件的可用酒精擦身增加散热,也可将冰块装在塑料袋内,放在病人的额头、颈部、腋下和大腿根部。若无电扇冰块等降温条件,也可将病人直接浸泡在河水或海水之中降温,救助者始终保持病人头部露出水面,以防病人溺水。上述降温处理时间不宜过长,只要病人体温下降并清醒过来即可。为避免皮肤很快冷却引起皮下血管收缩,妨碍体内热量散发,救助者还应不时按摩病人的四肢及躯干,直至皮肤发红,以促使循环血液将体内热量带到体表散出。神志清醒者,可喂以清凉饮料、糖盐水及人丹、十滴水、藿香正气水等清热解暑药。若病人昏迷不醒,则可针刺或用手指甲掐人中穴、内关穴以及合谷穴等,促使病人苏醒。出现呕吐的,应将其头部偏向一侧,以免呕吐物呛入气管引起窒息。对于高烧不退或出现痉挛等表现的病人,在积极进行上述处理的同时,应将其尽快送往医院抢救。经解救清醒后的病人,必须在凉爽通风处充分安静休息,并饮用大量糖盐水以补充体液损失。此时体内的抗中暑机能处于疲劳状态,若再重回炎热的环境或参加体力活动,则后果将比上次中暑更加严重。

问4:消暑避暑的中医良方有哪些?

答:方子很多,这里简单介绍几个。方剂1:绿茶1g、蜂蜜25g,开水300～500mL,浸泡5min后温饮,或煎服,日服1剂,可预防中暑。方剂2:金银花15g、菊花15g、山楂15g、蜂蜜150g。上3味煎汁,过滤去渣,调入蜂蜜搅匀,烧至微沸,代茶饮之。可作为高血压、冠心病、高脂血症、化脓性疾病患者的保健饮料或暑热季节的清凉饮料。方剂3:茶叶9g、甘菊花15g、藿香及生甘草各10g。开水冲泡,代茶饮,可预防中暑及暑毒。方剂4:鲜苦瓜1条、绿茶3g。苦瓜去瓤切碎,纳入茶叶,再结合,悬通风处阴干,水煎或开水冲泡,代茶饮,可治中暑发热。方剂 5:绿豆 60g,鲜丝瓜花 8 朵,用清水 1 大碗,先煮绿豆至熟,然后捞出绿豆,再加入丝瓜花煮沸,温服汤汁,可清热、解暑。方剂 6:鲜冬瓜 1 个,将冬瓜洗净,切成碎块,打成汁,尽量饮服。可消暑、清热、除烦,治中暑后烦躁不安、口渴、尿黄,有清热利尿之作用。

2. 训练性晕厥

问 1:在训练中,消防员容易产生晕厥的原因及应对措施有哪些?

答:在体能及业务训练中,由于大脑迅速缺氧或者血液中化学物质变化的短暂意识丧失为训练性晕厥。它极易造成参训者外伤,也是猝死的因素之一。晕厥的原因一方面是心输出血量减少,平时缺乏锻炼者,突然参加较大运动量的锻炼,心脏机能一时跟不上运动需要,加上平时缺乏训练,动作不协调、憋气等,造成血液回流量减少,心输出量也随之明显减少,因而出现暂时性脑缺血,而又因平时缺乏锻炼,机体对这种情况的适应能力较差,更容易发生晕厥。另一方面是重力性休克。如久站不动、久蹲后突然起身、跑步后突然停止活动等,均可因重力作用使血液回流量减少而形成脑缺血,主要表现为全身乏力、面色苍白、出冷汗、恶心、眼前发黑等前驱症状,紧接着失去知觉,突然倒地,出现手足发凉、血压下降、呼吸缓慢、瞳孔缩小等症状。血压特别是收缩压下降是训练性晕厥的常见症状,而脉搏很少变化。轻者由于倒地后,脑部得到血液补充,使缺血消除,片刻可醒,但醒后仍有头昏、精神欠佳、乏力等感觉。对晕厥患者应针对不同病因采取积极治疗。在运动中有前驱症状时,应在他人帮助下慢跑或慢走一段距离,然后平卧片刻,待身体逐渐恢复,可避免发生昏倒。只要发生晕厥,应立即将其平卧,头部稍低并侧向一方,解开衣带,保持呼吸道畅通,抬高下肢,自小腿向心脏方向作推摩和揉捏,冬天防寒保暖,夏天防暑通风。重者立即掐人中、百会、涌泉穴或者让其闻氨水。经过休息和处理,晕厥多可纠正,不留任何后遗症。停止呼吸者,可做人工呼吸,此时头要转向一侧,注意防止痰液或呕吐物阻塞喉头。

问2:如何预防训练中晕厥发生呢?

答:预防主要坚持科学系统的训练原则,避免过度疲劳、过度紧张等状况。强调训练后放松活动,放松活动有利于人体从训练的紧张状态过渡到正常生理状态,防止血液的突然再分布而使脑组织处于短暂缺血状态。每年开训前要对参训者进行体格检查,特别是对训练中发生过晕厥的参训者,要做运动试验检查,排除心血管疾病,避免再发生晕厥。避免在夏季高温、高湿或无风条件下进行长时间训练及比赛。进行长距离运动时要及时补充糖、盐和水分。疾跑后不要骤停,应继续慢跑一段并作深呼吸。不宜在闭气下作长距离游泳,水下游泳运动应有安全监督措施。除随队医生外,教练和参训消防员应掌握预防和简单处理运动中发生晕厥的知识与能力。

3.训练性低血糖

问1:训练性低血糖产生的主要诱因及临床表现是什么?

答:各类训练引起的低血糖称为训练性低血糖。主要表现为饥饿感、极度疲乏、头晕、无力、面色苍白、出冷汗、脉搏快等,较重者可出现神志模糊、精神错乱、呼吸急促、脉搏增快、瞳孔散大甚至昏迷,血糖明显下降。常发生在急行军、越野跑等科目的训练过程中或结束后。由于长时间的紧张训练,运动强度大,使机体能量消耗过多,得不到及时休息和补充。另外,在训练前的情绪过度紧张、饥饿或患病等,也是引起训练性低血糖的重要诱因。

问2:如何快速准确判断自己是否发生低血糖?

答:从医学的角度来看,有3个因素可以快速准确地检测自己是否发生低血糖:一是体能突然地下降,导致的症状包括颤抖、饥饿痛、疲劳、视力下降等。二是食用含糖食品(糖、甜食、果汁等)后,不舒服的感觉就会消失,食用高糖物质后低血糖就会减轻并消失。如果复发的话,就必须进一步检查诱发低血糖的真正原因。三是血糖水平低于 3.5mmol/L 血液。

问 3:如何预防与治疗低血糖呢?

答:防治低血糖要注意"两个避免"和"一个足够",即避免训练负荷过大,应循序渐进;避免空腹或患病初愈时进行长时间和较大强度的训练,一日三餐饮食需要保证碳水化合物和纤维,维持基础血糖;在急行、越野跑等剧烈训练前或训练途中,应给予足够的含糖食品或含糖饮料及水分,跑步后吃些富含碳水化合物的固体食物,在炎热的天气下调节跑步的速度也十分重要。一旦出现了初期的低血糖症状如头晕、脸色苍白、疲劳、震颤等,应该立即减慢速度,让其平卧,喝些糖水或吃些食物,一般短时间内即可恢复;对不能进食者,应静脉注射 50% 的葡萄糖,剂量视病情而定;如出现昏迷或休克,可用针刺或按压人中、合谷等穴位急救,并及时送往医院。

4. 运动性腹痛

问 1:运动性腹痛有什么明显特征?

答:运动性腹痛是由于激烈运动引起的一时性的机能紊乱,不应是疾病,随着运动停止,症状可以逐渐缓解。它的特征是安静时不痛,运动时疼痛;除腹痛外一般不伴随其他症状;疼痛程度与运动量大小和强度成正比。

问 2:运动性腹痛发生的原因有哪些?

答:引起运动性腹痛的原因归纳起来主要有 5 个方面:①胃肠痉挛。多因饮食不当、暴饮暴食、离运动时间过近或吃得过饱、喝得过多(尤其是冷饮),或因吃多产气食物和不易消化食物(豆类、薯类、牛肉等)而发病。此种原因引起的疼痛多在上腹部,疼痛的性质多为钝痛、胀痛,严重者可产生绞痛。运动训练安排不当(如空腹训练、胃酸分泌过多或吸入冷空气等),可能引起胃部痉挛。另外一些因素可能引起宿便,使粪便过于干燥,刺激肠黏膜而引起痉挛疼痛。此类疼痛多发生在左下腹。蛔虫或其他寄生虫所致疼痛,多发生在肚脐周围。②肝脾区疼痛。运动可引起肝脾区疼痛,如果发生在运动早期,其原因多为准备活动不足,开始速度过快,内脏器官活动与运动器官不相适应,在内脏器官功能还没有提高到应有的活动水平时就加大运动强度;如果心肌收缩较差时,会引起搏动无力,大量的下腔静脉血向心脏回流受阻,血液大量淤积在腹腔、肝和脾,而肝脏的门静脉无静脉瓣,连接门静脉的两端都是毛细血管,这种解剖结构的特点不但能造成肝部血液回流,更会发生肝、脾淤血性肿胀,使门静脉压力增高和肝脾被膜牵扯产生疼痛或胀痛。发生在运动早期的第二个原因是呼吸节律紊乱。剧烈运动时,呼吸变得不均匀,节律紊乱,呼吸变浅,频率过快,从而造成呼吸肌疲劳,甚至痉挛,而膈肌痉挛本身即可引起疼痛,同时呼吸短浅,胸膜腔内压较高,也会妨碍下腔静脉的回流,也会造成肝、脾淤血性肿大或肝、脾被膜紧张而引起疼痛。③腹直肌痉挛。多在运动后发生,诊断容易,发生位置表浅,用手可触及腹直肌痉挛情况,主要是由于运动时大量排汗,盐分丧失,水盐代谢失调所致。④腹部慢性疾病。运动者原有慢性阑尾炎、溃疡病、慢性盆腔炎或肠道寄生虫等,参加激烈活动时,由于受到振动和牵扯即可产生运动中疼痛,这种腹痛部位与原来病痛部位一致。⑤原因不明的右上腹痛。此类运动中腹痛主诉"肝区痛"已持续甚久,大多数安静时不痛,运动时痛,其疼痛程度与运动量大小及运动强度成正比,减慢速度、减小运动强度或作深呼吸或按压腹部后,疼痛可减轻;除腹痛外无其他特异性症状;检查肝功能、肝脾超声波或胆汁检查等未见异常,各种"保肝"药物治疗无效。

问3:训练性腹痛在治疗时要注意什么?

答:在运动中发生腹部疼痛时,不单是运动性疾病引起的腹痛,还有可能是内脏器质性病变及其他内科疾病发生,尤其是首先要考虑到急腹症发生的可能性,要迅速准确地做出鉴别,停止训练送医院急救。腹痛在没有明确诊断前,不能服用止痛药,因为会掩盖病情造成误诊。一般运动过程中腹痛时,可适当减速,调整呼吸,并以手按压。如果用上述方法疼痛仍不减轻并有所加重应停止运动,进行检查,找出原因,酌情处理。如属胃肠痉挛,可针刺或者手指点揉内关、足三里、大肠俞、阳陵泉、承山等穴,亦可用阿托品0.5mg即刻注射。若是腹直肌痉挛引起的腹痛,可作局部按摩和背伸动作,拉长腹部肌肉,关键是要做好预防措施。因腹内或腹外疾患所致的腹痛,以治疗原发性疾病为主,加强监督,定期做各项身体检查。慢性病,应坚持治疗。锻炼要讲科学,运动量的增加应循序渐进,并应合理安排膳食,饭后1~2h才可参加剧烈运动,不吃冷饮和难以消化的食物。准备活动要做得充分、合理,要由一般较慢的身体练习开始,逐渐加大运动量和强度,直至把身体调节到与激烈运动相适应的程度,再进行专项练习或训练。运动过程中应注意呼吸节奏,失水较多时应注意及时补充水和盐。

5. 运动性抽筋

问1:运动性抽筋的特点及原因是什么?

答:运动性抽筋是指运动时局部肌肉发生不自主的强制收缩而不能主动放松引起的局部疼痛和活动障碍的现象。抽筋时,整块肌肉会变得坚硬,有时甚至可以看到皮肤下有肌肉抽动的现象,肌肉痉挛会持续几秒钟后就消失,也可能持续10min以上。造成运动性抽筋的主要原因有:一是训练前准备活动不充分,导致肌肉突然猛力收缩时引起的局部剧烈疼痛和活动障碍;二是长时间的剧烈训练,身体大量出汗,体内热量及盐分的丧失引起肌肉的不自主强直收缩而发生的"抽筋";三是寒冷刺激、疲劳、饥饿、精神过度紧张等因素诱发的肌肉痉挛。

问2:抽筋时该如何处理?

答:抽筋时应该马上中断正在进行的运动;迅速转移到阴凉通风处,并补充水分,运动饮料尤佳;慢慢伸展正在痉挛的肌肉,也可以在抽筋的部位作适度的按摩;应平卧或者坐于舒适位置,缓慢牵引痉挛肌肉或做伸展运动,最好在他人帮助下轻缓牵引。在治疗过程中可以辅以热疗或冷疗,不论是运动用喷剂或是冷热敷包都有不错的效果。运动性抽筋的关键在于预防,只要训练前做好准备活动,绝大部分抽筋现象是可以避免的。

师徒对话九　如何预防和减少训练性损伤

问:为预防和减少训练性损伤,应该注意哪些方面?

答:要注意3个方面:①强化心理教育和疏导。要帮助消防员在训练中克服不良心理因素,进一步强化心理拓展训练,从训练强度、难度和环境适应上,最大限度地接近于实战,消除消防员的恐惧感和紧张感,提高心理素质,并适时进行心理教育和心理疏导。要积极发挥基层卫生人员主动性,让消防员了解人体基本结构和容易发生训练伤的部位,掌握不同季节、不同时期常见训练伤的发生规律、先兆和训练伤发生后的急救措施。②合理安排科学训练。要掌握人体运动规律,严格遵守循序渐进的训练原则,合理安排运动量,科学施训,循序渐进。坚持先易后难、先简单后复杂、先分解后连贯的原则,比如全面做好准备活动,使全身发热,让身体各关节和肌肉充分活动,使神经系统达到兴奋状态;上下肢、腰腹肌的力量训练可分开组织;耐力训练与爆发力训练可以穿插进行;长跑后比较适合开展短跑、拉臂等活动,以提高肌肉的爆发力,避免疲劳性骨折。③掌握自我保护的方法。常用的主要有顺势屈臂、屈膝、屈体、滚翻、转体等。要注意安排好训练后的整理活动和放松练习,主要包括一些呼吸运动和缓慢的全身活动,能够迅速有效恢复和提高人体机能。

师徒对话十　救援现场的急救

问1:消防员应该掌握和了解哪些方面的急救措施?

答:"119"热线已被群众熟知和喜爱,"有困难找消防",在很多的地震、洪水、塌方、泥石流、车祸、危险品泄露等的事故现场,以及群众在被夹手指、困电梯、取钥匙、摘蜂窝、自杀跳楼、淹亡等危急危难的时候总有消防员忙碌的身影,这是消防指战员的责任和骄傲。"救人第一"是救援的第一要求,消防员遇到的险情复杂多变,这要求他们了解掌握各类伤情的特征,特别要学习掌握在烧伤、出血、骨折、休克、中毒、溺水、昏迷、窒息、气胸、脑震荡、心搏骤停等方面的急救处理措施。掌握正确方法,实施有效救援,对挽救生命、稳定伤情、减少伤残、减轻痛苦意义重大。

问2:哪些是消防员必须熟悉掌握的急救措施? 具体操作要点是什么?

答:在实践中,广大消防员要重点熟悉掌握烧伤、骨折和心肺复苏等创伤的急救要点,进行快速有效的处理。下面简单介绍几种:

(1)烧伤患者的急救要点:①要使伤员尽早脱离热源;用流动的冷水冲洗伤面或者泡在冷水中,降低创面温度,减轻余热损伤、肿胀、止痛和防止起泡等,如有冰块冷敷效果更佳,一般30min左右就能完全止痛。②在现场对创面一般不作处理。尽量不弄破水泡,保护表皮,用干净的衣服、三角巾包扎创面,防止污染。③若有吸入性损伤,应清除口腔气管内的异物、分泌物,保持呼吸道通畅,防止窒息。④若有眼球烧伤,须用大量清水将损伤物质冲洗干净,冲毕要仔细检查眼部。⑤若有电烧伤,应尽快脱离电源,有心跳骤停应立即实施心肺复苏。⑥若化学药品烧伤,应尽快以大量流动清水冲洗创面,引起中毒者应及时送医院抢救。烧伤的患者,一般都有口渴症状,可给少量淡盐水,不可给清水饮用,以免增加后期的休克症状,如有极度口渴现象,提示可能有休克的发生。

(2)骨折伤者的急救要点:骨折病人的典型表现是伤后出现局部变形、肢体等出现异常运动、移动肢体时可听到骨擦音,此外,还有伤口剧痛,局部肿胀、淤血,伤后出现运动障碍。复位、固定和康复治疗是骨折治疗三原则,对消防员来说,做好外固定环节尤为重要。骨折发生后,应当迅速使用夹板固定患处。由于局部有内出血而不断肿胀,所以不应固定过紧,不然会压迫血管,引起淤血。固定方法可以用夹板附在患肢一侧,在夹板和肢体之间垫上棉花或毛巾等松软物品,再用带子绑好,松紧要适度。夹板要长出骨折部位上下两个关节,做超过关节固定,这样才能彻底固定患肢,紧急情况下也可用树枝、棍子、雨伞等物品代替。如皮肤有破口的开放性骨折,由于出血严重,可用干净消毒纱布压迫,在纱布外面再用夹板。压迫止不住血时,可用止血带,并在止血带上标明止血的时间。需要注意的是,在摔倒、撞伤等外伤的情况下,凡疑似骨折的病人,都应该按照骨折急救的方式来处理,保护好患肢,及时地拨打急救电话,转送医院救治。

(3)心肺复苏的操作要点:这是消防员应该准确熟练掌握并积极推广的重要操作。无论什么原因引起呼吸、心搏骤停的病人,都是生命处于最危急状态,需要紧急救助。大脑需要大量的氧气,呼吸和心跳停止后,大脑很快会缺氧,4min内将有一半脑细胞受损,如果患者在疾病突发的"黄金4min"内能得到有效救治,复苏率将会大大提升,心肺复苏的操作要点是判断意识打开气道,实施有效的胸外按压建立人工循环,迅速进行人工呼吸,恢复生命体征,心脏按压的部位在两乳头连线的中间位置,心脏按压与人工呼吸(口对口)的比例为30∶2,按压频率为100～120次/min。凡溺水、心脏病、高血压、车祸、触电、药物中毒、气体中毒、异物堵塞呼吸道等导致的呼吸终止、心跳停顿,在送往医院之前,均可利用心肺复苏术维护脑细胞及器官组织不致其坏死。

第七节 养生食疗

师徒对话一 12时辰养生法

问:中医12时辰养生法及其规律是什么?

答：中医 12 时辰养生法，是按每天各时段进行养生，维护身体健康。古人把一昼夜分为 12 个时辰，由于"天人相应"整体观的关系，把人作为"小宇宙"是看如何与天地这个大宇宙相应的。这是将生命过程及其运动方式与自然规律进行类比，以自然法则为基质，以人事法则为归宿的系统理论。时辰与我们人的五脏六腑及其经络密切相关。在每天每个时辰中，人体都有 1 条经络、1 个脏腑当令，人体内的气血也按照一定的节奏，在各经脉间起伏流注。因此针对不同的时辰来保养其所对应的脏腑，顺应身体节律和它自身的循环运转，则为养生之道。寿命的长短，15% 来自遗传，但 60% 决定于自己，所以说最好的医生是自己，从年轻时就要养生保健。人体随着每天的 12 个时辰是在不断变化的，《黄帝内经》说："故阳气者，一日而主外，平旦人气生，日中而阳气隆。日西而阳气虚，气门乃闭。"意思是说一天之中阳气是不同的，早晨阳气生，中午阳气盛，晚上阳气虚，人体阳气藏于里，汗孔随之关闭。因此，在早晨阳气升起的时候，人们起床活动，以助阳气升发，日暮阳气收藏的时候，就应及时休息安睡，以利养生。如违反阳气运行的规律，身体就不适或生病。分析《黄帝内经》中的这个养生思想，我们不难发现，其核心就是太阳的节律，所以 12 时辰养生法，就是按照太阳运转的规律来养生。清代养生学家称为"12 时无病法"。下面就来细说 12 时的养生规律，揭示时间医学的养生真谛。

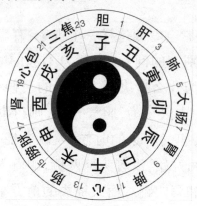

首先我们要知道什么是当令？当令有"合时令、值班"的意思。

比如吃当令蔬菜,就是吃合时令的蔬菜,这时其义取"合时令",如某经当令意思是某经在值班,此时取其义"值班"。

12 时辰养生法及其规律

子时(晚上 11 点~凌晨 1 点)——对应经络:胆经

寂静安眠保阳气

子时胆经当令,属"阴中之阴",是一天之中最黑暗的时候,为阴阳大会,水火交泰之际,称为"合阴",是阴气最重之时,但也是阳气初生的时段,胆气在此时开始升发。《内经》认为"凡十一脏取决于胆",意思是说胆气若能顺利地升发,人体各个脏腑就会正常运行,人的身体状态就会很好。万物生长靠太阳,人体的维系靠阳气,我们的整个生命过程,就是阳气从弱到强,再到弱周而复始的循环。在这个过程中,很多生活细节如果是错误的,就会伤阳气。子时是一阳初生,并逐渐升发而长,这股阳气在此时还是很微弱的,因此我们要特别注意保护这个阳气。那么要怎么保护才好呢?最好此时安眠,用睡眠来保护。也就是说,到了夜半的这个时辰我们要处于熟睡的状态,而不是才上床睡觉。有过熬夜经历的人知道,晚饭后困倦而一旦过了 23 点钟不入睡的话,反而感觉到自己变精神了,这是由于"阴静阳躁"的缘故。在万籁俱静的子时安睡,可以让阳气得到补养,使胆气决断功能强健,人们当天才会精力充沛,思维敏捷,反应灵活。

生活中,我们经常会看到这样一个现象:有事情想不清楚,或者不知道该怎么回答别人的问题,决断力不够的时候,经常会做"挠头"的动作。那么,为什么在决断力不够的时候会习惯挠头呢?其实,这与胆经有关。中医认为,胆气充实,则行事果断,脏腑气血功能发挥正常。反之,胆气不足的时候,人就会挠头。因胆经的循环路线是从人的外眼角开始,沿着头部两侧,顺着人体的侧面向下,一直到达脚的第五趾和第四趾。而人挠头的地方是胆经经过的地方,挠头,就是刺激胆经而帮助决断。另外,我们在疲劳的时候,喜欢手臂高举,这是在拉伸胆经以振奋阳气的一个动作。我们打一个哈欠以后,人就显得精神一些,这也是胆气生发起来的一个现象。

在12生肖里,子为鼠,这时阳气虽小如老鼠,但异常活跃,保证夜里11点前睡觉就是通过睡眠保养生机。现代医学研究,子时体内以副交感神经兴奋为主导地位,使体温下降,呼吸、心率及脉搏减慢,肾上腺素水平降低,外周血管扩张,内脏各器官功能下降,此时大脑松果体内分泌的褪黑激素在最高值,凌晨2～3点逐渐下降,早8点下降到最低。不熬夜就可以保证褪黑素的正常分泌,让一天的精神焕发。在这里介绍一个锻炼方法,叫作拍胆经,以达到疏肝理气、健脾利湿并减肥的效果。方法是在躯体侧面,从上往下拍即可,手法轻重以自感舒服为宜。

丑时(凌晨1～3点)——对应经络:肝经

肝令藏血养双目

丑时是人体的肝经当令,肝经是主生发的,它这个时候的阳气比胆经值班的时候要生得大一点了,强盛一些了。《黄令内经》说:"肝受血而能视,足受血而能步,掌受血而能握,指受血而能摄。"也就是说,肝主疏泄,能够调节、分配一身的血量,以此供应脏腑、肢体乃至精神情志的需要。此时睡眠,可以养肝血,使肝脏主疏泄,主藏血的功能得以正常发挥。因"人卧则血归于肝"。此时的肝脏要解毒,要造血,否则就会影响肝净化血液的功能。

人为什么要养肝呢?中医认为,肝在东边属于青龙,西边为白虎,这在中医里就是最难治的病,实际上就是降龙伏虎。因此,养好肝脏十分重要。在12生肖中,"丑"为"牛",就是说此时的生发之气虽然更大了些,但是不能只升不降,要想有更大的作为,就必须约束收敛。中医"肝为将军之官,谋略出焉"也表达了同样的意思,将军不只是英勇善战,而是要谋略三思而后行。这就像一个人在事业很兴盛的时候,恰恰应该保持低调。要想养好肝,丑时就该眠。不适宜且频繁的夜生活,如半夜里酗酒,或沉迷于游戏,首先会导致气血得不到恢复,机体免疫功能会下降;其次易使心、脑、肾等重要器官受损,大脑疲劳,自主神经功能紊乱,会出现记忆力降低、注意力不集中、反应迟钝,甚至失眠、健忘等;再次是影响内分泌而代谢紊乱,出现皮肤色斑,痤疮,青眼圈,气色差,颜面灰暗,脸色青紫不华,头昏眼花,筋骨疲惫,爪甲不荣等现象。

寅时(凌晨3~5点)——对应经络:肺经

肺令主气颐相傅

在《黄帝内经》中说"肺者,相傅之官,治节出焉",把肺归为相傅之官,相傅中的相是宰相的意思,傅是师傅、老师、帝王师。也就是说,肺是人体的宰相,它必须了解五脏六腑的情况,它主气能朝百脉、主治节,也就是说全身各部的血脉都直接或间接地汇聚于肺,然后敷布全身。那么,肺在什么时候开始对全身进行气血分配的呢?当然就是在肺经当令的寅时开始,人体的气血重新开始分配,此时是各脏腑经脉气血流注的起始经脉,肝脏在丑时把血液贮藏并推陈出新之后,将新鲜血液供给肺,通过"肺朝百脉""肺主气"的作用送往全身。因此,寅时是人体气血从静变为动的开始,按照"肺大胃脾心小膀,肾包焦胆肝还肺"的排序,如此周而复始的循环。因而在正常情况下,凌晨3~5点是人深度睡眠的时候,也就是说人体从静到动的转化一定要通过深度睡眠来完成。有些人此时容易醒,尤其是老年人,这是为什么呢? 实际上就是气血能量已经缺乏了,如果在此时欲小便,代表此人比较虚;若同时有大汗淋漓现象的话,就要警惕了,可能因为气血不足导致心脏病的发生。这也是为什么凌晨三四点钟心脏病人容易死亡的原因。《黄帝内经》认为:肺为"娇脏",因而子丑寅3个时辰要安心歇息,深度睡觉来护养。肺主"空发肃降",肃为宁静,降为下降。意为处于人体最高处的肺,输布于全身的趋势是向外向下的,不由分说、没有理由地要降下。此时若熬夜,就是逆返自然规律在往外、往上硬调自己的阳气。熬过夜的人会深感凌晨3~5点这个时间最难熬,那是因为身体不让你熬,这个时候气机是"肃降"的,硬是要熬的话,对人体的伤害非常大,机体各个器官在此时开始由静转动,而对血、气的需求量增长,因此加重心脏等组织器官的负担,日久若不加以休整就容易诱发心、脑、血管疾病。

卯时(凌晨5~7点)——对应经络:大肠经

大肠当令宜排泄

卯时大肠当令,气血流注于大肠经。因大肠主传导,故此时是排泄糟粕的最佳时机。此时天初亮,古人认为这叫天门开,即卯时在天地之象代表天门开,相对而言地户也要开,而地户是中医里所说的魄门,指的就是肛门。因此卯时排便是自然规律,该时尽量排除干扰而顺其自然排体内毒素。大便里的毒占人体所有毒的50%,因此若便秘者,起床后喝杯水可减轻便秘现象,帮助排便解毒。中医认为"肺与大肠相表里",寅时肺气实了,卯时才能正常地大便,便后会感到神轻气爽,精神焕发。

《黄帝内经》说:"魄门亦为五脏使,水谷不得久藏。"就是说肛门的正常启闭开合维持着人体五脏气机的升降,而肛门的启闭功能又依赖于五脏功能的调节。如大便秘结可引起肺气宣降失常发生咳嗽气喘,长期便秘会引起痔疮下血,甚至导致大肠癌。有高血压和心肌梗死的人要注意在解大便时,不宜用力太猛。另外,中老年人清晨起床活动宜慢,谨防猝死。

辰时(上午7~9点)——对应经络:胃经

胃主收纳营养餐

辰时气血流注于胃经,这个时候是胃经在值班,"主管"全身气血流注的大局。胃主收纳,腐熟水谷,为气血生化之源,此时应进食物,补充含丰富营养的早餐。辰时天地之阳气上升,人的脾胃功能也旺盛,因而胃收纳的饮食容易被消化吸收。胃是人体的后天之本,早餐最好能摄入一天营养的30%~50%,以保持有一天的活力。有些人为了减肥就采取不吃早餐的办法,殊不知这样"适得其反"。中医和现代营养学都强调早餐的重要性。中国疾病控制预防中心将食物种类分为谷物、肉类、奶及奶制品类和蔬菜水果类4种,认为早餐4种均有是为高质量早餐;有3个种类则为较有质量的早餐;而有2个种类或不足2个种类则为较低质量的早餐。通常强调早餐一定要求主食,才能提供上午所需的热量,1碗稀饭和1个鸡蛋,就比1杯牛奶加鸡蛋更利于大脑的能量供应。

巳时(上午9~11点)——对应经络:脾经

脾经当令黄金时

巳时脾经当令。脾主运化,主升清,能够把胃收纳消化的食物转化为水谷精微而输送到各个组织器官,以营养脏腑、四肢百骸、筋脉肉皮毛骨等,维持人们的正常生命活动。脾主一身之肌肉,脾的功能受损,就会造成全身无力,肌肉松弛。脾在志为思,脾经发达的人思维敏捷,头脑会很灵活,关联性会很强。不过若是人的思虑过度,就会伤害脾脏,尤其忧愁思虑过度的人往往就会没有胃口了,食欲减退,即思伤脾之故。脾脏一旦失其健运,就会出现水湿积聚,症见浮肿、肥胖、头重如裹、四肢困倦等身体不适。上面说到吃早餐不会发胖,这也和脾主运化有关,脾运化功能尚好的话,身体就能正常消化吸收而不会发胖。巳在月份对应四月,阳气已出,阴气已藏,山川万物一片葱茏,这是一个利于吸收营养和生血的时刻。保养脾胃,关键要注忌3点:一是注意饮食有节,"饮食自倍,脾胃乃伤";二是避免饮食生冷,以免损伤脾胃阳气;三是注意劳逸有度,避免过度安逸,或久坐久卧,以免影响脾胃气机升降。

午时(上午11~下午1点)——对应经络:心经

心令小憩养神明

午时心经当令。午时阳气最盛,阳气开始生发,与子时阳气生发相对。子时和午时是天地之气的转换点,人体也要注重阴阳之气的转换点。气血流注于心经,建议午餐后小憩,以养精气神。《黄帝内经》中十二时辰经络养生中提到,中午此时心经最旺,"心者君主之官,神明出焉"。心属火,火属阳,肾主水,"肾为水脏",它在调节人体内水液平衡方面起极为重要的作用。水属阴,午时要达到心肾相交,即肾水上济于心,心火要下达于肾,即心肾相交,水火相济,如此才能养精神。人们经上午半天活动,阳气耗散,加之午时阴阳交替之时,午睡一是能达到心肾相交,二是有利于养阴精并培补阳气。午时属相是马,马的性子非常烈,马属火,我们的心就像一匹烈马,永远努力工作着,因此,一定要认真善待它。所以,在这阴阳交替的时辰,人最好处于休息状态。由于中午气温较高,使得体表血管扩张,血液被迫向外分流,因此午餐后适当休息,人在休息时,交感神经被抑制,而迷走神经处于兴奋状态,因此午餐后小憩更有利于身体养精蓄锐。

未时(午1~3点)——对应经络:小肠经
小肠当令当饮水

未时小肠经当令。《素向·灵兰秘典论》说:"小肠者,受盛之官官,化物出恶。"小肠吸收食物中的精华,并泌别清浊,将糟粕送入大肠与膀胱,以进行一天的营养调整。因此,人们应在下午1点前吃完午饭,这样才能使小肠在其功能最旺盛之时更好地吸收营养。当小肠把食物中的营养送入血液循环后,会使血液的浓度突然增高。血管里犹如上下班时候街上的车,十分拥挤。此时宜喝水或清茶来稀释血液浓度,即可达到保护血管而养生之目的。

申时(下午3~5点)——对应经络:膀胱经
膀胱当令又金时

申时膀胱经当令。申时是学习工作的第二个黄金时间。古人主张"朝而受业,夕而习复"。此时小肠已把水谷精微物质输送到全身各处,人体无论是脑力劳动还是体力劳动又进入另一个强盛阶段。这个时间工作学习效率高,判断和分析能力比较强。由于膀胱经从足部沿后小腿、后大腿、臀部以致脊椎两旁向上,一直运行到头部,是人体的一条大的经络。肾与膀胱相表里,在小便的时候是靠肾中阳气的力量将尿液从膀胱里输送出去。而阳气又是通过膀胱经络输送的。此时,若出现口唇干燥,下肢、后背、头痛以及困倦乏力,记忆力减退,精神萎靡不振,注意力不集中,健忘等表现,大多为膀胱经阳气虚衰。在此时吃些水果或者喝水给身体补充水分,能够有效排出毒素,不仅美容养颜,而且能让健康常驻。

酉时(下午5~晚上7点)——对应经络:肾经

酉时肾令养精藏

酉时肾经当令。肾为先天之本,主藏精、生殖,又主生长发育。精是人体中最具创造力的一个原始力量,它是支持人体生命活动的最基本的一种物质。如果在酉时出现发热的症状,说明肾精亏虚了,多为阴虚火旺而发热,应补肾养精。肾精足的一个表现就是志向。比如:老人精不足就会志向不高远,年轻人精足志向就高远,所以人要做大事,就是要保住自己的肾精。如果说卯时代表一天的开门,那么酉时则代表一天的关门,开门宜动,关门宜静。此时宜养精蓄锐,保养肾脏。另外,此时宜喝水或进营养粥,以帮助排毒养肾,防止泌尿系结石或炎症。

戌时(晚上7~9点)——对应经络:心包经

戌时心包令娱乐

戌时心包当令。心包是心脏外围组织,主要是保护心脏不受到侵袭。心为君主之官是不能被受邪的,那么谁来代受呢?是心包。因而心脏的病以心包经论治。此时人体的阴气渐盛,阳气渐衰,而心包经上的膻中穴又主喜乐,即心的外围专门负责心的一个功能叫喜乐——"喜乐出焉",心包经又主喜乐。所以此时应该娱乐怡情养心。如果你感觉中指发麻,那就是心包出问题了,因为心包经走中指,如果你觉得小指发麻,那是心脏有问题,大多为气血运行不畅,适宜活动而舒情的舞步或享受音乐以解郁怡神,舒发情志而舒经活络,补养气血。

亥时(晚上9~11点)——对应经络:三焦经

温水泡脚助安眠

亥时三焦经当令。三焦具有通行诸气、畅通百脉、疏通水路的作用。亥时三焦通百脉,人在此时睡眠,百脉、脏腑可得到最好的休养,对一日劳作而恢复体力很有裨益。"三焦"的"焦"字意思是用小火烤小鸟,因此,三焦无论是指人体上中下,还是里中外,都是指生命处于一团温暖的气息中,中国人形容它为氤氲。中医把这氤氲交融的状态归属于少阳,故而"亥"这个字就像一男子搂抱一怀孕女子。《说文解字》的第一个字就是"一",最后一个字是"亥",如果说"一"在古代文化中代表先天的混沌,那么"亥"字则表示又转到初始的混沌状态,生命的轮回重又开始。人类的生命与生活,也是沿着其本来的秩序运动和发展,结束的时刻也是重新开始的时刻。这个时刻人们应该安眠,让身体得到休整,并从这种彻底的休整中孕育新的生机。也就是说,三焦通百脉,人进入睡眠状态,能使百脉休养生息,充养诸气。睡前用温热水泡脚半小时,使全身温暖,能畅通上、中、下三焦的气机,既能使劳累了一天的身体得到充分的放松,又有助于睡觉以取得更理想的睡眠效果。

简易歌诀:寅时气血注入肺,卯时大肠辰时胃,巳脾午心未小肠,
申属膀胱酉肾位,戌时心包亥三焦,子胆丑肝各定位。

《内经》记载:"上古之人,其知道者,法于阴阳,和于术数,食饮有节,起居有常,不妄作劳,故能形与神俱,而尽终其天年,度百岁而去。"就是说养生要从调精神、节饮食、慎起居、顺四时、适劳逸等多方面注意而调养,这实际上也是中医养生的一个总原则。人作为自然的产物,在自然界中生活,一定要顺应自然界的规律;人体是一个高度统一的整体,一定要保持人体内部的动态平衡。人若想求得身体和精神的正常状态,维持生命的平衡,首先要取得与自然界之间的平衡,这就要求人类要顺应自然,外避邪气;调摄精神,保养正气,这是中医对养生防病的基本认识。将自然的规律和条件为我所用,达到强身健体、延年益寿的目的。尽管人类承认自然的伟大,但也相信人类自身的主观能动性,因而有"人定胜天"的言论。老子说:

"道大,天大,地大,人亦大。"在此基础上中医养生也有了"我命在我,不在天"的口号,强调了生命与年寿不是由天决定而是由自己决定的观点。有一部分人不能够长寿,和他违背了自然规律,偏离了健康的轨迹有一定关系。可见,发挥人对自然的主观能动性,树立保健养生防病的意识和理念,是中医养生的关键。

养生学的理论与方法系统完整、科学严谨、简便实用,而绝非神秘和玄虚,养生保健靠的是科学的理念和方法,而不是神话和大师。我们要认真领悟和把握中医养生的科学真谛,让这一宝贵的科学财富更好地服务于大众健康,再现中医养生的理性和智慧的光芒。

师徒对话二 心脑血管疾病与食疗

问1:高血压患者在膳食应该注意什么?

答:首先高血压患者要避免高盐饮食,在此基础上还要做到以下几点:①限制高能量食物的摄入。高能量食物容易引发体重、血脂、血糖的升高。人的体质指数(BMI)与血压水平呈正相关,有研究表明,BMI增加1个单位,5年内发生高血压的危险性会增加9%,因此肥胖已成为高血压的独立危险因素之一。对于已经确诊为高血压的肥胖患者,严格控制高能量食物的摄入,逐渐将BMI控制在正常范围,会有助于高血压的治疗。②注意钙的摄入。有研究表明,膳食钙的摄入量与血压呈负相关,膳食中每增加100mg钙,平均收缩压就会下降2.5mmHg,舒张压会下降1.33mmHg。所以适量增加高钙食物的摄入量,如奶及奶制品,大豆及其制品,虾皮和芝麻酱以及绿叶蔬菜类,对预防原发性高血压是有一定作用的。③注意钾的摄入。适量摄入钾对因为钠的摄入量过多引起的高血压有一定的预防作用,同时钾可以促进尿钠的排出,可以扩张血管,增加血管弹性,水果香蕉中钾含量较丰富,同时有润肠通便的功效,高血压患者每天可以摄入适量的香蕉。④注意镁的摄入。镁可以扩张外周血管,平时应多摄入一些新鲜的深色蔬菜、水果增加膳食中镁的供应量,对预防高血压等心脑血管疾病有益。

问2:高血压患者在做好膳食的同时,药物治疗应该注意什么?

答:高血压一旦确诊是没有办法治愈的,因此饮食和药物治疗就很关键。高血压在控制好饮食的同时,药物治疗应注意3点:首先,应该在专科医生指导下服用降压药,许多患者在药物治疗初期,血压正常了,就认为自己可以不再控制饮食并停止降压药的服用。其实,这时血压正常是膳食控制和降压药发挥作用的表现,而不是患者机体自身调控的结果,一旦停药,还不控制饮食,血压会再度上升。其次,通常当血压持续升高时,就会不断对身体造成不可逆转的损害,患者应该遵从医嘱长期坚持服药,而不能随意停药,否则可能因血压幅度波动而引发严重的并发症。最后要强调的是高血压患者应该定期复查,如果出现血压控制不良,应及时就医,在医生的指导下调整用药,同时要做好长期的膳食调控。

问3:为什么高脂血症患者常伴有高血压发生?

答:人体血压是否平衡,与外周小动脉的收缩性、血管弹性以及自身血压调节机制的敏感程度等因素密切相关。身体外周动脉的收缩性在很大程度上受血管内皮功能的调节。高脂血症患者的血液中由于脂蛋白较多,血液黏稠度增加,从而影响血管内皮调节功能及动脉弹性,而引起血压升高。高脂血症对血管内皮损伤的影响主要与氧化型低密度脂蛋白有密切关系,它使得细胞膜的流动性、通透性、物质转运、酶的活性及信号传导等出现异常,这些都会导致血压升高。此外,血脂是影响血压调节的一个重要因素,人体有一套十分敏感的血压调控系统,而血脂升高后会影响血压调控系统,令其敏感程度降低,不能及时做出正确反映,从而干扰血压的调控。因此,高脂血症的患者一般会伴有高血压。

问4:高脂血症患者能吃鸡蛋吗?

答:高脂血症是由于长期脂肪代谢、转运异常,使血浆中脂质长期高于正常值而沉积于血管壁引起血管堵塞,机体供血、供氧不足,各细胞代谢异常而出现头晕、记忆力减退等高脂血症。高饱和脂肪和高胆固醇饮食是形成高脂血症的原因之一,所以一般高脂血症人群应控制脂肪和胆固醇的摄入。2019 年,我国卫健委心血管病防治中心发布的《中国成人血脂异常防治指南》,要求高脂血症患者把胆固醇摄入量控制在每天 200mg 以下。但胆固醇也是人体必不可少的营养物质,它对人体主要具有 3 方面的作用:一是构成细胞膜。人体所有细胞的构成都需要胆固醇,尤其是大脑,大脑细胞胆固醇含量最高。二是合成激素类。如 7 - 脱氢胆固醇是维生素 D 的重要来源,而维生素 D 可以促进人体对钙的吸收利用,从而增强骨骼,避免骨质疏松的发生。三是形成胆酸。人体脂肪的消化需要胆汁的参与,而胆酸是胆汁的重要组成部分。因此,为了满足身体需求,人体每天要合成 1000mg 以上的胆固醇,其中 30% 以上需要由食物提供,而人体只有在胆固醇代谢出现障碍的时候,才会发生胆固醇沉积于血管壁引发心血管疾病。一个 50g 的鸡蛋含 292.5mg 胆固醇,但鸡蛋所含的甜菜碱和叶黄素还可以降低心脏病的发病率,而且蛋黄中卵磷脂是超强的乳化剂,可以降低外周血管中的胆固醇,有很好的降脂作用。因此,建议高脂血症的人每天胆固醇摄入量控制在 200mg 以内,每天吃 1 个鸡蛋或者隔天吃 1 个鸡蛋都是可以的,需要注意的是,选择水煮蛋或者鸡蛋羹,避免油煎蛋的摄入。

问 5:为什么老年人是高血压、高脂血症的高发人群?

答:老年人是高血压、高脂血症的高发人群,主要原因如下:人体成分发生变化,老年人体内蛋白质比例下降,脂肪比例升高;血管弹性降低;激素水平下降;胃肠、肝、胆、脾、肾功能减退营养素吸收率下降;牙齿脱落,咀嚼功能减退,膳食纤维摄入减少;随着年龄的增大,高血压、高脂血症的危险因素累积增大。

问 6:高血压、高脂血症的老年人膳食原则有哪些?

答:高血压、高脂血症的老年人唯有坚持以下膳食原则,才能有效预防高血压、高脂血症:限制每日膳食总能量的摄入;每天摄入大豆及其制品;吃适量粗杂粮、蔬菜及水果;控制油、糖和盐的摄入量。

问7:为什么医生都会要求心脑血管疾病的患者一定要戒烟呢?

答:吸烟作为一种独立的危险因子,可以导致动脉粥样硬化、心绞痛、心肌梗死、血栓形成等,严重威胁心脑血管患者的健康。吸烟主要有4个方面的影响:①烟中的尼古丁可使肾上腺素和去甲肾上腺素的分泌增加,导致心跳节律加快,增加心脏的搏出量,使心脏血管的血流量增加,同时也能使四肢的小血管痉挛变窄,从而导致血压升高。②烟雾中的一氧化碳进入血液后,会减少心脏和身体其他部位的含氧量,导致心肌缺血、缺氧,引发心绞痛,甚至诱发心肌梗死。③吸烟可引起血液中血小板的凝集,减少血小板的寿命,缩短血液凝固时间,从而增加血液黏稠度,所有这些均可造成心脑血管系统的损害。④对于已经发生过心绞痛或心肌梗死的患者,如果继续吸烟,则会增加心肌绞痛和心肌梗死的复发率。综上所述,已经患有心脑血管疾病的人,无论是通过药物治疗还是做过心脏支架或搭桥手术的都应该积极戒烟,并且要避开吸烟的环境,防止成为二手烟民。

师徒对话三　糖尿病与食疗

问1:粥的血糖生成指数(GI)高于米饭,糖尿病患者是不是就不能喝粥?

答:这种看法是比较片面的。原则上糖尿病患者是尽量不要喝粥的,要想喝粥必须要注意以下几点:①选对食材。尽量选择升糖速度较慢的谷类如绿豆、红豆、黑米等,这些谷类富含膳食纤维、B族维生素等,这些营养素在减缓血糖升高速度方面也具有积极作用。②注意烹调方法。长时间熬制的软烂、黏稠的粥,因长时间烹调会让谷类中的淀粉糊化得非常充分,这样加快了胃肠道对淀粉消化吸收的速度,餐后血糖升高速度就会比较快,而且精白米更容易糊化。所以糖尿病患者熬制粥的时候时间要适当缩短。③注意主食量的摄入。粥的原料为谷类，属于主食，因此喝粥的同时要减少其他主食的食用量。④合理搭配。一餐中除了喝粥，还应搭配蔬菜、大豆及其制品以及瘦肉，这样摄入了更多种类食物及营养素，就会避免血糖过快升高。

问2：糖尿病患者餐后血糖会升高，患者应该如何安排自己的饮食？

答：糖尿病患者一定要控制血糖，不能让血液中葡萄糖含量持续太高。控制血糖主要从两方面入手：一方面从饮食上控制糖的快速、过多摄入；另一方面从运动及药物增加血糖的消耗。其中，糖尿病医学营养治疗即饮食规划必须贯穿始终，这也是糖尿病患者控制血糖最有效的方法。首先，饮食上控制糖的快速、过多摄入原则：平衡膳食，维持合理体重。即如果是一个肥胖或者超重患者，通过调整饮食使患者的体重逐渐降到正常水平，对于一个消瘦的、营养不良的患者，我们通过调整饮食，使他的体重上升达到正常的水平。其次，根据患者体重及活动量决定每天膳食的总热量。最后，三大产能营养素分配比例要适中，糖类占 50%~60%（淀粉类为主），三餐平均分配；蛋白质占 10%~15%；脂肪 <30%，其中胆固醇 <300mg/d；钠 <6g。同时还要限酒、戒烟等配合共同降低血糖。

问3：糖尿病患者怎样吃水果和食物比较合理？

答：如果血糖控制不达标最好不要吃水果，当餐后 2h，血糖不高于 11.1mmol/L，糖化血红蛋白小于或等于 7.0% 时，可适量吃水果，但要注意切忌餐后立即吃水果，吃水果时间最好选择在两餐之间，如上午 10 点、下午 4 点左右。要多选择柚子、樱桃等血糖生成指数低的食物，而葡萄、桂圆、荔枝、西瓜等血糖生成指数高的水果应有所限制，不要选择干枣、柿饼、葡萄干等糖分高的浓缩干果。

蔬菜除了淀粉含量高的土豆、红薯要少食外，大部分蔬菜都可以吃，肉类要多吃鱼。同时，可多摄入一些果胶含量高的蔬菜，例如南瓜，南瓜中果胶是一种可溶性纤维，在胃肠中不能被消化，由于果胶在肠胃与淀粉等碳水化合物组成溶胶样物质,使淀粉缓慢消化吸收,明显降低餐后血糖作用。苦瓜和番石榴也具有降血糖的功能,有类似胰岛素的作用,蔬菜中的苦瓜、南瓜、洋葱,水果中的番石榴对糖尿病都具有疗效;此外,主食最好选用荞麦面,也可吃米饭或者面条,但量一定要少,同时最好选用糙米或全麦面粉,避免精白大米和细面的过量摄入;一日配菜最好选用加工程序较少、加工程度较低的生食或半熟食物;每日膳食烹调用油尽量减少,食盐摄入控制在4g,最多不能超过6g,其中包括酱油、咸菜、味精中的含盐量;每日饮食要定时定量;最后将每日作息固定,饮食量与运动量固定后,每日登记体重、运动量及饮食量,每日监测血糖并做记录,经常监测体重、血压、血糖,同时最好每年做一次慢性并发症筛查,做到早发现、早治疗。

问4:Ⅱ型糖尿病起病时间是由什么决定的? 人一般什么时段会出现血糖增高? 年轻人是不是不用担心Ⅱ型糖尿病?

答:糖尿病的起病时间是由外周组织对胰岛素需要量与内源性胰岛素分泌功能的相互关系决定的。如下图所示:

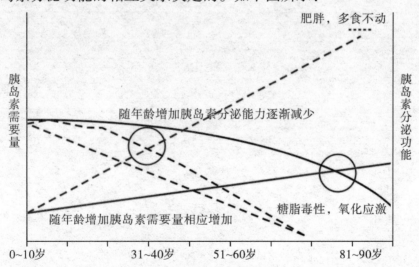

随着年龄的增加,我们对胰岛素的敏感性会逐渐下降,所以我们对胰岛素的需要量是随着年龄的增大而增加的,但是β细胞的功

能随着年龄增加胰岛素分泌能力逐渐降低,它会有一个退型性的改变,所以一般来说,在我们不是特别的肥胖,也不存在上述因素的情况下,它们两者的交点是比较晚的,有的人可能一辈子,都不会相交,所以20世纪60年代初人们生活很困难的时候,糖尿病人很少,那个可能他们要到八九十岁才会相交,但是如果我们的生活方式不健康、肥胖、多食不动等,那么我们胰岛素需要量就会进一步地增加,而我们胰岛素分泌的能力又会由于这种糖脂毒性的影响,也就是高脂肪、高糖饮食吃得太多,它的分泌能力会进一步地下降,所以两者相交的点就有可能在30或40岁,甚至有十几岁的小孩也会发生Ⅱ型糖尿病。